生活中的
心理学

汤洪源◎编著

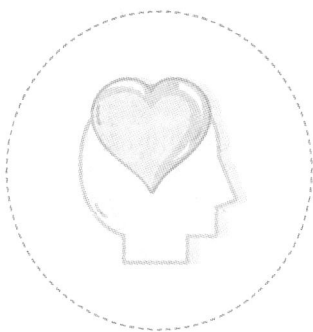

中国健康传媒集团
中国医药科技出版社

内 容 提 要

本书通过透视生活中的心理学现象，以心理学原理指导人们解决生活中遇到的问题，帮助人们获得事业成功、家庭幸福、身心健康。

本书第一章是从心理学视角看人性之谜，第二章是从心理学视角看九型人格，第三章是从心理学视角看成功之道，第四章是从心理学视角看健康之本，第五章是从心理学视角看家庭幸福的秘诀，让读者通过了解人性人格、成功的心理及家庭心理因素，帮助读者接纳自我和他人，更好地与人共情共事，构建和谐家庭，获得幸福人生。

图书在版编目（CIP）数据

生活中的心理学 / 汤洪源编著 . — 北京：中国医药科技出版社，2020.7
ISBN 978-7-5214-1910-8

Ⅰ . ①生… Ⅱ . ①汤… Ⅲ . ①心理学—通俗读物 Ⅳ . ① B84-49

中国版本图书馆 CIP 数据核字（2020）第 118007 号

美术编辑 陈君杞
版式设计 也 在

出版　**中国健康传媒集团** | 中国医药科技出版社
地址　北京市海淀区文慧园北路甲 22 号
邮编　100082
电话　发行：010-62227427　　邮购：010-62236938
网址　www.cmstp.com
规格　880×1230mm $\frac{1}{32}$
印张　9 $\frac{3}{4}$
字数　259 千字
版次　2020 年 7 月第 1 版
印次　2020 年 7 月第 1 次印刷
印刷　三河市航远印刷有限公司
经销　全国各地新华书店
书号　ISBN 978-7-5214-1910-8
定价　**29.00 元**

获取新书信息、投稿、为图书纠错，请扫码联系我们。

序 一

和洪源老师认识时间并不长，也就是短短两年。我们因山东省戒毒协会和山东省戒毒研究中心成立而结缘，为心理研究和戒毒事业做一些实实在在的事情是我们共同的夙愿。

山东师范大学心理学院让我推荐产业教授，我推荐了汤洪源老师，他以扎实的理论功底、出色的成绩，顺利地通过了全校专家投票和山东省教育厅的审核。

洪源老师看起来是一个有点内向的人，但一说起心理学、保健养生和戒毒事业，他就滔滔不绝、激情澎湃。

当拿到洪源老师写的《生活中的心理学》书稿的时候，我有一种迫不及待的感觉，特别想尽快展卷一读。这本书选题特别准确，谁都希望身体健康、事业成功、家庭幸福，而更好地了解人性，了解个性，了解每一个人的优势与缺陷，是实现这些愿望的必经之路。同时更好地对自我进行深入的认识，做到提升自我、成就自我，是每一个梦想取得成功的人士都要做的功课。看完整个书稿，我感觉有一种能量和热情在内心涌动，《生活中的心理学》作为一本心理学的普及读本，非常贴近老百姓的生活。即使是没有学过心理学的人读这本书，也可以毫无困难地读进去，因为书上写的都是生活中普遍存在而我们经常忽略的知识。《生活中的心理学》用讲故事的方式，以浅显易懂的语言，让人们明白一些道理，从而启发智慧。

学习过心理学的人读完这本书，能够进一步站在心理学视角更好地解读、诠释人性，重新审视人性的优点、缺陷及人性的光辉。它让读者从心理学视角看到内在和外在的自我，发掘潜能，在学习、工作、生活等方面获得启迪，产生满满的正能量，找到成功的路径，发现幸福的秘诀，拿到健康的金钥匙。

《易传》讲道："易则易知，简则易从。"生活中，明白的道理最好懂，简单的事情好执行。人应该把复杂的事情简单化，简单做人做事，通俗达理，大道至简。

天地有大美而不言，四时有明法而不议，万物有成理而不说。天地，人心，亦复杂亦简单。从心理学视角，对复杂的人性、人格、事业、健康、家庭进行探索研究，找出一条简单可行之路，是我们心理工作者的光荣使命。

心理学也许是与现代生活联系最紧密的一门学科，因为人的生活主要是由人的心理与行为支撑的，无论衣食住行，还是工作中的为人处事，都要受到心理学规律的制约，人们需要心理学的知识和技巧的帮助。

我郑重向大家推荐《生活中的心理学》这本书，相信大家读后会从中受益，祝福大家健康、安宁、幸福、快乐！

郭庆科

山东师范大学心理学院

教授　博士生导师

2019 年 10 月于济南

序 二

这是一部让人拿起便不愿放下的讲述心理学的书。

我与作者洪源老师相识,初见便感觉很投缘。

我非常欣赏做事严谨、执着认真、思路清晰的人。在我看来,洪源老师就是那种做事特别认真负责且博学睿智的人。

他是一位有着三十多年工作经历的司法行政系统人民警察,多次获得各种荣誉。把工作当成事业的人多是工作"狂人"。汤洪源老师就是这样一个把工作当事业,用生命去做的人。他在医院工作时就是有名的拼命三郎:"非典"时期他不怕牺牲,第一个报名到一线参战;在治疗结核病感染者的工作中,他不顾被感染的危险,带领业务骨干在省直劳教戒毒系统筛查结核病人,并成功治愈几十名活动性肺结核患者;他不畏风险、不怕困难,为艾滋病病人进行心理疏导、进行艾滋病治疗;他创建心理门诊,收治自愿戒毒人员和心理疾病病人;他放弃优越工作环境到最艰苦的基层大队工作,由业务院长转岗到基层大队任大队长,这既是组织给他提供的锻炼机会,也是他丰富人生的最大挑战。

克服本领恐慌的最佳方式就是学习,汤洪源老师顺应了形势的发展需要,身为临床医生的他在入职后不久便积极考取了心理治疗师资格证。他在司法行政事业发展的不同时期都淋漓尽致地发挥了职业特长和专业优势。每一项工作,每一个职业,他都全力以赴、兢兢业业、竭尽全力去完成,凭借那股团结拼搏、争创一流的团队精神,在平凡的岗位上,干出了一番不平凡的事迹。

在强制隔离戒毒所担任大队长期间,他创造了"新生训练营"特殊训练方法,用医疗、心理、传统文化、康复训练等专业方法救治戒

1

毒人员，创新发展了教育管理戒毒人员的新方法，取得了很好的效果，得到了上级领导和同志们的肯定。

在学术领域，一个人有了学术收获，就希望把这种收获传递出去，解决现实中的种种问题。洪源老师先后主编和参与编写了多部著作，公开发表十几篇论文。如今《生活中的心理学》一书即将付梓，我在此表示真诚祝贺。

《生活中的心理学》这本书摒弃了各种冗长的概念和定义，另辟蹊径，它贴近当前大众需求，针对人们种种困惑，用简练浅近的语言讲述不一样的心理学故事，让人们读后有所启发和获益。这样的朴素文字和叙述方式是我欣赏的，因为朴素恰好是美的法则。我很乐意向读者推荐这本书，希望大家读后能够有所收获，在有心理困惑的时候，拨开迷雾，找到前行的正确方向。

《生活中的心理学》是一本值得细读的好书。

姜祖桢

中央司法警官学院教授

2019 年 10 月于古城保定

前　言

　　一说起心理学，往往让人感觉高深莫测，其实心理学是一门应用性很强的科学，用好它，能把复杂的事情简单化。

　　一本好书，要给别人传输思想和能量。本书用最浅显易懂的语言，从一个个生动的故事入手，带领读者从心理学视角看待工作、生活和家庭中的人和事，找到解决问题的方法。

　　要了解人们的心理，就必须知道人们心中最基本的愿望。中国的传统文化中，人们经常说的"五福临门"代表五个吉祥的祝福与愿望：长寿、富贵、康宁、好德、善终。

　　第一福"长寿"，代表命不夭折而且福寿绵长；第二福"富贵"，代表钱财富足而且地位尊贵；第三福"康宁"，代表身体健康而且心灵安宁；第四福"好德"，代表生性仁善而且宽厚宁静；第五福"善终"，代表没有横祸，没有病痛，安详而且自在地离开人间。

　　《生活中的心理学》就是本着这些良好愿望，围绕着如何能令身体健康、事业成功、家庭幸福，以及如何做一个善良、美德、德高望重的人等主题展开。要想做到这些就必须先了解人性，了解自己的人格。

　　本书第一章是从心理学视角看人性之谜。人性是神秘的，也是大家所共有的。理解了人性，就理解了人；理解了人，许多问题都会迎刃而解。本章强调的是对人性客观一面的容纳和接受，让大家知道人性是客观的，别和人性过不去，别和自己过不去。

　　第二章是从心理学视角看九型人格。这一章是讲人的个性方面的特点。每一个人都有天生的优势和不足，但真正能够扬长避短的人却是少数。那些功成名就、顺风顺水、财运亨通的人，都有心理方面的天赋，他们能够适应自然、顺应规律，发挥个性优势、规避自我缺陷。九型人格把人分成完美型人格、助人型人格、成就型人格、独特型人格、思想型人格、忠诚型人格、快乐型人格、领袖型人格、和平型人格，通过分析历史人物与公众人物的人格特点，了解和掌握自己是什么样的人格，以及自己的家人、朋友、同事、领导、下属是什么样的人格，如何与他们和谐相处，以认识自我、认识他人，并接纳自我、接纳他人，实现自我、悦纳他人的目的。

第三章是从心理学视角看成功之道。谁都想成功，谁都想实现自己的愿望，但真正成功的人却为少数。如何拿到成功的金钥匙，实现人生价值是这一章的重点。

第四章是从心理学视角看健康之本。谁都想健康、长寿，但能寿终正寝的人毕竟是少数。医院里求医者人数众多，不少患者在痛苦中死去、人财两空，这不是我们所希望的，健康长寿才是我们想要的结果。这一章主要介绍造成疾病的心理因素，如何做到防病于未然是本章的重点。

第五章是从心理学视角看家庭幸福的秘诀。谁都想要家庭幸福，但幸福的元素有哪些？什么才是幸福美满的关键？本章从原生家庭中夫妻、老人、儿女等主要家庭成员入手，介绍每一个家庭角色所应该承担的责任义务。夫妻两人如何化解矛盾？老人在家庭中的角色地位如何？如何做一个德高望重的父母？孩子的教育如何开展？如何让孩子健康成长、成就事业、实现梦想？本章把解决这些问题的幸福秘诀告诉大家，希望您能早日收获人生的幸福美满。

汤洪源

2019 年 10 月 25 日

目录

第一章　从心理学视角看人性之谜

第二章 从心理学视角看九型人格

第三章　从心理学视角看成功之道

第四章　从心理学视角看健康之本

第五章　从心理学视角看家庭幸福的秘诀

第一章

从心理学视角看
人性之谜

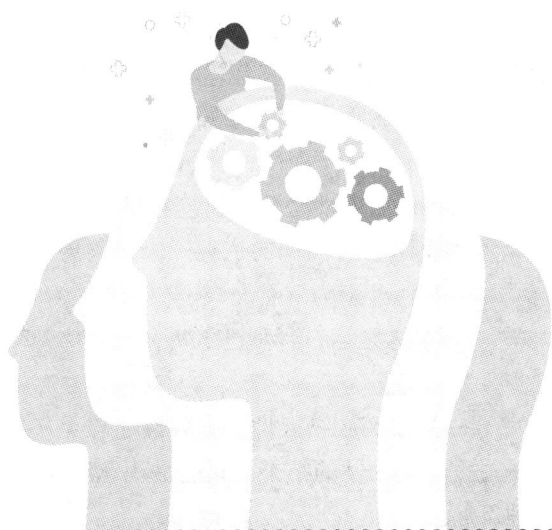

第一节　人性概述

一、人性是什么

人性就是人赖以生存和繁衍的本性。常言道：江山易改，本性难移！而本性就是人的秉性和本能。本性就是基本的人性，是人与生俱来的自然属性。

比如，常言道：人为财死，鸟为食亡。就是一种最经典、最精辟的对部分人性的描述。鸟为食亡，是鸟性，是动物的自然属性，而追求财富是人的自然属性。

再如，子曰：食色，性也。说的就是，对食物、对性的兴趣是人的本性的一部分。对于有关人性的观点，站在不同的立场或者采取不同的视角会有很大的差异。人性作为人类共有的特点，应该被人们所了解。

本能即本性，它是支配人行为最强大、最根本的原动力。心理学研究表明，驱动人类行为的所有心理动机，最初都源于人类的欲望，只是在追求利益的方式上，会有善恶之别，从而形成善人与恶人的区别。

从社会层面观察人的行为，任何人都有善恶两面性，善与恶相互制约。任何单纯强调人性本善或者人性本恶的观点，都是不全面、不符合客观事实的。

人生在世，无论人性之善还是人性之恶，都包含利己成分，但是人不会只为利益而活，不然就不会有高尚的道德。以道德层次划分：舍己为人是为"大善"，利人利己是为"善"，损人利己是为"恶"，损人不利己是为"大恶"。以利人之名，行利己之实，为"伪善"；以利己之名，行利人之实，为"伪恶"。

人性不可失去约束，一旦彻底放纵人性，则人性之恶无从制约；人性亦不可过度压抑，过度压抑人性的结果，只能是积累怨恨，束缚创造力，甚至出现心理疾病。

辩证唯物主义认为，不存在先验的人性和善恶之分，任何现实的人性都是在遗传因素的基础上，在社会环境中，由人的主客观相互作用而产生的结果，其中人的社会实践活动对人性的构建有决定意义。

二、每个人都有两面性

人的一个非常突出的特点，就是每个人都有阴暗面。我们容易被一种脸谱化的观念所误导，即好人与坏人，其实好人和坏人就像一枚硬币的两面，是同在一体的。所谓的人无完人，每个人都有优点和缺点，都有阴阳两面。有优缺点，一个人才是立体、活生生的人。

三、人的三种基本属性

人性是人与其他动物相区别的质的规定性。本质上，人是三种基本属性的辩证统一体：一是被精神属性和社会属性制约的生物属性；二是以生物属性为前提，社会属性为内容的精神属性；三是以生物属性为基础，以精神属性为表现形式的社会属性。

四、人的四种本能

《启蒙文》告诉我们，人性共有四种，分别是"存在性""生命性""社会性""精神性"。人的这四种属性，决定了人有四种本能，一是"生命本能"，二是"社会认同本能"，三是"自我认同本能"，四是"解脱本能"。这四种本能对应了人应该有的人生目标分别是"健康""成功""幸福""智慧"。

五、人性论基本流派

古代思想家在讨论人性问题时，形成了多种派别。主要有：

（1）孟子的性善论：认为人生来即有恻隐、善恶、辞让、是非四种"善端"，扩而充之，便形成仁、义、礼、智的善性。

（2）荀子的性恶论：认为"人之性恶，其善伪也"，"善性是后天人为的"。

（3）告子的"性无善无不善"论：认为"生之谓性"，"食色，性也"。

（4）墨家的性"素丝"论：认为"人性如素丝，染于苍则苍，染于黄则黄"。

（5）道家的性"素朴"论：庄子认为，人天生本性上是无知无欲的。

（6）王阳明的心学理论：王阳明的心学认为"无善无恶心之本，有善有恶意之动"，人性有善也有恶。

（7）孔子的天性与后天习得论：认为"性相近也，习相远也"，将人性分为天性与后天习得。

（8）张载的性二元论：把人性划分为气质之性与天命之性。

（9）外国古代"原罪论"：西方某些基督教派认为人自从出生的那一刻起就有罪，这种罪是无法消除的，而且是一代传给一代，永无停止，这就是"原罪"。而原罪是来自人类的祖先：亚当和夏娃。因为"原罪"，人产生了贪婪、嫉妒、傲慢、仇恨等"罪性"。印度教与佛教都有"业报"与"轮回转世"之说，认为人的幸福与苦难都是前世因果报应的结果。

六、西方心理学三种代表

（一）精神分析流派

以弗洛伊德为代表的精神分析流派，强调以人的本能解释人的心理和行为，是一种本能决定论或遗传决定论。

（二）行为主义流派

以巴甫洛夫、华生、斯金纳为代表的行为主义，他们否认天生的本能，主张人的一切行为、本性均由后天习得，是刺激 – 反应的联结及其系统化，是一种反本能论或环境决定论。

（三）人本主义流派

人本主义心理学兴起于20世纪50年代至20世纪60年代的美国。由马斯洛创立，以罗杰斯为代表，被称为除行为学派和精神分析流派以外，心理学上的"第三势力"。

人本主义和其他学派最大的不同是特别强调人的正面本质和价值，强调人的成长和发展，并称之为自我实现。

人本主义心理学既反对本能决定论，又反对习得论，主张人性是似本能的，即人的欲望或基本需要在某种可以觉察的程度上是先天的，但与此有关的行为或能力、认识或情感不一定是先天的，而可能是后天经过学习或引导获得的；马斯洛认为，人性是人的全部属性的总括，本能需要是人性的集中表现。

第二节 解读人性

人性这个词，很熟悉，但又很难说明白。在解读人性之前，先看看下面两个故事：

一、人性故事之一

一对已结婚十多年的夫妻去城市的另一端看朋友，回来时天色已晚，又逢末班车。丈夫说："咱俩从前后两个门挤上去吧，人太多了。"妻子点头同意。从前门挤上车的丈夫站在车厢中间，被一层层的人拥挤着，十分难受。忽然有一只手悄悄地抓住他的手，凭感觉他认定那不是妻子的手，因为妻子的手肯定没有如此温热、柔软、细腻而动人心魄……他真希望这车能一直不停地开下去，哪怕到天亮都行。继而又想，这是一个什么样的女人呢？她怎么注意到我的？她叫什么名字呢？怎么样才能和她取得联系？忽然脑中灵光一闪，他将自己的名片悄悄取出一张塞在那只可爱的小手里。

车终于到站了。丈夫恋恋不舍地下了车。从另一个车门下来的妻子看起来并没有觉察到什么。当两个人横穿马路时，一辆摩托车突然冲过来，妻子稍稍犹豫了一下，还是用身体撞开了丈夫……丈夫抱起浑身是血的妻子跑进医院，天亮的时候，医生出来告诉他，我们已经尽力了，你妻子只想见你最后一面。丈夫走进病房时，看到妻子的一只紧攥着的手缓缓张开，一张名片悄无声息地滑落下来……

二、人性故事之二

故事的开头似乎是大家听了一千遍也都烦了腻了的那种。某男原本贫困，下海后几经努力终于发了财。然后越看自己的妻子越难看。男人说咱俩离了吧。女人开始一直都不同意，后来说："好吧，给我五万块我就离。"男人就给了女人五万块钱。两人又没有孩子，也就痛痛快快地分了手。分手之后的男人很是潇洒了一阵子。但没过多久他就厌烦了这种生活。一天，他在雨中候车的时候发现了一个面貌姣好的女孩，女孩也冲他点头微笑。他心中蓦然一动：好熟悉的目光啊！后来他们搭讪起来，然后开始约会，再后来他们就结了婚。婚后妻子除了温柔体贴地照顾他之外，平时总是缠着他问他前妻的一些事，常令他不知说些什么才好。女人还保存了一个小小的箱子和一把精致的钥匙，但总不让男人看。直到有一天，女人因病卧床不起，她在生命的最后时刻把钥匙交到了男人的手里，很平静地说："我死之后你可以打开那个箱子啦。"女人终于离开了人世，男人迫不及待地打开了那个让他牵挂已久的箱子。箱子里只有一个厚厚的日记本，日记本里记述了一个女人整容的前后过程。

也许，你看完这两个故事，心情有些复杂。都说人心难测，人心隔肚皮，世间男女情欲交织在一起，人类按照既有的自然规律和人生定律生活着，每时每刻在发生变化，演绎出多少悲欢离合、多姿多彩的故事。

三、深刻理解人性

要想深刻理解和洞察人的内心世界、解决人与人之间的矛盾纠纷，必须对人性有一个深入的了解，理解了人性，就理解了人；理解了人，许多事情就会看得清楚、想得明白。不要与人性过不去，不要与自己过不去。明智的人不会去踢一只躺在路上的死狗，也不会与醉酒的人去较真。当你把人性弄明白后，会去接纳人性客观的一面，也会善用人性积极主动的一面，直着走不过去，绕个弯走过去实现目标也是成功。

四、人性的特点

从社会学和人际沟通理论方面对人性进行总结，其共性有以下特点：

（一）人人都喜欢听好话

对每个人来说，谁都想听赞美的话，希望听到温暖的话语，如果我们大家都有一双慧眼，发现每一个人的优点，心存善念，感恩前行，这个世界会有多么美好！

喜欢被别人表扬、赞美、肯定和认可是人类的天性。人人都喜欢听好话，不喜欢别人说自己不好。如果在人际交往中人人都乐于赞赏他人，善于夸奖他人的长处，那么，人际交往的愉快度就会大大提高。

《求求你，表扬我》是由黄建新执导，刘震云、黄建新编剧，范伟、王志文、陈好、赵宝刚等主演的喜剧电影。

影片讲述的是一个家住农村的打工仔杨红旗，三番五次到报社讲述自己如何解救一名险被强奸的女大学生并要求表扬自己的故事。

老实人杨红旗来到报社，要求记者古国歌在报纸上发篇文章表扬自己，理由是他于情人节当晚救下一个险遭坏人强暴的女大学生欧阳花。古国歌觉得杨红旗纯粹在胡闹，对此不予理会，但杨红旗却三番五次来找古国歌。古国歌渐渐对这件事情认真起来。为了求证此事，古国歌和同事谈伟根据杨红旗的讲述，来到大学校园，找到杨红旗所说的被救女孩欧阳花，但欧阳花却否认有这回事。记者古国歌对这件事产生了怀疑，继续深入调查，发现杨红旗要求得到表扬是为了父亲。杨父是一位把荣誉视为生命的老劳模，他身患重病仅余两个月生命，唯一的愿望就是看到儿子得到一次表扬。老人的信念与心愿、儿子的承诺、女孩子的前途和清白……各种复杂的情况交织在一起，令古国歌渐渐迷失。

看完这部喜剧片，如果你懂得人需要别人表扬、赞美、肯定和认可，这是人的本性、是合理的需求的话，相信你会更深入地理解这个作品对大众的影响。

笔者自己的经历也能说明这一点。有一次朋友带着他们6岁的儿子石头来我家做客。小家伙根本静不下来，在屋子里东跑西窜，拿这摸那。他爸爸妈妈约束他，他根本不听。为了使他安静些，我给他准备了水彩笔和画板，让他画画。原本只为让他消停一段时间，没想到小石头一会儿就完成了他的作品。

他给我们看他画的画，开心地问：

"好看吗？还不错吧！"

我一看，那哪是画啊！就是一些杂乱的色彩，看不出有什么。我笑了笑说：

"好像不怎么好看！你失望吗？"

石头没有说话，回去重新作画了。不久，他又拿了一幅画来问我：

"这一张画怎么样？"

他很期待地盯着我，希望得到我的肯定。为了安慰他，我换了一种惊奇的语气说：

"你的画有一大片绿色！"

石头开心地说：

"是的。"

"这里还有好多颜色，有蓝色、黑色，旁边还有黄色、红色……"我接着说，"这绿色在蓝色的下面。"

"对了"，石头兴奋地说，"这里是天空，绿色是草地。"

"那这红色和黄色就是很多很多的花吗？原来你画的是一幅风景画啊！"

石头开心地笑了，"我就是喜欢很多的色彩。你喜欢我的画吗？"

"嗯，喜欢！"我表示赞同。

接着，他又回去画画了。

对第一幅画，我虽然感觉很糟，但只是表露了我的失望。对第二幅画，我没有直接问石头画的是什么，也没有很虚假地说他画得很棒，更没有称赞他是个很好的小画家。我只是描述了他画的色彩。于是，石头觉得自己的行为受到了肯定和鼓励，很开心地继续去画画了。

有积极意义的表扬是：肯定孩子的感受，描述孩子的努力和成就，以及我们的感觉，不评价和判断孩子的性格和品行。作为心理治疗师，要特别注意自己的话语对孩子产生的影响，逐步启发孩子进入一个正面的积极的状态。

善于发现和赞赏别人，是一种领导艺术。如果你对你的下属说："最近你很辛苦，我们都看到你对公司做出的贡献。现在公司处在上升期，你为我多承担点责任，带领大家完成这次艰巨的任务，拜托你了。"你的下属听了这些话，一定愿意为公司分忧。这就是有效地利用了人性的特点，用赞美、肯定、鼓励、表扬的语言，发挥领导者的作用。

在家庭生活中，学会赞美尤其重要。人们常常婚前甜言蜜语，婚后批评抱怨，难怪有"婚姻是爱情的坟墓"的说法。其实，婚后妻子更需要丈夫的欣赏，丈夫更渴望妻子的鼓励，批评挑剔不但于事无补，反而会适得其反。

有一则故事叫《王大姐驯夫记》，说的是王大姐之夫平日懒惰，从来不理家务，无论王大姐如何唠叨指责都毫无效果。无奈之下，王大姐求助于心理医生。得到心理医生的指点后，王大姐一反常态，不再唠叨抱怨，代之以留意观察寻找丈夫偶尔表现出来的良好行为。某日，其夫无意中洗了一次自己用过的碗，于是王大姐立刻给予赞赏，并承诺做几道好菜予以鼓励，其夫心里颇为受用。再一次，其夫无意中顺手洗了自己的袜子，王大姐马上如法炮制，加以鼓励。渐渐地，其夫感到家庭颇为温暖，一回家即主动做家务活，并乐在其中。

在儿童的成长过程中，鼓励和赞扬更是不可缺少。"小宝真乖，快把苹果分给小弟弟"之类的话有利于孩子的社会化。"儿子真棒，爸爸为你而自豪。""妈妈相信你有能力处理好与同学的矛盾。"这些话对培养儿童的自信心和自立能力非常重要。

赞美他人会使人愉快，被赞美者的良性回报也会使我们自己感到愉快，从而形成人际关系的良性循环。

当然，夸奖他人并不意味着可以毫无顾忌，以下两个原则是要注意的：一是真诚。夸奖别人要出于真心，所夸奖的内容是对方确实具有或即将具有的优良品质和特点，不要让别人感到你言不由衷，另有所图。二是夸奖的内容应被对方所在意。称赞中年妇女身材苗条，赞扬老年人身体硬朗便很容易引起良好反应，而赞美儿童年轻、青年人牙齿坚硬等却很难有积极效果。

为人处世，要处理好两个基本的关系：一个是与物的关系，一个是与人的关系。

处理好与人的关系，重要的是做到三点："看人长处、帮人难处、记人好处"。

其中"看人长处"就是多看人的长处，你看着别人就顺眼，就能与人处好关系，就懂得用人所长。一枝独秀不是春，百花齐放春满园。只有懂得与人友好相处的人，才能成大事。懂得用人所长，你也就拥有了领袖的素质。

（二）人都有自私的一面

自私性是人的天性，是人类求生存的前提，只要还存在商品，还存在分配，人类社会就不可避免地存在自私性。人性之私不容回避。我们知道这个世界上需要无私奉献，但事实上，生活中的许多事儿都因为只强调"无私"而收不到良好的效果。

承认有私，认识自私的本性不可怕，可怕的反而是不承认自私的本性，无法认清每个人都有自私极度膨胀的潜在危险。

美国的一位心理学家在露天游泳池中做了一个有趣的试验，故意安排不同的人溺水，然后观察有多少人会去营救他们。结果耐人寻味。在长达一年的试验中，当白发苍苍的老人"溺水"时，累计有 20 人进行了营救；当孩子"溺水"时，累计有 32 人进行了营救；而当妙龄女子"溺水"时，营救人员的数字上升到 50 人。

心理学家称，这个试验可以证明人性中有自私的倾向。还有一个发生在身边的故事。一位职工平时十分吝啬，公司举行募捐什么的他最多出 1 元钱。但令人奇怪的是，最近他和浙北山区的一位贫困学生结成助学对子，他一次性就拿出了 1000 元。

其实，每个人的心中都有"基于自己利益"的潜意识倾向，说白了，许多人同时捐助一个人和一个人捐助一个人，当然是后者更具有成就感和具有期待回报的可能性。

人是"自私的动物"，这并不是一件可耻的事。重要的是，我们如何认识和利用"自私"，而不是逆"性"而为。

一座城市的郊区有一座水库，每年夏天都吸引大批游泳爱好者前去游泳。而水库是城市自来水厂的重要取水源，为了保持水源的清洁卫生，自来水厂在库区立了许多"禁止游泳"的牌子，但效果并不理想，人们照游不误。

后来自来水厂换掉了所有的禁止类标语，公告牌上写着："你家用的水来自这里，为了你和家人的健康，请保持清洁卫生。"结果，库区中的游泳者几乎绝迹了。

自私性的第一个表现形式是体现在人际交往及社会生活中为自己考虑得多一点。

人都是自私的，这一点毋庸置疑。没有哪两个刚出生的双胞胎婴儿在吃奶上会互相谦让，除非有一个已经吃饱了。从一出生开始，人就是一个自私的存在。所谓的谦让，全部是后天习得的。

自私性的第二个表现形式是对人际交往中的利益关系判断失真，人往往更关注到自己所付出的，而较少意识到自己所得到的。给别人送了多少礼品，自己在工作中额外奉献了多少、帮助了别人多少往往记得清楚，而对别人做的往往会不在意。

自私性的第三个表现形式是嫉妒心。当自己认识到别人在某些方面比自己强时会感到难受，或多或少地产生羡慕嫉妒恨。要想赢得友谊，就不要处处显得比别人强，要善于理解和接纳他人的嫉妒心。

下面这个"杯酒释兵权"的故事就充分体现了对人性的把握。

建隆二年（961年）七月初九日晚朝时，宋太祖把石守信、高怀德等禁军高级将领留下来喝酒，当酒兴正浓的时候，宋太祖突然屏退侍从，叹了一口气，给他们讲了一番自己的苦衷，说："我若不是靠你们出力，是到不了这个地位的，为此我从内心念及你们的功德。但做皇帝也太艰难了，还不如做节度使快乐，我整个夜晚都不敢安枕而卧啊！"石守信等人惊问其故，宋太祖继续说："这不难知道，我这个皇帝位谁不想要呢？"

石守信等人听了，知道这话中有话，连忙叩头说："陛下何出此言，现在天命已定，谁还敢有异心呢？"

宋太祖说："不然，你们虽然无异心，然而你们的部下想要富贵，一旦把黄袍加在你们身上，你们即使不想当皇帝，也身不由己了。"

这些将领知道已经受到猜忌，弄不好会引来杀身之祸，一时都惊恐地哭了起来，恳请宋太祖给他们指明一条"可生之途"。

宋太祖缓缓说道："人生在世，像白驹过隙那样短促，得到富贵的人，不过是想多聚金钱，多多娱乐，使子孙后代免于贫乏而已。你们不如释去兵权，多置良田美宅，为子孙立永远不可动的产业。同时多买些歌姬，日夜饮酒相欢，以终天年。朕同你们再结为婚姻，君臣之间，两无猜疑，上下相安，这样不是很好吗！"

石守信等人见宋太祖已把话讲得很明白，再无回旋余地，只得俯首听命，表示感谢太祖恩德。

第二天，石守信、高怀德、王审琦、张令铎、赵彦徽等上表声称自己有病，纷纷要求解除兵权，宋太祖欣然同意。后来宋太祖还兑现了与禁军高级将领联姻的诺言，把守寡的妹妹嫁给高怀德，后来又把女儿嫁给石守信和王审琦的儿子。张令铎的女儿则嫁给太祖三弟赵光美。这就是历史上著名的"杯酒释兵权"。

这个真实的故事，一是体现了宋太祖赵匡胤对人的自私性、嫉妒性的了解，通过杯酒释兵权这个过程保障了自己皇位的稳固；同时，当时那些权重大臣也非常了解宋太祖的本性，顺利交出兵权，保全了自己的性命。

自私性的另一个表现是幸灾乐祸。幸灾乐祸是看到别人遭到不幸、灾祸、不如自己时有解气、满意、压抑着的欣喜等愉快感受，虽然主观上可能一再提醒自己，"别幸灾乐祸，太不道德了"，但总是压抑不住内心的愉快感，尤其是自己的对手，或曾经对自己幸灾乐祸过的人。

有一位小媳妇，一直与婆婆关系不和，吵架时丈夫又总是偏向母亲，媳妇很委屈，婆婆则一脸得意。终于有一天，"大孝子"丈夫向母亲反抗了，小两口提出要分出去单过。媳妇感到解气，"你也有今天"，一副幸灾乐祸的样子。后来听婆婆哭诉如何30岁守寡，母子相依为命，本指望儿子养老送终，现在什么都没有了等等，痛不欲生。理解了婆婆的苦衷，媳妇又深感同情，很为自己的幸灾乐祸不安。因此，当别人笑话我们时，不要太过于烦恼，应该想"他以为我是个对手才这么幸灾乐祸，如果他将我看成弱者给予同情，那才叫不幸呢"。

（三）寻求归属是人的本性

马斯洛的需求层次理论阐述了人的归属需要。个人对朋友、家庭陪伴的需要，对组织、团体认同的需要，表明人渴望亲密的感情关系，不甘被孤立或疏离。

归属感，指的是人希望被接纳为一段关系或群体的一部分的情感需求，人们渴望在一段关系或一个群体中作为真实的自己受到肯定和重视。同时，归属感也是自我身份认同的重要支柱。

马斯洛认为，处于最基层的是我们的生理需求和安全需求。在生存得到保障之后，人们就会进一步寻求爱与归属感。我们需要爱别人与被爱，想要找到令自己感到安心、被接纳的地方和群体，从而找到自己在这个世界上的位置。而在这一层需求被满足之后，才是对于尊严和自我价值实现的需求。

美国密歇根大学的一项研究显示，缺乏归属感会增加一个人患抑郁症的风险。参加这项研究的有一部分是重度抑郁症患者，另一部分则是社区学院的学生。给他们派发的问卷内容主要集中在心理上的归属感，个人的社会关系网和活动范围、冲突感、寂寞感等问题上。结果表明，是否拥有归属感能最准确地预测一个人是否抑郁。

归属感的缺乏也会引发严重的焦虑。研究发现，当人们感到不被社会群体接纳时，他们会感到非常焦虑；一旦再次感受到被接纳和认同，这种焦虑就会立即消散。

我们该如何增强自己的归属感？首先，你需要知道的是，你的身边至少要有一个能与你建立情感上深层链接的人。有这样一两个人存在，可能比拥有一群一起吃吃喝喝、休闲娱乐的朋友都要重要。

有一位前来咨询的来访者说过这样一段话："现在我富裕了，不缺钱、不愁吃穿，但总有一种空荡荡的失落感。原来生产队的时候很穷，没吃的、没喝的，但现在想起那个时候来，感觉很难忘、很留恋。"这是因为，归属性是人类共同拥有的一个属性。

（四）人人都需要尊重

谁都希望自己被尊重、尊敬、赞扬，无论长者还是童叟，都有这个特性。

要想得到别人的尊重，首先要学会尊重别人。一个懂得用心去尊重别人的人，一定会受到他人的尊重。英国著名的戏剧家、诺贝尔文学奖获得者萧伯纳有一次在苏联访问，他在莫斯科街头散步时遇到一个非常可爱的小女孩。萧伯纳在那里和小女孩玩了很久、很开心，在分手的时候，他对小女孩说："回去告诉你的妈妈，你今天和伟大的萧伯纳一起玩了。"小女孩儿也学着大人的口气说："回去告诉你妈妈，你今天和苏联女孩儿安妮娜一起玩了。"萧伯纳很惊讶，他立刻意识到自己的傲慢，并连忙向小女孩儿道歉。一直到后来，每每萧伯纳回想起这件事，都感慨万千。他说："一个人无论有多么大的成就，对任何人都应该平等相待，应该永远谦虚。"

尊重他人是做人的基本美德，一切不文明的行为都是不尊重他人的表现。将心比心，凡事要替他人多想，每个人都有自尊，只有去尊重别人，才会赢得别人的尊重。人活在世上，必须和别人交往，与人交往对我们的生活有着重要意义。在交往的过程中，尊重他人是一种最基本的礼貌。

有一次，一个纽约商人看到一个衣衫褴褛的铅笔推销员在地铁站卖铅笔，出于怜悯，他塞给那个人一元钱，但过了一会儿他又返回来，取了几支铅笔并抱歉地解释自己忘记取笔了。他对那人说："你跟我都是商人，你也有东西要卖。"几个月后，他们再次相遇，那卖笔的人已成为推销商，他充满感激地对这位纽约商人说："谢谢您，您给了我自尊，是您告诉了我，我是个商人。"

这个故事告诉我们，尊重别人是崇高道德的表现。在生活中，每个人都有能力给需要帮助的人一些力所能及的帮助，可是，在帮助他人的同时，考虑到他人的自尊却不是每个人都能做得到的。从这一点来说，那位纽约商人的做法的确让人敬佩，因为他很懂得去尊重别人。尊重别人不仅可以使自己的心灵得到升华，更可以使他人拥有自尊和自信。纽约商人几句话让铅笔推销员从乞丐的自卑中解脱出来，自信地踏上经商之路。可见，尊重的力量是无穷大的，它可以让失望的人们看到光明，让自卑的人们找到自信，甚至可以改变一个人的一生。

现实生活中，我们看到表现欲强的人，心中往往会有不舒服的感觉。心理学告诉我们，满足他人的表现欲可消除他人对我们的嫉妒心。尊重他人的表现欲更是调节控制他人行为的方法。要想得到别人的尊重，就要有足够的自信并给他人充分展示才能的机会。

比如：有一位领导自己没有过硬的专业和特长，但就像他所说，他最擅长的是让有专长的人尽情发挥所能。他能够给人创造显示自己才华的舞台，能够充分让别人发挥其表现欲，所以，每次干部考核投票他总是得票最高的。

（五）每个人都是独一无二的

每个人都是独一无二的存在，每个人都是风格独特的自己。每个人都清楚地知道自己是独一无二的，在这世界上只活一次；而且再不会有这样特别的机会，能够把众多纷繁的元素重新凑到一起，组合成如此奇妙而独特的个体。

每个人都如此独特，所以，无须自卑，也无须烦恼自己没有沉鱼落雁之容，没有学富五车，没有宝马奥迪。不管你曾经拥有过什么，每个人到了终点回首时都会看到两个点，哭喊着出生与静静地离开。

生活中的人有不同的面貌、不同的思想、不同的个性、不同的现在和将来……正是由于社会上有各种各样的人，生活才多姿多彩；由于社会还需要倡导文明和谐、团结进步，要求有共同的价值观、有共同的道德规范、有纪律和法律的约束，所以仍然存在彰显个性与遵守社会行为规范的矛盾冲突。允许他人有不同的生活方式、生活态度及不同的追求，允许各自有独特的个性特点，只要不损害他人，我们用不着与别人较劲。

一位德高望重、严肃认真的领导独处时可能也会骂人或者像孩子一样撒娇；

一位品学兼优的学生独处时有可能会自慰；

一位美丽善良温柔端庄的少妇在独处时有时也会想念她丈夫外的其他男人……

人们需要有独处的时间和机会去发泄，去满足，但在生活中，这种独处的权利经常会被有意无意地剥夺。

一位貌美如花的妻子和风华正茂的青年才俊结婚七年，到了七年之痒的时候，妻子每天黏着丈夫要求形影不离。丈夫正好到了而立之年，需要看书写作、做科研，没有那么多时间陪伴妻子。一个要求空闲时间必须陪伴，一个需要个人空间和时间，要做自己想做的事情，两个人的矛盾越来越突出，最后不可调和，到了离婚的边缘。

从时间上来说，即使是拥有亲密关系的两个人要做到形影不离恐怕也是不可能的，因为每个人都需要独处的时间。

人们在情感上的距离要求又复杂一些，不同的人、不同的人际关系，有着不同的感情距离要求。如你和你的领导掌握多大的心理距离合适？你和你的爱人之间非原则性的冲突或短暂的分别会使感情加深，"越打越亲""久别胜新婚""距离产生美"等，都是这个道理。

人际间必须保持一定的距离，即使最亲密的人之间也是如此。两个充满气的气球，它们可以在外力的作用下重叠一部分，但无论怎么努力，也不可能完全在一起，如果强求，则会产生无数的烦恼。

日常生活中，友谊也需要保持在一定的距离，否则，友谊不仅不能得到加深，反而会变浅甚至破裂。

其实每个人都是一颗种子，在不同的环境、不同的遭遇、不同的人群以及不同的教育中汲取营养、获得能量，最终长成形态各异的个体，而最终决定成长为何种个体的，取决于种子和土壤。

（六）异性相吸是天性

在人类社会生存与延续的过程中，衣、食、住、行、性是人的最基本的生物需求，而没有了性，种族就不能延续。

异性之间相互吸引是出乎天性的，男女之间相互吸引、特别是有好感的异性之间的欣赏、喜欢与爱慕，更是促进了异性之间的相互接近和关系的发展。但这种异性之间相互吸引似乎常常不能被人认可，文明本身对性的压抑的需求使人们对两性相吸常采取一些不恰当的态度，从而导致人们对两性关系的排斥。

对两性相吸性不恰当的认识与态度有三种形式：

一是看到两性相吸现象时会产生反感和不愉快的体验。两性之间适当的接触会缓解许多不良情绪，如焦虑、紧张、抑郁、愤怒、不满等。有人对抑郁采取的一种治疗方法，就是找一个漂亮的异性定期与其聊天，据说疗效还不错。更有人认为焦虑紧张等不良情绪是性的欲望压抑的结果，是得不到适当地发泄的性本能以异常的、症状性的方式表现出来的现象。

在心理咨询和心理治疗实践过程中，有人发现适度的两性接触会部分缓解和满足人的性欲。越是对两性之间的接触予以约束，越容易出现越轨行为。那些越是把青春期孩子与异性交往视为洪水猛兽者越易促使孩子早恋，或产生焦虑紧张、异性恐惧等心理病症，而大大方方引导孩子适当与异性来往常会促使孩子健康成长。同样，严格限制丈夫与其他异性来往者，表面上看来丈夫老老实实，对异性目不斜视，而心里渴望与异性交往的需求会与日俱增，一旦有适当机会就会完全失去控制，一发不可收拾。

二是不能接纳自己对异性的渴望，尤其是所向往的异性对象不符合自己的道德准则。如青春期以后对异性长辈、老师的爱慕倾向，或对自己恋爱婚姻之外的异性的好感，这种由道德情感所致对性过分压抑的倾向常常是导致病态心理的原因。

通常人们对自己所追求的异性对象的渴望也不易正面接受，本来这种交往会给双方带来愉快，但人们常采取回避的态度或以其他"堂而皇之"的理由去接触。其实，我们大可不必如此含蓄，彼此有些好感的男女完全可以大方地来往，只要双方感到愉快，又不违背行为准则，这对部分满足性欲望，增长两性交往的经验，缓解不良情绪，增加生活的活力均有好处。

俗话说："男女搭配干活不累。"有经验的管理者通常会在一群男职员中安插一些女性，而在一群女职员中安排一些男性，特别是性别倾向非常明显的职业中，如在纺织女工中安排男性质量检查员、在建筑工人中安排女性测量员或女司机等。

三是两性之间稍微接触较多就认为是在谈情说爱，或有不正当的两性关系。经常听到这样的话："我还是学生，没到谈恋爱的年龄，不能与异性来往。""我还一事无成，没有谈恋爱的资本，不能与异性接触。"由此，等到年龄渐大，步入大龄后想谈恋爱时却发现，既缺少与异性接触的机会，又缺少与异性交往的经验，只能匆忙草率结婚，由此导致的婚后感情不和甚至离婚的现象屡见不鲜。

在门诊，曾有一对三年未怀孕的夫妇前来咨询，问起夫妻性生活时才发现，夫妻双方认为搂在一起睡觉就是性生活，三年来根本没有性的接触，至此，不能怀孕的原因才真相大白。

两性相吸的另一个特点是对异性爱的广泛性。在不损害他人利益的前提下，人人都希望得到更多异性的爱。一对相爱了很多年的夫妇，在两人去北京旅游的时候，丈夫对迎面而来的美女禁不住多看了几眼，美女过去后丈夫又不断回头，妻子受不了了，两人发生激烈冲突，本来愉快的旅行成了两人爱情保卫战的战场，闹得满城风雨差点离婚。

一般来说，越是表现出对配偶以外的异性感兴趣者越不会干出过分的事，因为在平时与其他异性的适当接触之中已部分满足了对其他异性的渴望，而严格受配偶管制者往往会出现婚外情问题。

作为一个女人，如果时时刻刻都紧盯着自己的男人，让男人没有一点自由感，那么你逼得越紧，男人越容易有婚外情。

日本心理学家多湖辉在《心理操纵术》一书中对男女之间的行为给予了理论上的解释：男性在本质上具有注视女人的特性，很像不停地从一朵花飞向另一朵花的蝴蝶，即使爱惜这朵花，仍会不由自主地向周围的花转移视线。

为什么男人喜欢看美女？是因为美女是男人对女人的向往，通过看她能增加对生活的信心，同时产生做事的动力。工作中如果是和美女搭档，男人往往勇气倍增，抱怨急剧减少，这就是人的本性。如果一个男人连美女都不愿意多看两眼，可见他对生活的态度是多么消极。

男性喜欢观看美女，除了是出于男性的本能反应外，其实还有一个好处。英国研究人员耗时 5 年对 200 名男性进行的一项实验发现，每天都能凝望漂亮女性的男性，血压相对较低，脉搏跳动较慢，心脏疾病也较少，平均寿命可以延长 4 至 5 年。男性每天都能见到美女，会使脑中产生好的情绪记忆，让情绪中枢保持稳定状态，能降低心血管疾病或卒中的风险。

（七）男女都有喜新厌旧的本性

有这样一个案例：有位男性去看心理医生："我结婚快 4 年了，

头两年，夫妻感情还很好，因为我们是自由爱恋才结婚的。到了第三年，我们的生活就很平淡了，平时没什么话说。到了第四年，我们很少交流，开始还吵架，到了后来就是沉默了，当时我还认为婚姻本来就是这样的。然而，今年春节，我无意中看了她的微信聊天记录，我才知道，原来在这一年里，我妻子和她单位的一个人在谈恋爱，而且他们爱得很深很深。直到这时我才明白，这一年她这么冷淡，原来是因为心有他人。我们快一年没性生活了，她都是以她有妇科病为由推脱，原来她当时是很讨厌跟我在一起的。我知道这一切后，几乎到了崩溃的边缘，一气之下提出了离婚。但我真的不想离婚，她也不想，所以她一直都很烦恼、郁闷，还曾经为这事自杀过。但我还是无法理解和接受，就这样，我们从春节开始一直吵。后来她说她和那个人没有任何亲密行为，只是相爱而已。现在已经结束了，因为那个男的也结婚了，而且有了孩子。她知道和那男的是没有结果的，而且还说对比之下还是认为我是最好的，所以她打算今后好好和我过日子。因为我很爱我的妻子，也很想挽救我的婚姻，所以我相信了她，到现在我们谈'和'了，并约定今年下半年要孩子，以后好好过日子。但现在的问题是，每当我一想到我的妻子曾和其他男人心心相印、情意绵绵的时候，我的心就很难受，自尊很受打击，并对我现在的妻子的一举一动都有怀疑。如果不想这些的话，我们还是可以好好过日子的。所以现在我想请求帮助，我该怎么办，我该如何克服自己的心理障碍？"

以上这个案例，作为心理医生要从以下几个方面进行分析：

一是让来访者了解喜新厌旧是人类的天性，是生物界的基本天性之一，而且每个人都希望得到更多异性的关注。正是因为人类不断扬弃旧的东西，追求新的事物，社会才得以不断发展，人类才不断进步。在人类的感情世界里，同样也有喜新厌旧的特性。两个相爱的人长时间在一起后感情可能会降温，容易受到外面的诱惑，这就要求双方不断增加新的生活内容和情趣，保持爱情生活的相对新颖。

二是要问来访者：如果一方对旧的爱情生活厌烦了，奔向新的目标，另一方是否应该一味指责对方的喜新厌旧，报复对方或陷入极度的悲痛之中呢？我们认为更应注重的是如何增加自己的吸引力，强大自身，以加入"公平"竞争。妻子的精神出轨，可能是因为婚后夫妻生活的平淡造成了情感的空虚，所以出现了对外的情感需求，而妻子对丈夫的需要并没有因此消失，而且丈夫也没有与妻子结束的想法，那就要多把精力放在如何创造生活情趣，使那种温馨、浪漫的情绪重新占据婚姻生活上来，而不要对以前的事情耿耿于怀，否则既不能达到复合的目的，还会为自己增添更大的心理压力。

人们常有这样的感受：异性之爱获得前后，自我情感体验上的变化常是一种即刻的、不完全性的喜新厌旧特性，或者说是得到后的失落感可能更贴切一些。而相爱的男女随着时间的推移，激情趋于平淡，代之以抱怨、不满、挑剔，对方的优点在视野中越来越模糊，缺点越来越明显，对恋人以外的异性逐渐感兴趣，这是一种持久的、真正意义上的喜新厌旧。

恋爱的情感，尤其是热恋的激情不会一辈子持续下去，这是人性的特点，如果不能理解、不能接受并善待这种人性特点，常会导致烦恼，甚至酿成情感悲剧。

我们要接受顺应这种感情变化，不能苛求对方及自己永远保持热恋的激情。

2012 年 9 月 27 日,《南都周刊》刊文称：如果说边际效应是在描述人类厌倦一件事情的过程，则贝勃定律点出了喜新厌旧的原因：对于相同东西，第一次刺激会冲淡第二次刺激。

有这样一个故事，丈夫在房事后与妻子探讨起为什么女性相比于男性，更倾向于忠于同一个性伴侣。丈夫从生理功能上来分析，认为这是一种非常符合经济学原理"边际效应递减率"的性别趋势。对于丈夫这样的怪论，妻子默然不语。

当然，寻找新的异性，也只不过是开启了新一轮的强刺激到弱刺激再到无刺激的过程。从另一个层面上说，有时异性找得多了，本身也会变得乏味。以至于出现米兰·昆德拉在《生命中不能承受之轻》里的悲叹，每个女人之间，至多只有百万分之一的差别。

为了分析这一心理过程，一位意大利的心理学家曾在两对年龄相仿具有大体相同的成长背景和交往过程的恋人当中，做了这样一个送玫瑰花的实验。其中一个男孩，每个周末都送给自己心爱的姑娘一束红玫瑰；而让另一个男孩，只在情人节那一天送出一束玫瑰。

由于两个男孩的送花频率不同，第一个女孩在情人节那天表现得相当平静，甚至还抱怨有其他女孩得到了大把的"蓝色妖姬"；而第二个女孩收到玫瑰花时，欣喜若狂地与男友紧紧拥吻在一起。同样的刺激，一个铭刻在女孩的心中，一个却被忽视。

其实很多人也都在生活中不知不觉地中使用着这一狡猾的定律。比如在处理两性关系时，很多人都喜欢玩暧昧，保持若即若离的感觉，让人产生欲罢不能的心理。当然，最精于此道的还是商家，日常生活中，常见的打折促销政策，更是对"贝勃定律"的贯彻。一切的一切，就是为了让人们感知到"差别"的存在，从而达到充分刺激的效果。

回到前面的那个故事：几天之后，妻子出轨了。丈夫气急败坏地声讨妻子的不忠，而后者只是解释说，她正在使自己的"价值最大化"……讽刺的是，被丈夫用来解释为何男性更容易出轨的"边际效应说"，造成了妻子的出轨。而妻子的行为本身，却完美地运用了"贝勃定律"，简单粗暴地刺激了丈夫麻木的神经。

我们都认为喜新厌旧不是好事情，但是其实喜新厌旧是人类的本能。喜新厌旧是由于新事物作用于我们大脑的方式与奖励相同，这解释了为什么我们会被新奇的东西所吸引！

（八）情人眼里出西施

恋爱情感具有变色性，指的是爱上一个人时会夸大其优点，厌恶某人时会夸大其缺点，也就是带着变色眼镜去看人。人在面对自己所爱的人时似乎戴上了一面多彩的眼镜，对方处处是优点，一举一动，一笑一嗔，无不充满魅力，甚至对方的缺点也具备诱人的特色，这正是"情人眼里出西施"。遇到自己嫌弃的人，人们则习惯用灰色眼镜去看他，似乎浑身上下，处处是缺点，以至于那些与众不同的出色处也变得平淡无奇。追求自己所爱的人时，难度越大这种变色作用越强；同样，遗弃自己已经嫌弃的人时越是甩不掉则嫌弃感越强。

现实婚姻生活中，经常有长相、家庭条件、工作环境、人际关系等许多方面存在很大差别的男女双方由于恋爱的变色性而相爱或者分离的案例，导致恋爱双方出现痛苦、伤心、后悔甚至绝望等情绪。这些都需要咨询师或治疗师设法让来访者充分认识爱情的变色性的特点，让来访者等待一定时间后，充分体验内心深处的感受，认清摘掉变色眼镜后真实的情况是怎样的，然后再做决定。

第三节　情归何处

一、丰富多彩的情感世界

我们每个人都有情绪，需求得到满足后会感到喜悦，需求得不到满足时就会沮丧、痛苦甚至寻死觅活。其实，情绪是生活的颜色。高兴也好，痛苦也罢，都是人生路上不可或缺的。

生理学家曾做过这样一个实验：用电流刺激下丘脑的一定区域能够产生愉快的感觉，而刺激邻近部分则产生不愉快或者厌恶的感觉。有人还发现：情绪与脑内多巴胺、5-羟色胺等神经递质功能有密切关系。

文学家在煽情上做文章。他们注意的焦点是爱情、心情、友情、亲情、恩情、冤情……

社会学家在情感的社会属性上做文章。他们关注的是社会环境、种族、文化、群体对情绪的影响，东方人偏向于情绪的内涵，西方人偏向于情绪的外延……

哲学家在情绪的本质上做文章。他们往往站在抽象、本质、宏观角度看待情绪。他们考虑的焦点往往是人为什么活着？人生的意义是什么？人类痛苦的根源是什么？

心理学家则更注重研究情绪的特性、分类、动机以及认知等方面的问题。他们关注的点往往是情绪的正常与异常，如何对情绪进行管理，如何减少不必要的烦恼等等。

无论从哪个角度看，五彩斑斓的情绪构成了人类丰富多彩的精神世界。如果没有了这些情绪，或者只允许有正性情绪反应，这个世界将会多么单调乏味，没有生机。

二、情绪的八大属性

理解人类情绪的特性，对我们人生的意义重大。总结起来，情绪有以下八个属性。

（一）情绪具有指向性，首先是为自我服务的

情绪具有指向性，是为自我服务的。情绪指向的对象有时是同类。比如：他为什么总在领导面前说我坏话？有时指向别的方面：该死的天气，怎么老是下雨？该死的老鼠把我新房的墙脚打了一个洞。

情绪的指向性还可以指向自我所面临的事情上：比如自己地位的升迁和下降，得到升迁时快乐、高兴、幸福与满足；地位下降时感觉痛苦、沮丧、不满和失落。炒股票挣得一大笔钱时感觉自我的满足，钥匙丢失了感觉特别沮丧，亲人死亡后感觉无比悲伤，找到如意郎君感觉幸福无比等等。

当感觉到危险时，自我往往出现恐惧情绪。患了重大疾病的时候，自我往往会感到死亡的恐惧；处在悬崖峭壁边缘往往感觉到粉身碎骨的威胁；此外，还有担心演讲失败、害怕出丑等等都是情绪的指向性的例子。

情绪的自我指向性对自我生存起到重要作用。情绪还可以给事物一个"喜欢"或"厌恶"，"有利"或"有弊"的标签，使自我快速地做出反应，实现适者生存、趋利避害、满足需要等目的。

（二）情绪具有两极性

人类的情绪体验是非常复杂的。根据情绪的原始需要是否得到满足，可将情绪体验大体分为正性情绪体验和负性情绪体验两个极性。凡是对主体有利的事物就会产生正性的情绪反应，凡是对自我不利的事物就会产生负性情绪反应。正性情绪反应有快乐、喜悦、高兴、满足、欣快、幸福等，负性情绪反应有痛苦、失望、沮丧、消极、抑郁、焦虑、愤怒、恐惧、压抑等。

由于人类的需求具有多重性和矛盾性，所以人类的情绪体验也具

有相对性和矛盾性。相对性是我们对待同一件事物，既可以产生正性情绪体验，也可以产生负性情绪体验。同样的事物由于我们的心境不同、认知方式不同、期望值不同，所产生的情绪体验也不同。

首先，不同的心境会产生不同的情绪体验。良好的心境使人对外界事物充满好感，与人为善，充满正性的、积极的情绪体验；不良的心境使人对事物充满挑剔、不满和敌意的情绪体验。

例如：有一天，妻子小王由于顺利完成工作提前回家了，给丈夫做了几个拿手好菜。丈夫回家后，不仅没赞扬她，反而说菜做得很咸，随口说了一句："不知道我血压高不能吃得太咸吗？"妻子非常委屈，也回应了丈夫一句："你做得好为什么不回家做饭？爱吃不吃。"小两口你一句我一句吵起来，最后两人赌气谁也不理谁，冷战了两天。

同样的事物，不同的认知方式也可产生不同的情绪体验。

一位同学在班里排名中等，爸爸对他的评价因为不同的认知会有不同的结果：

"你怎么考的！这么差，什么时候考个前几名让我看看！"
还是：
"考的中等已经不错了，比上次进步了不少。"
两者大不相同。

现实生活中，有很多类似的情况也会导致烦恼产生。

例如：

- 希望自己考试在前三名内，考了第六名感觉很烦恼。
- "上次奖金发了一万元，这次我的表现比上次还好，怎么才发了七千呢？"
- "结婚前他总是给我买礼物，甜言蜜语地让我高兴。结婚后彻底变了，不仅不买礼物了，还总是埋怨人。"

……

由于情绪的极性不同也会产生相应的矛盾性。对于同一件事，极性不同的两种情绪有时候还会相伴相生、难以分离，一边享受着高级饭店的美味佳肴，一边为花钱太多而自责；一边欣赏自己喜爱的电影，一边为未将时间用在学习上而后悔，这就是情绪的矛盾性。

（三）情绪具有给心理活动提供能量的特性

一方面，情绪的直接表现是对行为的驱动作用。人的行为都是为了增加快乐，减少痛苦。谁也不想痛苦地活着，因而情绪驱动了人的行为，使人朝着增加快乐、减少痛苦的方向去做。如愤怒的情绪使人发火，去攻击阻碍的对象；爱的情绪使人去追求，朝着拥有爱的对象努力；悲痛的情绪使人回避痛苦的情境，化悲痛为力量；恐惧能够让人逃离危险、摆脱困境。

情绪越强烈，对行为的驱动作用越强。日常生活中常见的"失控""发疯""失去理智""歇斯底里"等，都是描述情绪对行为驱动作用的极端例子。如果面对一个处于激情状态的人，我们希望用理性去说服他，与其较劲，争个对错肯定是不明智的。

但是，情绪也不是完全不可控制，任何激情都会在时间的流逝中平复。因此对一个处于激情状态的人要想使其平静下来，最好的方法莫过于拖延时间。

当你遇到一些让你焦虑、烦躁的事情时，你可以尝试着调整你的呼吸，吸气时数 3 秒，呼气时数 3 秒，虽然这个方法比较呆板，但是的确挺好用。缓慢吸气，用自己的身体去感受气流，让它顺着自己的鼻腔、气管、肺一直往下流动，然后缓慢地呼出气体。其实这是有科学根据的，在医学上，有意识地控制呼吸会给你的大脑传递信息，让你产生一种舒适而轻松的感觉，从而缓解当下的焦虑状态。

另一方面，情绪的层次水平越高，对人类行为的驱动作用就越持久，如欣慰、自尊、自卑、内疚、羞愧、爱情等。所谓"人活一张脸""生命诚可贵，爱情价更高"，可见其对行为的驱动作用比较持久。

同时，情绪还可以加强人们的感知。一般来说，感知的偏差方向与情绪的色彩是一致的，害怕什么，则往往容易感受到什么。

例如：

- 一个生性胆小的人夜间走路，越害怕出意外则越容易感受到风吹草动。
- 身揣巨款，总感觉身后有贼。

- 害怕上司对自己印象不好，当上司匆匆走过而未看见自己对他打招呼时，则感觉上司不愿理睬自己。
- 怨恨配偶对自己关心不够时，更容易感知其不关心自己的征象。
- 得意忘形、高兴时，只注意有利的一面，忽略了潜在的危险。

……

情绪对感知的动力作用也可发生在对躯体的感知上。例如看到同事患癌症死亡，会感觉自己也有类似的症状；看到别人患了皮肤病，感觉自己的身上也痒痒等。

（四）情绪的可转移性

你有没有注意到，当领导高兴的时候，你去找他给你加薪或者提出请求容易得到同意。当领导处在痛苦的烦恼中，你最好别为一些小事打扰他，有时候会被领导无缘无故地批评教育一顿。情绪是可以感染和转移的，就是指将自己的情绪转移给他人的特性。

我们听过无数遍的"踢猫故事"就是典型的情绪被传染和转移的具体事例：一个公司的老总，早晨去公司上班，因为公司有点事着急办，不小心闯了红灯，与警察怎么解释也没用，被开了罚单。老总因此憋了一肚子的火，到公司把手下的经理叫进他的办公室，劈头盖脸的就给训了一顿。这个经理出了老总办公室，心里也窝了一肚子的火，就把他手下的人叫进他的办公室，也是无缘无故地把手下给批了一顿。他的手下出去心想，我这是招谁惹谁了，然后他又把打字员叫来一顿数落。这个打字员这一天的火憋着没地儿撒去，于是回到家就撒在了老公身上了。老公都不知道是哪的事儿，冤啊，就把火撒到孩子身上了，把孩子打了一顿。孩子更冤啊，这时候正好一只的猫路过，这个孩子一脚就把这只倒霉的猫踢了出去，这就是踢猫的故事。

一般而言，人的情绪会受到环境以及一些偶然因素的影响，当一个人的情绪变坏时，潜意识会驱使他选择下属或无法还击的弱者发泄。受到上司或强者情绪攻击的人又会去寻找自己的出气筒。这样就会形成一条清晰的愤怒传递链条，最终的承受者，即"猫"，是最弱小的群体，也是成了受气最多的群体了。假如你想让周围的人过得幸福快乐，就必须做一个踢猫的终结者。从此刻开始，控制自己的情绪，给自己一个决定："我一定要快乐！"然后，再把快乐传递给别人。

（五）情绪能够释放和发泄

情绪产生后，人体的生理和心理都会慢慢积蓄起一定的能量，最终给人的心理及行为提供动力。情绪既然伴随着能量的蓄积，它就必定要寻找发泄途经。日常生活中，我们经常自觉不自觉地发泄这种能量。例如：

- 亲人离世，控制不住放声大哭。
- 愤怒时冲动毁物、大声叫骂。
- 为亲人担忧时捶胸顿足、来回走动。

……

情绪的能量发泄主要以情绪表达方式进行。一种是生理表达，如愤怒时肌肉紧张、汗毛竖立、心跳加快等。另一种表达方式为心理表达，由近及远分为四个层次，即向自我表达、向他人表达、向环境表达及升华表达。

向自我表达，就是将情绪提高到意识层面。例如：

- 昨天在超市购物被收银员讥讽了一顿，由于自己不善言谈没有发泄出来，到今天愤怒的情绪还是没有消除。
- 这次提职没有我，我心里很难过，也很不服气，感觉任何地方都不差，怎么会没有我？看起来，只会干活、没有关系、没有门路、不会请客送礼一切都是白搭。
- 已经有两个月了，我总感觉心慌、气短、胸闷，没有胃口，眼看着瘦了七八斤，这样下去，身体很快就会垮了。

情绪的自我表达是关键一步，也是其他表达的基础。只要我们对情绪的自我表达认识清楚了，多半会自然而然地找人倾诉，或向环境发泄。因此，情绪的自我表达不良常常是心理疾病的基础之一。

情绪的心理表达的第二个层次是向他人表达，即将我们的情绪向周围的人表达出来，让他人认识到我们的情绪。表达的对象通常是导致我们情绪产生的人，或是亲人、朋友、同事、领导等。

向别人表达有两种方式：一是语言的表达，如"我爱你！""我恨你！"等。还有一种是非语言的表达。如拥抱、眼神、动作、行为等。

情绪表达的第三个层次是向自我及客观环境之外的客观环境表达。例如：在无人的环境中高喊，摔东西，击沙袋，跑步，歇斯底里等。

因为过分压抑只会使情绪困扰加重，而适度宣泄则可以把不良情绪释放出来，从而使紧张情绪得以缓解、放松。因此，遇有不良情绪时，最简单的办法就是"宣泄"。宣泄一般是在背地里，在知心朋友中进行的。采取的形式或是用过激的言辞抨击、谩骂、抱怨恼怒的对象；或是尽情地向亲友倾诉自己遭受的不平和委屈等，一旦发泄完毕，心情也就随之平静下来；或是通过体育运动、劳动等方式来尽情发泄；或是到空旷的山林原野，拟定一个假目标大声叫骂，发泄胸中怨气。必须指出，在采取宣泄法来调节自己的不良情绪时，必须增强自制力，不要随便发泄不满或者不愉快的情绪，要采取正确的方式，选择适当的场合和对象，以免引起意想不到的不良后果。

情绪表达的第四个层面是升华表达。将情绪指向更高层次的需要，这是最佳的表达方式。

升华，是改变不为社会所接受的动机和欲望，而使之符合社会规范和时代要求，是对消极情绪的一种高水平的宣泄，是将消极情感引导到对人、对己、对社会都有利的方向去。例如：

- 一同学因失恋而痛苦万分，但他没有因此而消沉，而是把注意力转移到学习中，立志做生活的强者，证明自己的能力。
- 高兴时唱歌，悲伤时诉说，愤恨时写作。
- 歌德在失恋的痛苦中写成了《少年维特之烦恼》这个作品。
- 贝多芬在自己耳朵听不到声音的情况下完成了《命运交响曲》的谱写。

······

将情绪的能量指向理想、信念，是情绪表达的另一形式。当我们处于一种情绪中，可以将其能量转化到对某种信念、理想的追求中，从而使情绪得以疏泄，并且为更高层次需要提供动力源泉。

（六）情绪的过程性

情绪是一个心理过程，它有发生、发展、高涨、下降和结束，同时伴随着能量的蓄积与发泄。任何情绪，都不可能永远持续下去。我们遇到喜事，不可能一辈子高兴；遇到悲伤，也不可能一辈子痛苦。任何情绪都是一个心理过程，记住这个特点，对人际交往、婚姻家庭、自身情绪调整均有益处。

比如对待孩子的哭闹，可以暂时忽略，让其情绪充分表达逐渐平复后，再心平气和地给孩子讲道理，并给予其他好处安抚。这样，既未失去父母的权威和爱心，也能促进孩子的心理成长。

同样，如果我们常常因冲动行为而后悔，那么也请牢记情绪的过程性，在冲动行为发生之前先让自己暂停一下，然后再决定行动。当得知妻子有外遇，马上到法院起诉离婚时，告诫自己停一停，等两天再决定。当自己要做出一个重大消费决定时，不妨再和别人讨论一下，避免出现重大失误。

同时，我们还要把握情绪的过程性，任何正性和负性的情绪都会在一段时间后自行消退，不要强行要求自己将紧张等负性情绪控制下来，那样只能导致紧张的加剧，形成恶性循环。

一个人若因焦虑不安而烦恼，急于摆脱这种不舒服的状态，往往会因为焦虑不安而更加不安。如果换成这样一个心理，"没关系的，这是一种负性情绪，会自动过去的"，那么焦虑就会逐渐衰退。

人在焦虑时会失眠，失眠后更加焦虑，这是焦虑情绪的一种心理生理症状，随着焦虑症状的消失，失眠会好转，这是情绪的过程性的具体体现。

总之，情绪是一个过程，与情绪有关的心理生理症状也是一个过程。认识到这一过程，就能很好地与情绪相处，应对负性情绪和烦恼。

（七）情绪不能完全由理性控制

情绪并不能完全由理性控制，甚至有与理性相违背的特性。"失去理智""得意忘形""坠入情网"，都是对生活中情绪非理性现象的描述。

一是情绪的不可消除性。某种情绪产生后，理智是不可能将其消除的，例如我们第一次演讲、第一次谈恋爱，无论如何都不可避免地心里紧张，越是提醒自己"别紧张"，越导致自己更紧张。"爱上一个不该爱的人"，越想忘记他，对他的记忆越清晰。

情绪是客观的，主观理智可以在利用客观规律的基础上对其能动地加以引导。

二是情绪导致行为的冲动性。人在激情状态下有可能部分丧失理智而做出过火的行为，别人如此，自己也如此，这是人性的特点之一，是一种客观存在。因此，我们要善于与激情及激情下的冲动行为相处。不要因他人的激情及其冲动行为而生气，也不让自己因冲动行为而后悔。

三是情绪对理智的损害性。在情绪状态下，人的理智会下降，情绪越强，理智下降越明显。

愤怒会使人丧失理智，在战斗或竞技状态下要打败对手，常常采取激怒对方的手段，使其发怒导致智慧下降，判断失误，行为失控，从而增加胜利的机会。在日常生活中，发怒时要想做出重大决定，最好先听听别人的意见，或者晚一点再做决定。

在情绪的病理中，情绪对理智的影响更为明显。焦虑和抑郁的病人常会感到大脑迟钝、记忆减退、意志消沉。这时不要过于担心，情绪好转后是完全可以恢复的。让自己的理智尽量少受情绪影响，与烦恼和谐相处就是一个很好的方法。

（八）情绪能够转换

一些从表面上看似乎与情绪无关的某些心理或生理症状，实际上是情绪能量的转换，而情绪的色彩也能发生变化，这就是情绪的转换性。

情绪的转换性可以是情绪与其他心理活动间的转换，也可以是各种情绪内部之间的转换，还可以是躯体症状形式的转换。

情绪的动力性、表达性、转换性均是能量的活动形式，只不过转换性是一种固着的、病态的形式，并且情绪转换后其本身的情绪表现则不明显了。如焦虑的情绪转换为心脏症状后焦虑则变得不明显了。

情绪向感知觉的转换比较常见，例如由于情绪导致的胃部或皮肤感觉。情绪也可以向思维、认知、欲望方面转换，还可以出现感觉增强、感觉过敏、感知觉歪曲，甚至出现人格解体现象，极端情况下，可出现幻觉、妄想症状，如突然听到自己已经亡故的亲人说话、听到神灵召唤的声音等。

情绪的能量还可以转化为某种欲望的动力，如有人在情绪不好时食欲会增加，似乎拼命地进食可以减轻情绪的痛苦一样；还有的表现为病理性的性欲亢进、病理性酗酒、赌博、盗窃、性功能或性心理障碍等。

当一个人遇到不幸或挫折时，为了避免精神上的痛苦或不安，会找一种合乎内心需要的理由来说明或辩解。如为失败找一个冠冕堂皇的理由，用以安慰自己，或寻找理由强调自己所有的东西都是好的，以此冲淡内心的不安与痛苦。这种方法，对于帮助人们在大挫折面前接受现实，保护自己，避免精神崩溃是很有益处的。因此，当人们遇到情绪问题时，经常用"胜败乃兵家常事""塞翁失马，焉知非福""坏事变好事"等词语来进行自我安慰，摆脱烦恼，缓解矛盾冲突，消除焦虑、抑郁和失望，达到自我激励、总结经验、吸取教训之目的，有助于保持情绪的安宁和稳定。

某些不良情绪常常是由人际关系矛盾和人际交往障碍引起的。因此，当我们遇到不顺心、不如意的事，有了烦恼时，能主动地找亲朋好友交谈，比一个人独处胡思乱想、自怨自艾要好得多。因此，在情绪不稳定的时候，找人谈一谈，具有缓和、抚慰、稳定情绪的作用。另一方面，人际交往还有助于交流思想、沟通情感，增强自己战胜不良情绪的信心和勇气，能更理智地去对待不良情绪。

在上述方法都失效的情况下，仍不要灰心，在有条件的情况下，去找心理医生进行咨询、倾诉，在心理医生的指导帮助下，克服不良情绪。

第四节　欲望之火

一、欲望是一种本能

欲望是世界上所有动物最原始的、最基本的一种本能，是生命的源泉，生活的实质。欲望无善恶之分，只有高级和低级之分。当欲望变成行动，与社会产生作用时才有好坏之分。没有不应该的欲望，只有不应该的行为。

二、每个人都有欲望

每个人都有不同的欲望，都在欲望的驱使下，奋斗追求，达成欲望目标。欲望让我们受尽了生活的苦，也让人充满活力，使社会充满生机。但如果没有欲望，也享受不到人生的甜美。

在一生中，不同的人追求的主要欲望有所差异，有人为爱受煎熬，有人为钱奔波忙碌。在人欲横流的大千世界，各种不同的文化，不同的社会群体，不同的阶层，造就了五彩斑斓的红尘世界。

三、欲望无好坏

欲望本身没有好坏之分，只有高级和低级之别。再贤德的人也有低级的欲望，这本身无可指责。只有当欲望变成行动，与社会发生作用时，才有好坏之分。但人们都有这样的误区，对自己出现的所有欲望严加盘查，总希望控制自己所谓的"不应该"出现的欲望，从而导致心理疾病的发生。

四、欲望具有复杂性

我们的欲望之间常常有错综复杂的连带关系，有的相互对立，有的相互加强，还有的相互依存、相互叠加。有些欲望的满足必须以对另一欲望的压抑为代价，要让别人称赞自己无私，就要将自己的利益让给别人；要想得到持久的爱情，就要压抑自己的喜新厌旧本能；又如爱情的欲望与性的欲望相互依存，且有部分重叠，财产欲望与名誉欲望既可以相互加强，也可以相互减弱。

五、解读欲望

（一）食欲

1. 食欲是人类最基本的需求

食欲是人类的基本需求之一，没有了食欲，个体就没法生存。"民以食为天"，充分说明了"食"之重要性。作为一个人的基本欲望，当食欲的满足受到威胁时，其他的欲望将被抑制，个体会全力去追求食欲的满足。当一个人没有食物的时候，他会不顾脸面地去争取，甚至去偷、抢、去拼命。因此，任何需要得到民众拥戴的当权者，首先要顾及的是解决人民的温饱问题。

2. 食欲的调节

现代医学研究表明，在大脑的丘脑下部有一个饮食中枢，负责调控饮食状况。当身体需要食物时，身体就会通过神经、内分泌、生化等途径，将信息传递给饮食中枢，产生饥饿感而出现摄食的欲望；当人吃饱后，饮食中枢发生兴奋可以制止进食。

3. 影响食欲的因素

当然，食欲的产生还会受到许多心理的、社会的、生理的因素影响。例如：看到美食，就会刺激饮食中枢产生食欲。

食欲与暗示也有一定关系。在实验室里，反复给被实验者喝大量的糖水，经过检验，可以发现其血糖增高，出现糖尿和尿量增多等生理变化。后来，不给糖水，实验者用语言暗示，同样会发生上述生理变化。这一实验表明，语言暗示可以代替实物，给人脑以兴奋的刺激，虽然被实验者并未喝糖水，但人脑仍然参加了体内糖的代谢活动。

进食时被别人刺激或者被别人说自己很胖，往往对食欲产生影响。

认知对食欲也会产生影响：例如一种很普通的食物，如果大家都说营养丰富，对人体有好处，那么吃起来就格外香甜可口。

4. 贪食症和厌食症是心理疾病

神经性厌食症患者多半是由于社会心理原因，如追求时尚，讲究身材苗条等原因，逐渐产生厌食心理。如果在厌食基础上又过分沉溺于进食的快感，则会同时出现贪食。患者先大量进食再呕吐，既满足了进食的快感，又达到控制摄取能量的目的。这就是临床上常见的贪食症和厌食症。

（二）性欲

1. 解读性欲

性欲，指对性的渴望。一般科学家认为，性欲是一种本能欲望，对人类的繁殖生存有着不可磨灭的作用。食欲和性欲都是人类的两大基本需要，但受到的待遇却大不相同。人们历来是对性采取压抑的态度，造成了许多生活中的悲剧与心理上的疾病。

男性性欲以生殖器为中心向身体四周扩散，女性性欲则从身体四周集中到生殖器。男性解决性需求的方法为渴望性交并且通过射精带来快感。女性则可以通过性幻想、爱抚、接吻和性交等多方面刺激来满足性需求。性欲的发生与两性的生理基础有关：其一是由性激素、性腺所构成的性内分泌系统，它维持两性性欲的基本张力和兴奋性；其二是由大脑皮质、脊髓性兴奋中枢和性感区及传导神经组成的神经系统，它们保证机体对环境及时有效的反应能力。

性活动要符合相应的社会规范，人们也要学会适当地控制自己的性欲，或者通过合法适当的途径释放自己的性欲望。单身人士可以通过自慰来满足自己的性欲，这是很正常的事情，全世界的人都有这种行为。对于男性来说，可以防止前列腺炎和前列腺癌的发生。男女都可以通过自慰来了解自己的身体，对以后的性生活有益。如果一定要分期的话，人在早晨性欲会比较强烈，这就是为什么在早晨的时候，年轻的健康男性的生殖器会自然勃起。随着年龄增加，晨勃的机会就会逐渐减少，是很正常的事情，没有必要为此而担心。

2. 影响性欲的因素

性欲和食欲是人类两大基本需求。但性欲是需要两个人来完成的，所以它天生即带有社会性，还会涉及家庭、社会有相应关系的人。

人类的性欲受着饮食、环境、生物、心理、年龄、身体状况、疾病等诸多因素的影响。

（1）饮食方式。英国心理学家最近指出，过分讲究所吃食品或刻意节食的人，与饮食随意的人相比，精力可能不如后者旺盛，性欲也没那么强烈，而同时，由于性欲较低，往往饮食难以节制而吃过量，结果更加剧性欲低下，形成恶性循环。长期素食会引起女性性欲降低，而常吃蛋类、肉类、骨头汤、鱼、虾、海产品等食物，能够提高性欲。

（2）吸烟饮酒。少量饮酒（血中酒精含量每100毫升20mg）时，多数人表现为有欣快感，活跃好动，性欲增强。当血中酒精含量超过每100毫升40毫克时，人会表现得行为笨拙，言语不清，性欲明显减退。若长期过量酗酒，性腺可能会中毒，导致男性睾丸萎缩、性欲衰退。

美国科学家对有吸烟嗜好的一组35岁年龄组的人进行调查并做了阴茎X线拍片，结果发现被调查者无一例外地患有阴茎动脉硬化，而且吸烟量越大，吸烟史越长，阴茎动脉狭窄也就越明显，由于阴茎海绵体不能很好地充血、膨胀，从而会导致性功能低下。

（3）负性情绪。一个人有着良好心态的时候，往往会产生性交的欲望；如果情绪不好，性欲也就容易减退。尤其是处在极度悲哀、恐惧、忧郁、消沉和绝望等恶劣心情下，性欲是无论如何也提不起来的。所以，当配偶情绪不好时，首先要消除其不良情绪，不要强其所难，勉强同房，否则，还会导致性冷淡，影响夫妻感情。医学专家认为，性中枢兴奋不仅因生殖器官和其他动情区感觉神经末梢受到刺激而产生，更主要是由大脑的情感中枢和高级感觉器官等受到刺激所致，而各种负性情绪均会导致性兴奋下降，造成性冷淡以及性厌恶。

（4）外部环境。住房条件、工作压力、事业成败等，在某些时候均会对性欲产生很大影响，回到家中还沉浸在压力之中，自然会影响性欲。水温在40℃~50℃的淋浴、池浴、盆浴和桑拿浴，可以使心跳加速，血液循环加快，提高人的性欲，加速阴茎的勃起。但热水浴温度过高对生育能力会造成不利影响，因为精子在39℃以上的温度时会降低活力，甚至变成死精。

（5）避孕方式。部分妇女做输卵管结扎术后，会由于精神作用而感到性欲降低和性冲动受抑制，可经心理治疗而消除。男子做输精管结扎术后，并不影响其性功能，个别人出现功能障碍也大多是心理因素所致。放置宫中节育器避孕的妇女可能因经期延长或经血量增加而降低性欲。口服避孕药因含有人工合成雌激素，可能使阴道分泌物减少，造成阴道过于干燥而产生性交不适，进而降低性欲。

（6）体育锻炼。美国心理学家对2000名妇女进行"锻炼与性欲"调查，发现86%的妇女每周至少参加3次自己喜欢的体育锻炼，比如游泳、跑步等，其中40%的人认为锻炼有利于唤起性欲，31%的人认为性要求明显增加，有25%的人易达到性高潮。

美国哈佛大学的一项研究认为，女子游泳爱好者到四五十岁时的性欲和二三十岁时一样活跃，她们中有90%能享受到高水准的性乐趣，而不运动者则只60%能达到这种境界。

（7）肥胖。科学研究证实，男女性欲强弱主要取决于体内雄激素水平。男性由于体脂量增加，使雄激素较多地转化为雌激素，雌激素血中浓度可增加1倍以上，从而抑制垂体促性腺激素分泌，导致性功能不同程度降低。高度肥胖者的性功能减退，不仅有性欲低下，而且有勃起、性交、射精等多项障碍。

（8）人体气味。当恋人相结合达到某一阶段时，大脑中的奇妙"开关"立即发生转换，大脑的嗅觉中枢会把电信号传递到相关部位，使恋人无意识地感知对方的气味，同时产生一种十分微妙的反应。合成的男性信息激素也同样能影响夫妇间的性生活。

（9）夫妻关系。良好的夫妻感情会产生性欲，促使性生活和谐；而融洽的性生活，又会反过来促进夫妻的感情。所以，夫妻之间千万不要单纯为了性爱而做爱，要明白"情产生性，性促进情"的道理。如果夫妻双方对性的看法不同，又不能通过交谈消除分歧，矛盾加深就会影响双方的性欲和性交频率、性交方式等。

（10）便秘。有研究指出，患有慢性便秘的女性常伴有性欲低下或性生活不正常。这些人的肛门括约肌收缩过紧，或伴有经期腹痛，她们中半数以上缺乏性欲或感受不到。另有一些便秘的女性，其盆腔底部呈痉挛性收缩，导致尿滞留，出现尿频、尿痛等症状，间接造成性欲降低。

（11）吸毒。性欲冲动是受中枢神经系统调节的，多巴胺对性欲起着刺激作用，而长期吸毒的人由于毒品抑制了多巴胺的作用，从而影响性欲冲动，减弱了对性的欲望。

（12）年龄因素。男性进入青春期后性欲达到顶峰，30~40岁开始性欲减退，50岁起性欲明显减弱，但性功能却能保持到70~80岁，只是性欲减弱而已，并未消失。女性的性欲，30~40岁才达到高潮，绝经后逐渐减退，60岁以后明显减退。

（13）健康状况。有健康的身体和充沛的精力，才会有旺盛的性欲；健康状况欠佳，难以唤起性的欲望，许多疾病可影响性欲。尽管性欲减退是一个人的事，可实际上却涉及夫妻双方。所以，一方发生性欲减退后，另一方不能责怪，而应该进行安慰。夫妻俩应该先自我找原因，找不出原因时再去医院求助于医生。

（14）心理因素。人类文明本身就有一种性压抑的倾向，尤以东方文化的影响为甚。有1/3到2/3的人对性生活不满意，近一半的人有或多或少的性功能问题。

在很多人的头脑中仍认为性是不好的，性生活是可耻的、肮脏的，有损身体健康，这些观念都直接影响着性的欲望和性生活的质量。

还有一种心理，就是人的性欲应该是专一的，不应该在配偶之外有性欲或性的想法，当对其他人有性的想法时就会自责，认为自己是不道德的人，有的还因此导致了各种病态心理。

在人类社会中，人的性欲还受到很多社会性因素的制约，如亲情中的父女关系、母子关系、兄妹关系之间的性欲也会被抑制，这类欲望也会有意无意地在脑海中出现，并对心理和行为产生一定影响，这一点也是客观的，应加以正视。

（三）正确看待人类的欲望

"六欲，生、死、耳、目、口、鼻也。"可见六欲是泛指人的生理需求或欲望。人要生存，害怕死亡，要活得有滋有味，有声有色，于是嘴要吃，舌要尝，眼要观，耳要听，鼻要闻，这些欲望与生俱来，不用人教就会。后来有人把这概括为"见欲、听欲、香欲、味欲、触欲、意欲"六欲。但佛家的《大智度论》的说法与此相去甚远，认为六欲是指色欲、形貌欲、威仪姿态欲、言语音声欲、细滑欲、人想欲，基本上把"六欲"定位于俗人对异性天生的六种欲望，也就是现代人常说的"情欲"。现代人似乎更喜欢笼统地提"七情六欲"，而不把七情六欲作具体的区分。说到这里，情与欲似乎已经得到了统一。也就是说，情与欲是不能分开的，没有情哪来的欲？没有欲又哪来的情？没有情，没有欲，六根清净，四大皆空，不食人间烟火，没有儿女情长，没有悲欢离合，这样的人不是尼姑、和尚，就是神仙、鬼怪了。

由此观之，七情六欲是人类基本的生理要求和心理动态，是人性基础之基础，是人人皆有的本性，也是人间生活的最基本色调。

1. 欲望可以使人成功，也可以使人失败

欲望从人的角度讲是心理到身体的一种渴望、满足，它是一切动物存在必不可少的需求。一切动物最基本的欲望就是生存与繁殖。

一个人的生命在诞生之前，本来什么都没有。然而由于男女之间的性欲驱动，性交之后，导致了受精卵的产生，进而发育，分娩，形成了人。

尽管男女之间每一次性欲的满足并不一定都会创造新生命，然而，抛开克隆技术不谈，新生命的诞生一定是由于男女之间产生了性。也就是说，人其实就是性欲望驱动下的产物，而新的生命则是这种欲望的发展和延续。

驱使生命诞生之后，这个原始的欲望不仅不会消逝，它反而会随着时间的推移，在新生命的身上不断演变，并以诸如衣、食、住、行、性、尊重、认可、快乐、自信、幸福、自由等物质或精神的需求形式出现。这些不同的欲望在不同时间、不同地点、不同人身上尽情表演，因而构成了多彩纷呈的世界和千姿百态的人生。

2. 欲望是人类产生、发展、活动的一切动力

有人对欲望曾这样认为："人是欲望的产物，生命是欲望的延续。"欲望不会停止，它会伴随人的一生，并遗传给子孙后代。如果要让一个人的欲望停止，除非让其生命终结且没有后嗣。

一个人就像一条欲望的溪流，它流淌的不是溪水，而是人的各种欲望。人类社会却似一个永远不会干涸的欲望海洋，似乎随时都可能掀起波涛和巨浪。

世间一切人类的活动，无论是政治、战争、商业，还是文化、宗教、艺术、教育等，都是人类欲望驱动后的结果。

古语云："得民心者得天下。"正如弗洛伊德指出的："本能是历史地被决定的。"作为一种本能结构的欲望，无论是生理性或心理性的，不可能超出历史的结构，它的功能作用是随着历史条件的变化而变化的。因此欲望的有效性与必要性是有限度的，满足不是绝对的，总有新的欲望会无休止地产生出来。由于欲望这种不知餍足的特性，欲望的过度释放会造成破坏的力量。

德国著名哲学家亚瑟·叔本华说过，欲望过于剧烈和强烈，就不再仅仅是对自己存在的肯定，相反会进而否定或取消别人的生存。用"上帝的命定"或"天理"来取消或压制别人的欲望是不合理的，但过度推崇与放纵欲望也是愚蠢的。欲望不是纯粹的、绝对的东西，它需要理智的调控与节制，它也绝不可能像有人声称的是文明发展的唯一动力。

3. 不要过度地放纵或压抑欲望

爱欲从何处生起？在何处扎根？何处有喜悦和快乐，爱欲就生起，就扎根。哪里有喜悦和快乐呢？眼、耳、鼻、舌、身、意有喜悦和快乐。色、声、香、味、触、法是喜悦和快乐的外境。因此，爱欲生起并从而扎根。

一个过分放纵性欲的人是难以得到永恒之爱的，他们和谐的家庭天伦之乐也常常是欠缺的。

一个过于自私自利，放纵自己物质欲望的人通常也难以得到别人的敬仰。

人类的文明需要对某些欲望进行压抑，文明与野蛮之间的区别就在于有没有理智选择的压抑。

人类个体心理成长与文明发展有着惊人的相似，是否学会了压抑是成熟与否的重要标志。

初来人世时，我们不会压抑，我们用哭闹来表达我们的需要与不满，只知饿了要吃，渴了要喝，冷了要穿。渐渐长大后，知道了并非什么要求都会得到满足，懂得了讨好大人，看家长脸色行事，知道将美味的零食分给妈妈吃，让妈妈高兴给自己买更多的零食吃，虽然压抑了对美食的欲望，但给自己带来更多的好处；懂得大人情绪不佳时自己的要求不易得到满足，从而学会暂时克制。

随着自己渐渐长大，一些社会性的欲望逐步形成，讨父母的喜欢，讨他人好评，不仅是为了得到更多物质上的奖赏，更重要的是，获得他人的好评本身亦成为自己的一种需要，是为了更高一级的欲望满足。这时，压抑自己对美食、对物质利益的欲望可能已成为自发自然的无意识过程，并非要经过有意识地比较及权衡利弊。因此，学会压抑的过程，就是个体成长的过程。

性欲与食欲不同，天生就带着社会性，它需要与他人共同完成，因而在社会中，性欲受到压抑是当然的。适当压抑对满足个体的安全、家庭以及传宗接代等需求均有一定好处。但过度的性压抑常常导致这些需求的损害，造成许多社会问题。

第五节　社会性生存需要

一、社会性生存需要概述

人与动物的根本区别在于人具有社会性地位、名誉、职业、价值以及众多复杂的人际关系，即人的社会性存在。一个正常的人都希望自己是一个社会人，否则，就会成为一个病态的人。

二、社会性生存需要解读

（一）人人都渴望人际关系和谐

人的本性具有社会性，注定了人们都渴望人际交往，成为复杂人际关系中的一分子，无论人际关系多么复杂，人们仍然希望拥有它，哪怕人际关系给我们带来无穷无尽的烦恼，我们仍无法从中脱身。那些发誓要离开人群者恰恰是不希望回避人群，向往有良好人际关系的人。

有这么一个中学生，他因为处不好与同学之间的关系来诊。咨询中了解到，他特别渴望良好的人际关系，但由于不了解如何和同学相处，导致他和同学之间发生了许多的矛盾和烦恼。我曾经问他："既然和同学相处这么难，而且给你带来了这么多的烦恼，不如把精力全部放在学习上，这也符合你爸妈的愿望，同时你也就不用这样烦恼了？"他使劲地摇头，说："我不能没有好朋友，同学都不和我玩了，我宁愿不上学了。"可见处理好同学之间的关系对他有多重要。

（二）人人都想成为对社会有价值的人

有一个妈妈，生了三个女儿。很快女儿们长大了，都考上了大学，分别在大城市工作，并且都有了自己幸福的小家庭，谁都羡慕这个有福气的老太太。

转眼间老太太已经年近古稀，每天思念着孩子们回家看望她。

有一天，她因为思念女儿病倒了。三个女儿知道后都回来看她。大女儿是经商的老板，回家给妈妈买了好多好看的衣服、好吃的食物、好喝的饮料……希望能够让妈妈开心；二女儿是当官的，给妈妈带来了很多的礼品，有高档的烟酒、价值不菲的手表、还专门买了一台彩色电视机……希望得到妈妈的赞扬；小女儿是一个教师，什么也没买，急匆匆地回家，第一件事就是吵吵着吃妈妈包的水饺，显得快要饿死的样子。妈妈在床上，大女儿、二女儿回来都没有怎样高兴，小女儿回来这样一吵吵，妈妈从床上一下子就爬起来，一溜小跑的去给小女儿包水饺……

每个人都希望自己的生存对他人、对社会、对家庭有价值。例如：孩子对父亲的依靠、病人对医生的感激、学生对老师的尊敬、领导对下属的信任、观众对明星的欣赏、民族对英雄的颂扬、人民对领袖的崇拜等等。

社会价值感也是人类的基本需求，年迈的妈妈也不例外。小女儿理解老娘岁数大了，特别希望看到孩子，更需要自己的价值在孩子这里体现，所以她进门就让妈妈包水饺，正好满足了妈妈这种社会价值感的需求，这种爱对年迈的妈妈更加珍贵，更加贴心。

（三）人人都需要发展进步

每个人都需要发展和进步。发展需要与生存需要同样重要。发展需要是生命之本，发展给物质的存在注入了活力，从而变成了生命。

例如一颗静止的树，它只能是标本或者化石，而一颗正在生长的树才具有生命的特性，是一颗有希望的树；一个没有了社会性发展欲望的人就没有了社会性存在的内涵，这样的生命，最多只具有生物性存在的价值，像植物人一样。

个体的发展需要形成了社会发展的动力，使得人们总是向上、向前进取。一个目标实现了，还会有新的目标出现。人们常说："我要是达到某某目标，我就心满意足了。"真的是这样吗？上了大学，又有了研究生的目标；当了科长，又想当处长；有了社会地位，又想得到更多的财富……即使前面的愿望都实现了，还希望能够长生不老。

人的欲望没有止境，这才是个人和社会发展的动力。如果一个人真的实现了自己的全部理想，那他就再也不可能进步。同样，社会达到了绝对理想的状态，社会就不会再发展进步。

（四）人的发展需要和他人比较

人的发展，需要借助一定的参照物：一是相对于自己，把自己的昨天、今天、明天进行比较；二是和别人比较，看看自己和他人谁强谁弱。人们就是在这种竞争比较中发展进步的。

人们的比较有同一层级人的比较，例如一个村的农民之间的比较、大学生之间的比较、同一个工厂工人的竞赛等等；还有不同层级的比较，例如渔民和农民的比较、干部和工人的比较等等。人们习惯于把从事不同职业，或在某一职业不同岗位的人员做一番三六九等次的划分，这实际上是人们内心竞争欲望的体现。正是由于这种竞争，使得人们的生活充满了生机和活力，激发出了无限的创造力。

第六节　安全需要

一、安全需要的定义

安全需要包括对人身安全、生活稳定以及免遭痛苦、威胁或疾病等需求。

二、缺乏安全感的特征

感到自己和身边的事物受到威胁，觉得这世界是不公平或是危险的。认为一切事物都是危险的，从而变得紧张、彷徨不安，认为一切事物都是"恶"的。

例如：一个孩子，在学校被同学欺负、受到老师不公平的对待，而开始变得不相信这社会，变得不敢表现自己、不敢拥有社交生活，而借此来保护自身安全。一个成人，工作不顺利，薪水微薄，养不起家人，而变得自暴自弃，每天用喝酒、吸烟来寻找短暂的解脱。

三、安全需要的条件

（一）最基本的安全需要

人在安全受到威胁时，一般情况下首先会考虑自身的安全，希望不遭受暴力、战争或其他伤害。在和平年代，人们更加重视如何避免遭受疾病的威胁。对于普通人来说，不想做刑事犯罪的牺牲品。当生命受到威胁时他们会想尽办法去防御和躲避，甚至不顾法律、羞耻和信仰去保全生命。

当然，在与其他需要相冲突时也会有少数人甚至为了其他需要的满足而放弃生命，如为了信仰而英勇献身的方志敏；为了坚持真理而舍弃生命的布鲁诺；为了爱情而双双化蝶的梁山伯与祝英台……

人类天生就有一种不安全感，导致人类有不可调和的矛盾性。生死相伴是一对谁也离不开谁的矛盾。我们承认这种矛盾性使得生命充满了活力，社会在不断求生存、求发展的斗争中不断进步。很难想象人类如果没有了死亡，生命个体无限膨胀会是什么样子，恐怕再大的空间也难以承受，最后人类将不复存在；也很难想象人类没有了危机感，将会如何生存和发展。

（二）生存资料的占有欲

人类希望自己尽可能多地占有生活资料，保障自己的生存。人们不仅希望吃饱一顿饭，还希望下一顿饭和钱财等物资有保障，这些占有行为有以下几个特征：

1. 人们对物质占有欲的无止境性

人们生存的本性，首先需要解决温饱，然后再追求富有和更富有，不仅自己一生富有，还希望自己的子孙后代生活富足，这种欲望具有永无止境性。

2001 年,《华尔街日报》评选和珅（中国清朝贪官）为 18 世纪全球首富，据悉和珅的家产等同于当时清朝 20 年左右的税收，并且是只多不少。

分析和珅贪污原因，一是他出身贫寒，往往受不住外面花花世界的诱惑，和珅少年时，父亲、母亲相继去世，无父无母的孤儿更可怜，为了生存下去，和珅不得不学会察言观色。之后和珅慢慢走入官场，并逐渐崭露头角，一开始他还是比较清廉的，但是小时候穷过的那些事情一直在脑子里挥之不去，他觉得，有权和钱，才能有安全感。和珅说自己如果不收受贿赂，别人就会看不起他。在当官之初和珅还是一名专门抓贪腐的清官，可是他慢慢发现，如果不收受贿赂，别人就会整他，并且很多事也办不成，而他收受的贿赂越多，底下的人才会越信任他，因为只有收了钱，才会认真办事，所以他只能越来越贪。以上解释，是对当时情形下和珅贪腐的一个分析，有其片面性。

2. 人们对性关系的求多、求稳定性

人们总是想尽可能多地占有稳固的、得以繁衍后代的性关系，以保障种族的生存和兴旺。对性关系的占有欲属于较低层次的需要，与人类许多高级的、社会性的需要相冲突，极易导致心理疾病的产生，成为造成心理障碍的一个很重要的原因。一是人们内心深处，希望被更多的异性所钟爱，爱自己的人越多，越有安全与充实的感觉，得不到来自其他异性的钟爱，难免会感到孤独、不安与无助。其二是希望所拥有的性关系能够维持长久稳固。但现代社会倡导一夫一妻制，人类宁可放弃求多性，也要追求持久的、永恒的爱情生活。这已经成为现代人类爱情生活中美好的、永恒的爱情信念。三是性关系中还有一个特性是排他性，希望自己的性伙伴对自己忠诚唯一，不能再爱别人，更不允许有其他的性关系。性关系中的求多性和排他性是一对矛盾体，求多性是对自己，排他性是要求对方。人们要在不同程度上压

抑自己的求多性换取排他性的满足，很难想象一个人一生只对一个异性感兴趣，只不过有人求多，有人求全，爱情生活在这种两难矛盾中变得丰富多彩。

综上所述，人性是客观的、自然的，是不以人的意志为转移的。人们只有正确地去认识人性、正确地去引导人性，才能获得幸福、健康和快乐。

从心理学视角看九型人格

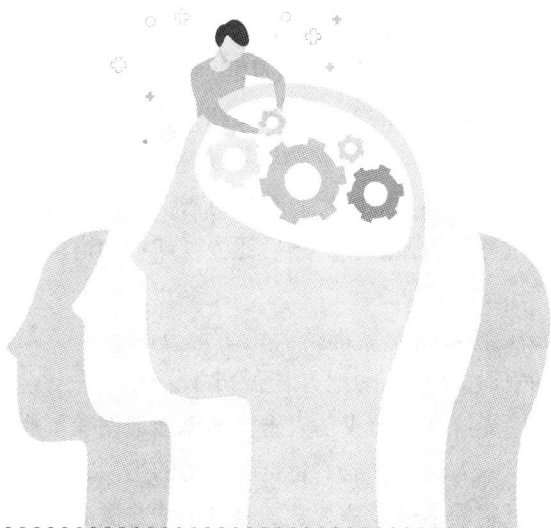

第一节　九型人格概述

一、认识自己

人格心理学为心理学的分支之一，可简单定义为研究一个人所特有的行为模式的心理学。"personality"一般都会被译作"性格"，心理学界则把它译为"人格"。

性格是后天形成的，比如腼腆的性格、暴躁的性格、果断的性格和优柔寡断的性格等。

人是一种社会性动物，需要有良好的人际关系。但每个人出生后经过社会环境的熏陶，成为不同性格的人：有的人追求真理，希望自己是一个完美无瑕的人；有的人天生乐于助人，希望自己这一生能够帮助到更多的人；有的人一生追求荣华富贵，希望成为达官贵人；有的人天生丽质，希望成为一个气质独特、浪漫一生的人；有的人有思想、善学习，希望成为一个有文化有才华的专家学者；有的人对安全考虑周全，注重把握分寸，希望自己成为忠诚可靠有担当的人；有的人喜欢冒险、对新奇事物感兴趣，把追求快乐和自我满足作为自己一生追求；有的人喜欢权利和地位，喜欢带领团队实现目标，希望自己成为有自尊、有作为的领袖；有的人希望成为和平使者，追求和谐圆满幸福平和的人生。

记得有一段令人震撼的话："20世纪最大的悲剧，不是战争、地震、海啸……而是千千万万的人活着，然后死去，却不知道自己身上所蕴藏的巨大价值！"

这个世界上本没有垃圾，垃圾都是放错了地方的宝贝。人生的悲剧是无数的天才在不适合自己的地方苦苦奋斗，然后一点点地被埋没；可悲的是看起来光鲜亮丽的成功人士，却孤独地站在事业的巅峰；可悲的是越来越多的人觉得过的不是自己想要的生活，做的也不是自己想做的事业；可悲的是很多莘莘学子寒窗苦读、满腔热血，却在毕业时面临失业，感慨"理想很丰满，现实很骨感"；可悲的是很多职场人士忙忙碌碌、艰苦奋斗，却壮志难酬，感慨"人在江湖，身不由己"。我们一生中美好的岁月，一天中最有精力的时光，都献给了"职业"，如果我们无法从"职业"中获得真正的幸福感，我们的人生幸福又从何谈起呢？

阿波罗神殿刻了一句流传千古的名言：认识你自己，那么你就是智者。我们认为，了解"我是谁"对发挥我们的天赋十分重要，只有当你清晰地认识你的职业兴趣、职业价值观、职业能力、职业性格等，才可能真正做到人与职业的完美契合，你的内心才能在工作中找到真正的满足，从而游刃有余地驾驭你的人生之舟。

不同的人，都有自己不同的信念、价值观和注意力焦点。九型人格这门学问，把人格分为九种不同的主人格，每个主人格还有三个不同的副型，同时，每一个主人格还有两个侧翼，这样主人格、副型、侧翼共可分出 54 个亚型。

学习九型人格，能够深入洞察自身性格特点，学会和不同的人打交道，发挥人的主动性、能动性和先天性格优势，规避缺陷，实现人生价值。

本章在讲述每一个人格之后，从大家比较熟悉的公众人物简介开始，通过对公众人物的介绍，让大家比较深入地去理解每一个人格的内在和外在特点，力求做到活学活用。

二、九型人格起源

关于九型人格的起源，探索者也一直在追溯，可事实上真正的起源众说纷纭，已无从查考。

有人说九型人格起源于阿拉伯地区的苏菲教，当然那会儿还不叫九型人格。相传是一个叫葛吉夫的青年在阿富汗地区的苏菲教徒那里发现了九型人格。葛吉夫是一个有希腊血统的俄罗斯热血青年，从小喜欢神秘主义，认为一些关于宇宙发展变化的真理早在古代就产生，只是慢慢失传了。于是他到世界各地神秘主义聚集的地方寻找失传的真理。不久，一帮热血青年也加入了他的团体，他们自诩为真理的追寻者"SAT"，他们不定期地聚集在一起交流各自的发现和研究。据说，在战火纷飞的 18 世纪末，葛吉夫将这个学问带回俄国，一边带着弟子逃避战火，一边修行教学。

葛吉夫将佛学、道教、苏菲教等各种教宗的哲学思想整合到九型人格的图形中，提出九型人格的三个基本元素，即圆代表"一"，三角形代表三种基本力量，七代表发展和进化的法则。

他奠定了九型人格最基本的哲学思想，并将九型人格视为通用的宇宙法则，认为它可以解释一切事物发展变化的轨迹，强调人应该通过九型人格找到自己在宇宙中的位置。

同时他也是第一个运用心、脑、腹三个能量中心进行觉察和修行的人，并在三个能量中心之上创立了"第四道"，即结合心脑腹三种能量进行觉察和回归当下的方法。（以脑为中心：第一反应是用脑思考；以心为中心：第一反应是感觉；以腹为中心：第一反应是直觉。）

比葛吉夫的年代略晚一些，南美洲有个叫奥斯卡伊查索的人在智利的阿里卡沙漠带领修行团体成立了阿里卡学院。他以九型人格为主要教学方法，指导人们修行和内观。他是个天才，用庞大的哲学思想和搜集信息的能力，将新柏拉图主义关于"人类身上隐藏着神圣品质"的思想沿袭到九型人格上，并将九型人格首次与人的性格联系在一起，奠定了九型人格关于美德、神圣观念的一系列基础，随后又运用基督教哲学中人类的七种基本罪恶，加上"欺骗和恐惧"组成九型人格的九种执念和激情。

伊查索是第一位将九型人格运用在性格上的人，并在葛吉夫心脑腹的基础上，用神圣观念和执念解释"脑中心"（即以脑为中心）的两种状态，用美德和激情解释"心中心"（即以心为中心）的两种状态，而这两种状态则分别为本体下心和脑的状态以及"从本体堕落"的心和脑的状态。他用一系列词汇奠定了九型人格最初的框架，并将九型人格用作连接本体的工具。

后来智利另一位研究精神病和完美型心理学的天才，从伊查索那里获得九型人格后，回到他自己带领的治疗师团体里，将九型人格的框架进一步用九种人格丰满，给出了关于九种性格详尽的人格特征和病理学特征，第一次将这门扑朔迷离的学问与精神分析和心理学结合，并开始在美国传授九型人格。他叫克罗迪奥·纳兰霍。他门下的弟子众多，有写过《钻石途径》系列书籍号称开悟导师的 A.H. 阿玛斯，早期的九型人格导师 Sandra Maitri，还有后来跟随他学习的罗伯特·奥克斯、SJ 和海伦·帕尔默，后者发展出 EPTP（九型人格专业导师培训体系），而戴维·丹尼尔斯和彼得·奥多诺修等人，又将九型人格传到各种基督教团体里，包括唐·里索在内的第三代九型人格导师，比如帕特里克·欧李瑞、保罗·罗布、理查·诺尔、杰罗姆·瓦格纳等都是通过他接触到九型人格并开始进行相关教学。

克罗迪奥·纳兰霍是第一位划分出九种类型详细性格特质的人。他用心理学的方式研究大量不同人群，用一系列特质界定特定的类型，将整个九型人格的框架植入心理学领域，形成现在的九种类型。

海伦·帕尔默在纳兰霍的基础上进一步将九型人格运用在商业、两性、精神和学术研究中，继续挖掘人格特质，强调直觉和注意力，并在全球范围内传播九型人格。

唐·里索和拉斯·赫德森将前辈关于九型人格的研究进一步整合，将其从源头到现代心理学的路径进一步描述清晰，比如本体到人格，进一步用心理学的语言补充说明神圣观念等一系列超人格的名词，用基本恐惧和基本欲望描述人格的动力结构，发展出健康层级，将九型人格与各种传统学术体系进行结合。

杰罗姆·瓦格纳形成了光谱九型人格。苏珊·罗德斯在九型人格基础上创立了积极九型人格，将荣格原型融入九型人格的叙事中。

九型人格经由一批一批学者的努力，经过长期的不断传承，已经成为一门遍布世界各地，拥有多个认证机构和多套教学系统，在心理学、灵修、教育、广告、培训、商业及人力资源等各行业都有涉猎的学问。现代九型人格的理论基础近乎完备，但仍在不断地发展和创新当中。

三、九型人格在中国的发展

徐志中是第一个将九型人格引入华人世界的人。20 世纪 90 年代他在香港成立了国际九型性格学会。

2000 年，蔡敏莉将口述传统九型人格体系引入中国大陆。期间陈伟志、孙天伦博士、林炎婷、林炜舜、罗掌欢等，对九型人格在中国的传播做出了巨大贡献。

2005 年以来，李博文、梁成斌、陈浪、于红梅、方光华、王耀唐、李逸龙、沈有道、孙越、李静等老师，对九型人格的推广应用发展起到了很好的推动作用。

李博文老师受邀在中国教育电视台《师说》栏目主讲《九型人格与企业管理》，培训和发展了一大批九型人格传播者，进一步把九型人格本土化。

裴玉晶老师被界内称为九型人格圣童，成立了南京九型人格俱乐部，将九型人格与职业生涯规划密切结合，把九型人格的发展提高了一个层级。

第二节　完美型人格

有这样一群人：他们属于九型人格第一型，即完美型人格。其别名楷模、改革者、原则型、秩序型等。

他们严于律己，事事较真，原则性强，规矩多，对人对事一丝不苟，是非优劣泾渭分明，给人一种紧张、压迫的感觉。孔子、包拯等是完美型人格的典型代表人物。

一、如何确定完美型人格

（一）内在

完美型人格的人，给人的感觉是苛求完美的质检官。

完美型人格的人非常重视原则，他们没有中间地带，是非分明，同时也要求工作以无懈可击的方式完成。他们对人、事、物的标准太多，并时刻要求他人达到自己的高度，无论是对人还是对己，要求及标准同样苛刻。

他们总是在说服大家，要大家认同自己的原则和标准，并力求达到心服口服，事情只有按照自己的原则和标准进行，结果才最好。既然原则和标准都是自己在经历中总结出来的，那么他所持的观点就是：既然自己能够达到标准，那么其他人也应该达到。事情就应按照我的要求进行，因为这样做的结果最好。

完美型人格类型的人，工作时像个优秀的侦察兵，他们谨慎、行为举止得当、有条不紊、准时，并且不辞辛苦。他们注重细节，小心翼翼，遵循规则。同时，完美型人格类型的人也挺让人讨厌：他们四处张望以找出一切不妥的地方，无能的、成果不彰的、混乱的、自怜而佯装不知的、没礼貌的、文法拼写错误的，最甚者还有可能是缺乏价值的，这些现象都令他们厌恶。倘若不能达到自己的要求和标准，或是原则未能遵照执行，其对内就会产生一种内疚、自责、懊恼甚至是自卑的情绪，对外则会批评、指导，并用评判的、正确与否的方式表达愤怒。

完美型人格类型的人，是教养极佳的喷火恐龙，他喷出的火焰可能是纯净之火，可以测试你的性情，激发出你的最佳表现；也可能是严惩的地狱之火，在盛怒之下烧得你面目全非。因为他们强力地自我克制以表现得有礼，所以当他们的火气一泄而出时，那就像是压抑已久的火山爆发，大部分完美型人格的人，甚至不知道自己已狠狠地灼伤了身边的人。

完美型人格类型的人，很少像独特型人格的人那样会因自怜而崩溃，或像思想型人格的人那样关闭心扉，周边林立的怪象反倒刺激他展开补救行动。

完美型人格类型的人，是强制却不切实际的社会改革家，他不但力行美德，宣导美德，更有无穷的精力来辅正你。他们要求对方尽力，同时也做出最好的计划，为平凡的活动赋予特殊意义，让你不自觉就参与了光荣而崇高的计划，他们注重各种行动的意义与结果，他们能看穿你的潜力和美德，而他们也要你自己看到。

这些特质使他们成为真正的梦想家，以精确和清晰的眼光将手边的人、计划、关系或困境的解决之道加以理想化，因此，他们能帮你澄清你的工作计划和目标。如果你在计划开始或主持重要会议之前与完美型人格类型的人接触，你会重拾信心。

完美型人格类型的人，情感世界薄弱，总是喜欢用量化的数据或者分析来表达自己的情感，他们能够感受到他人对自己的情感，也喜欢他人对自己情感的表达或告白，但当自己要表达情感时就会用大量的数字、标准、责任等量化性的分析来说明，很难给人情感告白的感觉。

完美型人格类型的人，重视社会道德，品格高尚，奉行绝对正直诚实的处事原则，因此在处理人际关系上绝对公私分明，对事不对人，帮理不帮亲。他们很少赞赏他人以及嘉许自己，因为他们总是关注到未尽完美之处，坚持一切要更好，甚至世界要更好的信念，所以对人对事的期待永无止境，但出发点绝对是好的，甚至在苛刻批评他人时，目的也是希望对方尽善尽美。

完美型人格类型的人，时刻注意压抑自己的负面情绪，特别是愤怒，因为他认为负面情绪一旦表露出来，其本身就是不完美的表现，因此要时刻压抑，这也给人一种外表冷峻的感觉。但其内心深处非常友善，懂得体谅他人，只是平日过分压抑负面情绪以及理性客观的情绪表达，让人无从感受其温暖。

（二）外在

完美型人格的人，目光专注、坚定，一般先注视对方的眼睛，然后全身打量一番后再回到眼睛注视上，自此甚少转移，给人一种似乎在挑纰漏的凌厉感觉。

在相貌上，完美型人格的人通常都比较瘦，但不会给人单薄弱小的感觉，反而给人一种着急上火的感觉，同时瘦的体格加强了完美型人格的人时刻散发出的凌厉气势。

他们着装整洁得体，服装颜色以黑白两色居多，很少出现颜色跳跃性强的服饰搭配。男性给人干净利落的感觉；女性则给人端庄严整的感觉。

完美型人格的人，行走、坐卧中规中矩，体态端正从不东倒西歪，言谈举止循规蹈矩，用"坐如钟、站如松、卧如弓、行如风"来形容完美型人格的人最为贴切。他们言语中经常出现"应该"与"不应该"的字眼，甚至没有直接说出这些字的时候，其潜台词也在向你强调"应该"与"不应该"的意思。因此总给人一种指导、评判的感觉。

完美型人格的人，在表达不满或负面情绪的时候，虽然语言上仍旧表现得平和，但语句的数量明显减少，甚至沉默不语，用凌厉的眼光注视着对方，同时脸色阴沉，并以此种眼光和脸色作为回应对方或表达负面情绪的方式，此时更给人压迫、紧张的感觉。到情绪最终发作时，则直接向"看不惯"的地方以批判、教导的方式"轰炸"。

（三）人格要素

外表：整洁，干净，得宜，姿态僵硬，下巴肌肉紧绷，上嘴唇紧闭。

气质形态：整齐端正，腰板直，目光如炬，严肃拘谨，衣着整洁，喜欢穿同样款式的衣服，每天的装束都大同小异。

给人的感受：拥有清晰及崇高的目标，能够光明正大地应付一切，但有时候又容易让人产生被挑剔、被碾压、被批判的感觉。

核心价值观：希望每件事都做到最完美。对错分明，做事情守规矩，有原则。

信条：零缺点。

注意力焦点：我如何才能避免出错？

情绪反应：当事情一错再错时会有情绪，埋怨，自责。

行为动机：做事力求完美，有原则、有标准、理性正直，时常压抑自己人性中不宣的一面，怨而不怒。

行为习惯：经常关注哪里出错了，是否符合标准和要求。

性格倾向：内向、被动、批判；关注错误、纠正错误、持续监测，喜欢每件事都井井有条，顺序编排；急于把事情办好，努力完美；有理性、独立、勤奋工作；有责任、成熟、有目标且看中效率；对自己和他人都很喜欢批评、没耐性、吹毛求疵；先工作，后享乐，压抑冲动和渴望；过度刚性，将高尚作为自己的报酬，很少顾及家人；一向坚持自己的原则，很难容忍其他不同意见，嘴边常挂着"应该怎样做"这句话；个性严谨，严格，不苟言笑；虽然喜欢鸡蛋里挑骨头，常埋怨他人做事不够好，但确是一个合理、实际、脚踏实地的人。

领导风格：照章行事，遵循惯例，以达到标准为职责，采取品质至上的态度。

管理形态：有时会独裁，用"因为我说的"这类权威的言辞压迫他人。

人际关系的特质：义务，道德，标准作业程序，做人有准则。

沟通方式：传道式，教导式，训诫式，"你必须……"，"你应该……"。极少采用的思考方式：权宜的应急措施。

正面特质：目光远大，有原则，忠于立场，稳定，认真，严密，有纪律，客观，一丝不苟，高尚。

负面特质：自以为是，冷酷无情，铁石心肠，自大傲慢，严格，苛责自己和他人。

适合的工作环境：井然有序，有条不紊，立场坚定，大家遵照同一准则，目标清晰，崇尚标准的环境。

不适合的工作环境：混乱的环境，基本前提及规则经常改变的环境，评判基于感情更甚于标准作业程序的环境。

精力浪费处：大小事件都不敢委托他人，事必躬亲是完美型的人物最浪费精力的地方，另外，做事细心，太注意小节，导致将精力消耗而无法有大建设、大进展。

二、典型代表人物及性格分析

（一）孔子

孔子名丘，字仲尼，是中华文化思想的集大成者，儒家学说的创始人。我国古代伟大的思想家、政治家、教育家。他的哲学思想提倡"仁义""礼乐""德治教化"，以及"君以民为体"，儒学思想渗入中国人的生活、文化领域中，同时也影响了世界上其他地区的大部分人近两千年。

1. 博学好礼，政绩显著

孔子幼年家境相当贫寒，但极为聪明好学，二十岁时候，就已经非常突出，被当时的人称赞为"博学好礼"。同时，鲜为人知的是孔子继承了父亲叔梁纥的体格，身高九尺三寸，相当于今天1.9米以上身高，臂力过人，远非后世某些人认为的文弱书生的形象。并且，孔子酒量超凡，据说从来没有喝醉过。但孔子从不以武勇和酒量等为豪。孔子青年时代曾做过"委吏"（相当于现在管理仓库的保管）、"乘田"（相当于现在牧场管理小官），事无大小，均能做到近乎完美。

由于孔子超凡的能力和学识，很快得到不断提拔。到孔子51岁的时候，被任命为中都宰，相当于现在的市长，政绩非常显著；一年后升任司空，相当于现在的建设部长，后又升任大司寇，相当于掌管公检法的最高长官；56岁时，又升任代理宰相，兼管外交事务。

2. 管理有序，治理有方

孔子执政仅三个月，鲁国内政外交等各个方面均大有起色，国家实力大增，百姓安居乐业，各守礼法，社会秩序非常好，也就是"路不拾遗，夜不闭户"，奸佞之人和刁民纷纷出逃；同时，孔子还通过外交手段，迫使齐国将在战争中侵夺的鲁国大片领地还给了鲁国。

孔子杰出的执政能力让齐国倍感威胁，于是设计送鲁国国君鲁哀公美女良马，从而让鲁国国君沉溺于酒色中，并挤走了孔子。

孔子离开鲁国后周游列国，虽然大多数时候都受到了国君的礼遇，但由于孔子坚持的政治理想与当时急功近利的"霸道"不相符合，历经14载不得重用。于是孔子于公元前484年在他68岁时返回鲁国。由于种种原因，孔子在政治上没有过大的作为，但他治理鲁国的表现，无愧于杰出政治家的称号。

3. 周游列国，万世师表

政治上的不得意，使孔子得以将很大一部分精力用在教育事业上。孔子曾任鲁国司寇，后携弟子周游列国，最终返回鲁国，专心执教。

孔子打破了教育垄断，开创了私学。孔子弟子多达三千余人，其中贤人72人，其中有很多成为各国栋梁。

孔子对后世影响深远，他在世时已被誉为"天纵之圣""天之木铎""千古圣人"，是当时社会上学识最渊博的人之一，并且被后世尊为至圣（圣人之中的圣人）、万世师表。孔子曾修《诗经》《尚书》，定《礼记》《乐》，序《周易》，作《春秋》。

4. 性格完美，光明磊落

孔子的性格可谓完美，他为人处世光明磊落。"其身正，不令而行，其身不正，虽令不从。""身正"也是孔子人格魅力的具体体现。

孔子曰："君子坦荡荡，小人长戚戚。"

孔子为人正直，一生坦坦荡荡，正是由于这种"君子坦荡荡"的性格特点，才被后人称为"君子"，而那些做事偷偷摸摸、缺乏良好道德的人，一定为人所不齿，也难以有所建树。

5. 设身处地，以身作则

孔子终身奉行"恕"。"己所不欲，勿施于人"是孔子一生中做事的准则。在孔子一生中，尊重他人并设身处地地为他人着想，是孔子人格魅力的最高境界。从这一方面来说，孔子的人格在完美型人格中，也是健康层级最高的类别。这表现在睿智和大智慧上，不去苛求别人，而是理解他人，办不到的事不强求别人去做，别人的成果也不会强夺而来，体现了孔子品格高尚、宽厚待人的优良品质。

6. 学而不厌，诲人不倦

孔子的性格还有：发愤忘食，乐以忘忧；安贫乐道；学而不厌，诲人不倦；直道而行；与人为善。

"己所不欲，勿施于人""君子成人之美，不成人之恶""躬自厚而薄责于人"等，都是他的人生格言。

子曰："吾十有五而志于学，三十而立，四十而不惑，五十而知天命，六十而耳顺，七十而从心所欲，不逾矩。"孔子创立了以仁为核心的道德学说，他自己也是一个很善良的人，富有同情心，乐于助人，待人真诚，这是孔子完美型人格最高层级的完美体现。

（二）包拯

包拯生于宋真宗咸平二年，于宋仁宗天圣五年考中进士，被授任为大理评事，出任建昌县知县。因父母年迈，包拯请求在合肥附近就职，遂改授和州监税，父母又不想让他离开，包拯就辞去官职，回家赡养父母。几年之后，他的父母相继去世，包拯在双亲的墓旁筑起草庐，直到守丧期满，还是徘徊犹豫、不忍离去，同乡父老多次前来劝慰勉励。直到景祐四年包拯才赴京听选，获授天长知县。

1. 廉洁奉公，恪尽职守

庆历元年（1041年），包拯调任端州知府。端州出产砚台，此前的知府趁着进贡的机会大都要敛聚进贡数量几十倍的砚台，来赠送给当朝权贵。包拯命令制造的砚台仅仅满足贡数，他在任职期满离任时没拿一方砚台回家。

庆历三年，包拯入京任殿中丞。后经御史中丞王拱辰举荐，于十一月被任命为监察御史里行，后改任监察御史。

2. 罢黜贪官，整治污吏

包拯曾经建议说："国家每年向契丹交纳财物，不是抵御戎人的计策，应该操练军队、挑选将领，致力于充实边境守备。"又请求重视门下封还驳正的制度，以及采取罢黜贪官污吏，选择郡守县宰，推行考核试用补任恩荫子弟的方法。当时各道转运加按察使，他们上奏弹劾官吏大多指摘细小过失，以苛刻严察相互标榜，致使官吏烦扰不安，难以安心从政，包拯因此请求免去按察使。

皇佑二年（1050 年），包拯受任为天章阁待制、知谏院。他多次论述斥责权贵、得宠大臣，请求免去一切由内廷施予的曲意恩赐；又依次递上唐代魏徵的三条奏疏，希望放在天子座位右侧，作为借鉴；又上言天子应当明于听取采纳，分辨朋党，爱惜人才，不坚持先入为主的说辞，一共七件事；请求废除苛刻不宽厚的做法，抑制侥幸投机得官，正刑法，明禁令，戒除兴建劳作，禁止妖言妄说。对于他的建议，朝廷大多加以采纳施行。当时，张贵妃的父亲张尧佐被任命为淮康军（今河南汝南）节度使、群牧制置使、宣徽南院使、景灵宫使，唐介与包拯一起奏论此事，认为应追夺对张尧佐的任命，或者选择宣徽使、节度使中的一个授予。最终，张尧佐辞去了宣徽使、景灵宫使之职。

3. 爱护百姓，废除赋税

庆历七年四月，包拯改任尚书工部员外郎、直集贤院、陕西转运使。庆历八年五月二日，包拯调任河北路转运使，六月二十二日，入朝任三司户部副使。秦陇斜谷务所的造船木材，一直向百姓征收索取；又七个州交纳河桥竹索的赋税，一般有几十万，包拯都奏请加以废除。辽国在邻近边塞地区集结军队，边境州郡渐加戒备，朝廷命令包拯去河北调发军粮。包拯说："漳河地区肥沃的土壤，百姓不能耕种，邢、沼、赵三州农田一万五千顷，一概用来牧马，请求把这些全都分给百姓。"朝廷听从了他的意见。解州盐法使百姓困竭，包拯前去加以经营管理，请求一概与商贩流通交换。

4. 光明磊落，刚正不阿

至和二年十二月，包拯因担保推荐官员失误获罪，贬官兵部员外郎、知池州（今安徽池州）。嘉祐元年八月，他复职刑部郎中、知江宁府。同年十二月，被召任权知开封府，迁升右司郎中。

嘉祐三年六月，包拯升为右谏议大夫、权任御史中丞。他上奏说："太子的位置空缺已经很久了，天下人都为此感到担忧，陛下这么长久地不做出决定，是为什么呢？"仁宗问他说："你认为立谁为好呢？"包拯回答道："臣下无能，还没有考虑，臣请求早立太子，是为宗庙万世之大计着想的。陛下问臣想立谁，这是怀疑臣。臣已是60岁的人了，又没有儿子，并不是为自己和后代邀宠考虑的啊！"仁宗听了大为高兴，说："这件事还要慢慢商议。"包拯请求裁减内侍，减少不必要的费用，按条文督促各路监司尽忠职守，御史府可以自己举荐所属官员，减少官吏一年的休假日期，这些建议都得以施行。七月，包拯以权御史中丞职领转运使、提点刑狱考课院。

嘉祐七年五月，包拯在枢密院视事时，突然得病。同月二十四日，包拯病逝，终年64岁。仁宗亲临吊唁，并为其辍朝一日。追赠礼部尚书，谥号孝肃。

纵观包拯为人、做官经历，一生光明磊落，刚正不阿，不卑不亢，正大光明，人格完美，处处事事闪现着人性的光辉。

5. 忠诚担当，疾恶如仇

包拯性情严峻刚正，憎恶办事小吏苟杂刻薄，要求他们办事务必忠诚厚道。他对于那些非常憎恨厌恶的人和事，在处置上从不失忠恕之道。

他跟人交往不随意附和，不以巧言令色取悦人，平常没有私人信件，连朋友、亲戚都断绝来往。虽然地位高贵，他穿的衣服、用的器物、吃的饮食跟当百姓时一样。他曾著家训："后世子孙仕宦有犯赃滥者，不得放归本家；亡殁之后，不得葬于大茔之中。不从吾者，非吾子孙。仰珙刊石，竖于堂屋东壁，以诏后世。"时人也称其"有凛然不可夺之节""有所关白，喜面折辱人"，由此可见，包拯的为人已清正刚直得近乎执拗，甚至还有些不近人情，然而，这也正是他完美人格的具体体现。

包拯在朝堂上为人刚强坚毅，贵戚宦官因此而大为收敛，听说的人都很害怕他。人们把包拯的笑，比做黄河水清，是一件极难发生的事情。

小孩和妇女，也知道他的名声，叫他"包待制"。京城里的人因此说："暗中行贿疏不通关系的人，有阎罗王和包老头。"

按旧规矩，凡是诉讼都不能直接到官署递交状子。包拯打开官署正门，使告状的人能够到跟前陈述是非，办事小吏因此不敢欺瞒。

朝中官员和世家望族私筑园林楼榭，侵占了惠民河，因而使河道堵塞不通，正逢京城发大水，包拯于是将那些园林楼榭全部毁掉。有人拿着地券虚报自己的田地数，包拯都严格地加以检验，上奏弹劾弄虚作假的人。

包拯的一生，充满着与权贵高官做斗争的事迹。他内心的标准，毫无个人的私欲存在，全凭法制法律，就算是自己的亲属犯案，他也毫不手软。

三、如何让自己更优秀

（一）看别人长处，快乐工作、快乐生活

"完美型人格"，在生活中并不少见。完美型人格的人严谨整洁，做事情一丝不苟。

一般层级的人往往掉入超强纠错、批评他人的性格陷阱中，如果你是这样的人，或者你的朋友是这样的人格，或者你是一个心理咨询师，就应该自己知道或让他知道，生活中谁都有缺点和不足，学会看到别人的长处，多欣赏别人的优点，与他人和谐相处，让自己快乐、也让别人快乐是完美型人格的人需要提升的能力。

"完美型人格"的人要学会多角度看问题，善于发现别人的优点，多欣赏别人的优点，给别人机会就是给自己机会，做个让他人开心同时也让自己开心的人。

（二）放下标准，灵活处事，潇洒在人间

"完美型人格"的人是纠错专家，仿佛是"真理代言人""布道者"，十足一个"道理先生"。

他们信奉"知错就改上等人，再错能改中等人，屡教不改不是人"。

他们的"优点是认真，缺点是太认真"。把认真做到极致，就会到了偏执的程度。

完美型人格的人，每到一处，总让人感觉是在挑别人的毛病，经常让人有一种压迫感。在现实社会，总需要有一定的人脉关系，对自己太认真，会让自己生活变得没有情调；对别人太苛刻，大家对你敬而远之，有时会很孤独。

完美型人格的人，若学会把各方面的关系处理得游刃有余，潇洒在人间，人生境界会有很大提高。

如果你是完美型人格的人，要学会灵活的工作方法和提高用多种方法处理问题的能力。不要认为自己的"标准"放之四海而皆准，不要执着于"唯一"的正确方式。其实，世界上并没有一套标准的"生活指导手册"，因为在不同的规则之上，还有本能的自由的灵魂在那里，你还生活在人间。

（三）放下执着才轻松，跳出完美更完美

放下执着，你会发现别人的成就一定有道理。尽管细节决定成败，但太注重细节，让自己错失了生命中更为重要的事情，使得身边的人都离开了你，"即使证明你对了又有什么用"？

"完美型人格"的人自省心很强，由于害怕被自己的良知和别人批评，他们常常反省自己有没有做错事，从而改正自己的缺点。这也使完美型人格的人不仅自己活得很累，给别人的压力也很大。所以，"完美型人格"的人要学会自嘲，用幽默的态度去对待自己的遭遇，跳出怨天尤人的圈子，不做"发现问题的专家"。

放下执着才轻松，跳出完美才更完美。其实，完美的人格已经够完美了，再让自己更完美等于把自己送到了强迫的边缘。

（四）非对即错并不是真理，学会多视角看问题

"完美型人格"的人看待问题，往往是黑白思维，要么是对的，要么是错的，没有中间地带。完美型人格的人看待人是有严格标准的，力求做到更加完美和进步。

"完美型人格"的人需要明白，懂得判断对错并不是坏事，反而是你的优势，但你不要过分执着于对错，需要学会换位思考、多维考

虑。所谓"一样米养百样人",学会多去看别人的不同,理解他人的选择。成长绝非不再去判断对错,而是让你的视野更宽广,能够多视角分析对与错,你杰出的理性判断力会让这个世界更完美。

总之,如果你有一个完美型人格,你在尽力发挥你本色优势的同时,要尽量消除你的缺陷,由此你将逐步走向完美型人格的最高境界:负责任,值得信任,自我约束,讲求条理,公平公正,以身作则,文明又讲伦理,有使命感,公正,热情,有目标,有信心。

第三节 助人型人格

在我们的生活中,有这样一群人,他们是九型人格第二型,即助人型人格,其别名又叫守护天使、照顾者、帮助者、给予者、付出型等,常被视为王位背后的力量或雪中送炭者。

他们充满爱心,甚至是爱心泛滥,因爱而放弃原则,对周围的亲朋好友总是细心照顾,主动帮助,有时候表面看上去他们对自己似乎疏于关心,给人一种温馨、温暖的感觉。雷锋、南丁格尔等都是助人型人格代表人物。

一、如何确定助人型人格

(一)内在

助人型人格是成就他人的关怀者。助人型人格是以"人"为中心,他们会瞄准周边每个人在情感上的需求,包括上司、身边的人或客户,然后敏捷、冷静、专注地响应。助人型人格的人对他人的感受及情绪变化非常敏锐,习惯主动采取行动,帮助、关爱他人,满足他人内心需要。

助人型人格的人始终以人为本,乐于助人,特别对于那些对自己至关重要的人物,更会用一种牺牲自己的精神来为之服务。

助人型人格的人希望自己的关爱行为可以让身边的人感到自己的存在,希望身边的人因为自己的关爱行为而需要自己,这就是助人型人格存在的具体意义。换句话说,助人型人格的人,其能量来自于他人对自己的需要，因此助人型人格的人始终为他人而活，他们对身边人的关爱和帮助不求物质上的回报，他们想从中得到的，是被他们看重的"别人对他的依赖和感激"。

助人型人格的人就像天使一样，无私的帮助身边的人，关注身边的事情，只是为了得到口头感谢以及享受自己被需要的感觉，所以一句简单的"辛苦了""谢谢你"这样的话就足以让助人型人格的人心满意足。当助人型人格的人付出的关爱行为没有得到积极回应，也就是说，被关爱对象心安理得地接受关爱，连一句"谢谢"都没有说出时，助人型人格的人就会感觉自己的存在毫无价值，然后心里不平衡，热情逐渐冷却，甚至对待被关爱对象的态度会发生180度的转变。当助人型人格的人对某人产生这种感觉时，就会自动离开对方，或是与其关系日渐冷淡，不再主动提供帮助和关爱，只有等对方提出需要帮助的请求时，助人型人格的人才把对方的请求解读成自己被感谢、被需要，进而又采取行动给予对方无私帮助。

另一种情况是，当助人型人格的人发现身边的人已经因为自己的帮助而变得独立自主不再需要关照与呵护时，也会选择自动离开对方，让彼此关系逐渐冷淡。助人型人格的人善解人意的天分，让其能够迅速觉察出身边人快乐或忧伤，并会立刻感应到对方的需要，同时把别人的需要或事情放在第一位，立即采取行动忘我地帮助他人解决或处理事情。这样一来，助人型人格的人自然会与身边的人关系非常好，甚至会得到"爱心大使"的称号。

当助人型人格的人沉浸在这份被人喜欢和信任的感觉中时，对于自己的事情甚至对身边最亲近人的事情就显得不那么积极了，甚至经常忽略。但助人型人格的人却经常因为一直以来对身边不存在利益关系或血缘关系的人提供无私关爱帮助，并由此得到对方认同及感谢而心生窃喜。这种感觉来源于自己总是帮助他人并得到认同，而总是帮助他人的人无形当中就会产生一份优于他人的骄傲。

助人型人格的人善于发现身边人的优点，即使是缺点也会被助人型人格的人找到存在的正当理由。同时助人型人格的人也愿意并主动帮助身边人发展他们的优点和才华，以看到对方的成功并收获对方的感谢作为自己的荣耀。

此处要注意与完美型人格的人的区别：助人型人格的人帮助人的方式是充分发挥对方的优势，完全支持对方的任何想法和行动，而不像完美型人格的人那样，用自己的标准和原则指导对方。

助人型人格的人能够理解或感受到身边人的情绪，并能够向其提供支持或安慰，甚至有些时候为了支持或安慰他人的情绪而不惜改变自己，迎合对方。

助人型人格的人很喜欢赞赏身边的人，有时候对方犯了错，助人型人格的人还是会赞赏他们做得对的地方，热情鼓励对方，而不是用批评方式指导对方。

助人型人格的人对自己的需求总是模糊不清，因为他们把大量的时间和精力都放在了关注他人的需求上，因此其总是在独处的时候才能够彻底安静下来思考和体会自己的需要，此时便会出现一种空虚、无助的感觉。他们即便是清楚地了解到自己的需要也不会表达出来以获取别人的帮助，这也是内心无助感产生的原因。

这样一种长期无意识压抑自己需要的状况，让助人型人格的人内心隐藏了巨大矛盾，那就是：渴望他人像自己帮助别人一样，在自己需要帮助和关爱的时候也能获得对方帮助，但自己又总是忽略自己的需要。正是因为这份矛盾让助人型人格的人有时会产生一种失去自我的迷茫感。

（二）外在

助人型人格的人，其眼神中总是流露出一股充满关爱的灵光，脸上总是洋溢着亲切的笑容，其友善的态度，主动开放的气质，给人一种亲人般的、知心的、一见如故的温馨感觉。他们的着装注重合身方便，颜色以深色居多，鲜艳色彩仅是辅助，其主要原则是，一切要便于自己随时采取关爱和支持活动。如果衣服不合身或颜色太浅，一来不方便自己活动，二来也容易在忘我地投入关爱行动时弄脏。

在与人相处的过程中，其身体总是有意无意地靠近对方，但不会让人觉得压迫或不舒服。助人型人格的人总是能够找到那个黄金位置，给人一种体贴、关怀的感觉。如果助人型人格的人是在倾听对方情感、情绪方面的倾诉，或者是在以"知心大姐或大哥"的角色安慰对方的时候，加上一些身体上的轻微接触，比如轻拍对方的肩膀，握住对方的双手，一个得当的爱的拥抱等，会让人产生被彻底信任和温暖的感觉。

助人型人格的人总是在给人传递一种"我理解你，我感受到了你的感受；没关系，不要怕，我会支持你，陪伴你，帮助你一起渡过难关"的知己的感觉。

助人型人格的人会时刻留意身边人的感受和需要，并非常及时地在对方未开口之前便采取行动给予满足。比如当你在晚餐时刚刚感觉菜肴的味道有些重但还没开口提出要求时，助人型人格的人就能在你产生感觉的那一刻把一杯白开水放在你的面前。因为助人型人格的人习惯注视人们眉心处的变化，也就是两条眉毛之间的位置发生的变化。还是以晚餐为例，一口菜放到嘴里，眉头一皱，那么肯定是由于口味不对造成，此刻助人型人格的人就觉察到了吃菜者眉心的细微变化，并把白开水放在他面前。

（三）人格要素

外表：甜美迷人；为观众而极度地调整自己。

气质形态：笑容满面，和蔼可亲，热情可爱，天真烂漫，永远有一张长不大的孩子脸。

给人的感受：被赏识、自己的声音完全被聆听和被人照料的感觉。

世界观：我支援并授权别人。没有我，他们办不到。

核心价值观：我的天职是帮助他人。满足他人需要，助人成功，不断付出。

信条：别人需要我。

注意力焦点：我被他人需要么？别人有什么需要我帮忙的么？

情绪反应：他人漠视自己的帮助时会有情绪，爱骄傲。

行为动机：渴望被爱、受人感激和认同。善解人意，有同情心。

行为习惯：经常关注我可以怎样帮助到别人？

性格倾向：外向、主动、感情丰富；乐于付出，关注并努力去满足他人的需要；想成为他人生活中不可缺少的一部分；压抑或疏忽自己的感受；有时会有强烈的寂寞感觉；不直接表达自己的感受；缺乏自主和想法；很希望被他人接受、并获得他人的认同、尊重、爱护及钦佩；喜欢朋友并乐于倾听他们的事情；对人热情、友善、有爱心和有耐心；借着对别人的付出来表现自己；重视人际关系；不会直接向某人表达自己不满的情绪，但可能会向其他人抱怨；会掩饰或不去触及自己的焦虑；很难拒绝有求于自己的人，即使抽不出时间，也会牺牲自己成全他人；是一个关怀他人、乐于助人、慷慨的人。

领导风格：注重"人"的愉悦和领导者的赞赏者；管理方式为热切鼓励属下。

沟通方式：称赞，哄骗，探听私人问题，散发诱人的魅力。

人际关系的特质：私人关系，热心助人，体谅他人，善于与人交往，平和而受人欢迎。

极少采用的思考方式：科学证据，理论，勘查，经济走向。

正面特质：擅于激发他人最佳特质的慷慨援手；殷勤周到，友善，亲切，充满热情而喜欢赞美；仁慈，坚决而关怀备至。

负面特质：善诱的奉承者；幕后操纵运作者，他不时满足别人需求的特质其实还是为了自己；改变自己的颜色以取悦他人的变色龙。

适合的工作环境：与人接触的环境，例如治疗师、销售业、健康中心、服务业。

不适合的工作环境：不与人接触的环境，例如会计师、森林看守员、科学研究。

精力浪费处：助人型人格的人由于太喜欢投入生活，太关心社会，反而把身边日常生活应尽的义务给忘记了，尤其对自己的家庭总是忘了付出。由于助人型人格的人其性格多是情感型的，所以平平淡淡、不够刺激的家庭生活，会让他们忽视或忘记，那么家庭成员不免就有埋怨产生。助人型人格的人在助人的兴奋中常忘了自己的疲劳，所以助人型人格的人在付出时间为别人付出时，会忽然有一天发现自己身心俱疲，累垮了。

二、典型代表性人物及性格分析

（一）雷锋

1962 年 8 月 15 日，22 岁的雷锋以身殉职。生前，他普普通通地生活着、工作着，就是他的死，也是那样的偶然和平凡，没有大英雄身上常常见到的气吞山河的悲壮色彩。但是，他的名字却家喻户晓，成为全社会学习的人格典范。

雷锋的故事和精神，是1949年以来平凡人物中被传播和纪念得最多的。一个很重要的原因是他的事迹因为平凡而崇高，很有感染力和可学性。也就是说，雷锋身上那种共产主义人格气质，具有相当的广泛性。

从九型人格视角看，雷锋是一个典型的助人型人格，其人格的形成与他的家庭及其社会环境密切相关。

1. 真诚感恩的"解放人格"

新旧社会的巨大落差，是培育雷锋典型人格的一个基本前提。雷锋是在9岁那年迎来"解放"的。其中的含义，对具有不幸童年的雷锋来说，体会最为深切。他亲眼看见母亲因不堪地主欺凌悬梁自尽，从此失去了最后一位亲人。如果没有"解放"，作为旧社会的孤儿，将是怎样的一种命运，不言而喻。

"土地改革"后，雷锋不仅分得了土地，而且上了学，高小毕业后还被选进乡里当公务员。从童年向青年的转变是何等的欢悦，由此形成了当时比较普遍的一种"解放"人格。这种人格的含义，就是仇恨和感恩。用雷锋在日记里的话来说，就是："对黑暗的旧社会是多么入骨地痛恨！伟大的党啊，是您把我从虎口里救出来，抚育我成长。我像一个学走路的孩子，党像母亲一样扶着我，领着我，教会我走路。"由此，我们不难理解，雷锋生前为什么特别喜欢《唱支山歌给党听》这首歌。

2. 为人民服务的"信念人格"

新社会为雷锋带来的，不仅仅是"解放人格"，还有一种在不断思考的基础上形成的"信念人格"。这是雷锋在日记里为什么能够以当时的话语体系，写出那个时代最真诚的思想解剖和自我激励语言的重要原因。

雷锋日记告诉人们，他是一个非常喜欢思考的青年。这来自于他酷爱读书。例如，除了《毛泽东选集》外，他还仔细读了毛泽东著作的一些单行本。从他留下来的书里看，他读得非常用心，每一篇都勾画了一些学习重点，还随处写有一些阅读心得。比如"牢记""就这样办"之类。同时，他还读了不少苏联小说以及国内的一些理论著述。他在日记里摘抄了这样一段话："每个人从成年一直到停止呼吸的几十年的生活，就构成个人的历史。每个人每时每刻都在写自己的历史。每个共产党员和共青团员都应该想一想，怎样来写自己的历史，我要永远保持自己历史的鲜红颜色。"他牺牲后，人们开始以为这是雷锋自己的话，后来发现，这话摘自中央党校的哲学家杨献珍的一篇文章。这个误解，恰恰说明雷锋读书思考的自觉和广博。正是有了这样的深刻思考，他才可能写出"把有限的生命投入到无限的为人民服务之中"这样的警句，他才可能用一架机器上的螺丝钉来比喻一个人和一项事业的关系。正是在这种学习思考并且懂得一些哲学的基础上，形成了雷锋坚定的"信念人格"，这就是他在日记里说的："想将来，我信心百倍，浑身是劲，坚决要为共产主义事业奋斗到底。为了党，我愿洒尽鲜血，永不变心。"

这种信念是真诚的。雷锋牺牲后，人们从他的日记中发现，天安门和毛泽东多次进入他的梦境。

3. 做好人好事的"道德人格"

正是上面说的"解放人格"和"信念人格"，孕育出雷锋最具有普遍价值的"道德人格"。

在20世纪60年代前期，中国社会涌现出了许许多多的英雄模范。干部里出了焦裕禄，农民中出了陈永贵，工人里出了王进喜，在草原上，还出了龙梅和玉荣两个英雄小姐妹。雷锋和他们相比，其人格气象，总是"容迹"于日常点滴的生活和工作中，更有社会的普遍性，也更易于普通人在道德上追慕。这是雷锋平凡的生与死，为什么会透射出使每一个中国公民都不能不敬仰的道德感染力的原因。在不短的时间里，"学雷锋活动"能够普遍开展，进而常常被人理解为"做好人好事"，原因也在于此。用毛泽东的话来说，就是：学雷锋，"是学习他的好思想、好作风、好品德，学习他一辈子做好事而不做坏事"。

4. 诚实劳动，与人为善，助人为乐，克己利人

雷锋人格道德的普遍性及其感染力，在于他基于自我牺牲的信念，选择了以下两种人格价值的实现方式。

一是诚实劳动，热爱自己的工作和事业。人生在世，再普通的人，都有自己的生活志向，其中最基本的内容，就包括想做什么工作，想获得什么样的生存条件。而诚实劳动，做好工作，无疑是实现这类志向最起码的也是最正确的方式，说俗一点，这也是一个人得以生存和发展的基本前提。

二是与人为善，助人为乐，克己利人。这是群体生活和人际关系中不可或缺的道德需求。如果说，诚实劳动，热爱工作，主要是从主体的生存和发展需要引申出来，是在物质性的实践对象中实现升华的，那么，与人为善，助人为乐，克己利人，则主要是从主体的情感、良知、意志等精神需求引申出来，并在如何正确处理好群体"大我"与个体"小我"的关系中实现升华。像雷锋那样，勇于自我牺牲，与人为善，助人为乐，克己利人，既是群体对个体的要求，也是自我价值被确认和实现的前提。在某种程度上可以说，它同诚实劳动相结合，是人格道德的两个最基本的起点。

5. 淡泊名利，乐于奉献

雷锋人格的崇高，在于他的平凡和朴实。唯其如此，他才不是人为创造出来的一尊道德偶像。他的所作所为，是自觉的，是本色、质朴和持久的，而不是来自利益和名誉的诱惑，也不是借此哗众取宠。他的一生是愉快的、自信的、诚实的、坦然的，完全融入时代生活的潮流之中。他戴红领巾，主动回乡当农民，当政府公务员，学开拖拉机，喜爱拍照片，爱唱歌，还发表文章，创作诗歌，有很多朋友，穿皮夹克，戴手表，远离故乡到鞍山当炼钢工人，参加解放军，学习《毛选》……他实实在在地生活在时代的主旋律中，生活得很阳光，因为他心里很阳光。

雷锋是助人型人格的典型代表，从雷锋的眼神里，看到那种热情、友善、坦诚、亲近的光芒；从他的日记里，看到的是爱心、奉献、感恩和热爱；从他的注意力焦点，可以看到他那种乐于助人、奉献牺牲的精神；从他的价值观方面，看到他那种朴素、纯真、向往、执着和忘我。

下面是雷锋的格言："人的生命是有限的，可是，为人民服务是无限的，我要把有限的生命，投入到无限的为人民服务之中去。""自己活着，就是为了使别人活得更美好。""对待同志要像春天般的温暖，对待工作要像夏天一样火热，对待个人主义要像秋风扫落叶一样，对待敌人要像严冬一样残酷无情。"表现出一个高层级健康助人型人格的人格特点。

（二）南丁格尔

弗洛伦斯·南丁格尔，因在克里米亚战争中进行护理而闻名，被誉为"提灯女神"。1908 年 3 月 16 日，她在 88 岁高龄时被授予伦敦城自由奖。她是世界上第一个真正的女护士，开创了护理事业。"5.12"国际护士节是全世界护士的共同节日，就是为了纪念这位近代护理事业的创始人而设立的，这一天是弗洛伦斯·南丁格尔的生日。

1. 出身名门，志向高远

南丁格尔生于一个名门富有之家，家境优裕，她的父亲威廉·爱德华是一个博学、有文化教养的人，是一名统计师。母亲芬妮·史密斯，也出身于英国望族，不但家道富裕，更是世代行善，名重乡里。

南丁格尔年轻时，过着十分优渥的上流社会生活，随时有人服侍，活在舞会、沙龙，以及与贵族们的周旋之中。虽然表面看来是令人称羡之生活，但南丁格尔内心却一直感到十分空虚，觉得自己生命活得毫无意义。一直到她决心选择把为人服务的护士，当作自己一生的天职后，她才强烈感受充实的生命意义。

2. "提灯女士"忘我奋斗

19 世纪 50 年代，英国、法国、土耳其和俄国进行了克里米亚战争，英国的士兵死亡率高达 42%。南丁格尔主动申请，自愿担任战地护士。她率领 38 名护士抵达前线，在战地医院服务。她竭尽全力排除各种困难，为伤员解决必需的生活用品和食品，对他们进行认真的护理。仅仅半年左右的时间伤病员的死亡率就下降到 2%。每个夜晚，她都手执风灯巡视，伤病员们亲切地称她为"提灯女士"。战争结束后，南丁格尔回到英国，被人们推崇为民族英雄。

3. 无私奉献，死而后已

1860 年，南丁格尔用政府奖励的 4000 多英镑创建了世界上第一所正规的护士学校。随后，她又创办了助产士及经济贫困的医院护士培训班，被人们誉为现代护理教育的奠基人。

1901 年，南丁格尔因操劳过度，双目失明。1907 年，南丁格尔获得英王颁发的功绩勋章，成为英国历史上第一个接受这一最高荣誉的女性，其后还发起组织国际红十字会。

1908 年 3 月 16 日，南丁格尔被授予伦敦城自由奖。南丁格尔终身未嫁，1910 年 8 月 13 日，南丁格尔在睡眠中溘然长逝，享年90 岁。

4. 燃烧自己，照亮别人

她的一生，历经整个维多利亚女王时代，为开创护理事业做出了超人的贡献。她毕生致力于护理的改革与发展，取得举世瞩目的辉煌成就。这一切使她成为 19 世纪出类拔萃、让世人敬仰和赞颂的伟大女性。

"燃烧自己，照亮别人。"每次听到这句话，大多人认为是赞美老师的，然而，很少有人知道，这就是近代护理创始人、英国护士南丁格尔倡导的崇高人道主义精神。她提倡用"四心"去对待每一位病人：爱心、耐心、细心和责任心。

三、如何让您更优秀

（一）热心助人者

他们亲和热情，乐于助人；他们无私给予，难以说不；他们充满爱心，是爱的播种机；他们人缘极佳，是爱心大使；他们有把爱撒向人间的情怀，充满对他人爱的渴求……

九型人格中，二号助人型人格就是一群特别具有爱心，并且特别能够奉献爱心的人。

助人型人格的人，其一切开心不开心，都是围绕着人，包括人际关系、人际沟通和情感交流等。他们通过付出换取别人的爱，因此，助人型人格的人特别关心别人的需要。他们有一种特异功能，大脑里好像安装了一个"情感雷达"，可以瞬间捕捉不同人的不同需要，他们喜欢主动地去提供服务，如果没有人需要，助人型人格的人会感到很失落，有时甚至会创造需要来服务别人。

（二）有时"好心不得好报"

他们的奉献，经常也会遇到"好心不得好报"的情况。

经常有老太太跌倒时，好心人把她扶起来送到医院救治，反而被家属冤枉的报道。

很多爱的行动，本来是救死扶伤、好人好事的美德，由于一些人心理的扭曲，让见义勇为者成了法庭上的被告。

在这里，我们祝福二号助人型人格的人"好人一生平安"！同时，也给二号助人型人格的人一些真诚的忠告，以免受到心灵创伤。

（三）学会爱自己

助人型人格的人焦点都放在别人身上，他们忽视自己的需要，为了保持"无私"的好人形象，经常否认自己的需要，在尝试优先考虑自己的时候常会有负罪感，也不愿意对别人说出自己的需要，长此以往容易导致内心的不平衡。

建议助人型人格的人多考虑一下自己的需要，不要为别人活着，有意识地把注意力放到自己身上：你并不是帮助别人的"圣人"，也不是拥有源源不断能量的"太阳"，一个不爱自己的人，会真正爱别人吗？

请二号助人型人格的人清楚：不爱自己，就无法真正爱别人；"爱己方能真爱人，润泽内在爱自流。"真诚关爱，让爱传递爱。

（四）学会如何帮助别人

助人型人格的人经常是爱管别人的事，却把自己的事忘记的人。助人型人格的人看到或者感受到别人需要帮助，经常是连想都不想，也不管别人是否需要帮助，就自以为应该扑过去帮助别人，做了许多别人并不需要帮助的事情，尽管自己是好意，反而出力不讨好，常被埋怨多管闲事。

建议在帮助别人之前先征求他人的意见，了解他人真正需要你做什么后再去做，这样会更能帮到别人。

（五）爱别人先爱自己，停止"以爱换爱"

助人型人格的人有一本感情账本，总是付出一笔，再付出一笔，常常感情账本永恒的是赤字，永远收不回来。导致助人型人格的人心理出现失衡、失落和压抑。

如果你是一个助人型人格的人，你有没有察觉自己是在玩一个"以爱换爱"的游戏。与其在那里伤心、抱怨别人的"自私"，还不如觉察自己没有善待自己。让自己内心充满爱，让自己保持身心健康的状态，要爱别人，先爱自己。

（六）为什么总是我受伤

助人型人格的人总觉得"需要帮助的是你们，而不是我""我是给你帮助的人"。当一个人总是给予的时候，他会显得很自大，外表看起来很谦卑，但隐藏在背后却是高傲。当照顾别人习以为常，达到麻木的时候，别人觉得理所当然，越来越不感恩，助人型人格的人就会感觉到我如此对你，你怎么这样，总是让我受伤呢？

请助人型人格的人记住："升米养恩人，斗米养仇人"。保持一种平等、关爱、友善、自尊的心态去帮助别人，在帮助别人的时候，让人学会感恩更是一种高尚境界的助人。

（七）学会说"不"

助人型人格的人常常刻意讨好别人，不顾自己的需要，一味地迁就别人，难以说不，常常导致身心疲惫。

如果你是助人型人格的人，很多时候你愿意付出是因为你想取悦别人，得到人家的接受。

学会说"不"，学会勇敢拒绝，不随便迎合他人，唤醒真实的自我，活出真正的自己。

（八）发挥本色优势，唤醒真实的自己

如果你是助人型人格的人，你必须明白，一个人是无法被所有人喜欢的，也没有必要让所有人喜欢。请尝试做回真正的自己，发挥自己的本色优势，规避自己的人格缺陷，做一个慷慨、激励、助人、有奉献精神的人。

第四节　成就型人格

有这样一群人，他们是九型人格中第三型，即成就型人格，其别名是改革家、动力激发者、管理者、事业有成者。

他们积极进取，目标性极强，喜欢与人竞争，并以竞争作为激励自己的方法；他们注重外表形象，并能够因时、因地制宜，给人一种有力、干练的感觉。孙悟空、李小龙等是成就型人格的代表人物。

一、如何确定成就型人格

（一）内在

成就型人格的人给人的感觉是：发现目标和实现目标的人。成就型人格的人对人、对事、对物的态度均以目标为主，其一切行为都围绕着目标达成，因此成就型人格的人为人处世的原则是侧重于对事而非对人，也可以说是注重"效果"多于"道理"。他们一向清楚胜利为何：名誉、升官、影响力、进入高级管理层，或因提供出乎意料的品质服务、删减成本、优良的管理，或甚至因建立人性化的工作环境，而声名鹊起。

竞赛之外的人生对于成就型人格的人而言是无意义的，但一旦"游戏"上场，他们又恢复知觉、努力思考并沉着应对。当其他人因高度压力的竞争而变得软弱并停止生产时，那反而是"游戏"高手——成就型人格的人生命中斗志最强的时刻。

他们没有同情心，但立场公正；他们愿意接受新知，但不容易被说服。大部分成就型人格的人坚信有志者事竟成。其工作效率之高，使他们的伙伴们望尘莫及。

他们的活力深具传染力，激发着周围的人，他们以自身的行动，激励并驱使其他人也展开行动；他们可能是工作上最好的模范，并且知道如何凝聚团队，促使团队发挥功能以向目标逼近。

成就型人格的人不但关注自己的成就，同样也非常关注自己在达成目标之后身边人的表现。如果身边人报以鲜花和掌声，也就是肯定成就型人格的人的成就，那么成就型人格的人会收获一份目标达成的成就感；如果没有得到身边人的肯定，或者身边人对成就型人格的人目标达成的肯定态度不够强烈，成就型人格的人会为此降低自己体会成就感的程度，并将得到这些人对自己能力的认可作为新的目标，继续奋斗！"一定要做得比他人好、快、正"！

因为这份心态，成就型人格的人在生活中的各个方面都要求自己不断向前冲、不断做，以不断进取的态度追求一个又一个目标的达成。

成就型人格的人这种过分与人比较的心态，导致他们不喜欢与优于自己太多的人为伍，因为他们会感觉自己无论如何努力也无法在任何一个方面优于对方。成就型人格的人也不喜欢与比自己相差太远的人即他们眼中的"笨人"相处，因为他们没有耐心一遍又一遍地帮助和支持这些行动力太弱的人。

成就型人格的人总是喜欢与那些自己努力一下就可以赶上的略胜自己一筹的人，或是通过自己帮助就能跟上奔跑步伐的略逊自己一筹的人相处。与这样的人相处，成就型人格的人不是产生不断向前冲的目标动力，就是收获被人感谢的鲜花和掌声。

成就型人格的人在他们天生的栖息地——工作场所中，闪耀着炫目的光芒。他们渴望堆积如山的成就，而且他们要受人瞩目。成就型人格的人对目标的制定或目标达成时的感觉，有些时候来源于其对自我形象的设定上。比如，什么职位对应什么收入，对应什么品牌着装及饰品，而后在追寻职位、收入目标的达成时，其根本动力来源就是对那个形象的渴望。因为成就型人格的人认为形象是与人接触时的第一印象，如果没有良好的形象，对方是不会相信自己实力的。

（二）外在

成就型人格的人的身材适中，或者用"合适"这个词更准确，因为他们总能满足当下审美对身材的要求。在站立、坐卧的时候身材挺拔，不会东倒西歪，然而无法持久，因为他们的肢体语言非常丰富，大多数情况下很难安静坐好，但是其可以控制自己体态的做法，会给人一种"表演"的感觉。

成就型人格的人在着装方面非常讲究，总是光鲜亮丽，夺人眼目，但绝不会出现哗众取宠的情况。

成就型人格的人的眼神专注且充满自信，时时流露出自己内在的实力和魅力，其以充满"杀伤力"的眼神投向身边的人，让人有一种渴望与其接触但又怕被刺伤的"欲罢不能"的感觉。

成就型人格的人非常注重肢体语言，特别是在手势方面更加懂得与眼神所传递的信息配合，如向人表示友好，总是摊开双手给人一种开放态度的亲切感。总的来说，成就型人格的人的眼神配合体态语言总给人一种活力四射的感觉。

成就型人格的人在语言表达上的特征为：语速快，且身体语言与眼神的配合淋漓尽致，甚至有些时候会眉飞色舞、手舞足蹈。听他们讲话，似乎总能够通过他们的声音以及神态，看到他们所描述的画面，有一种身临其境的感受。成就型人格的人态度圆滑，总能根据场合以及公众的要求做出相应改变，以恰当的言语沟通方式迅速融入所置身的公众场合。

（三）人格要素

外表：明快而机智，因工作过度而满头大汗，为成功打扮出精神抖擞的模样。

气质形态：非常精灵，醒目，衣着讲究，搭配整齐，仪表出众，非常注意形象。

信条：放手去做吧！

世界观：世界是一场竞赛，只要我努力并以成功的面貌表现出来，我就能得胜。

核心价值观：我必须努力作个成功的人，我的名誉、地位、声望与财富对我确实很重要。

注意力焦点：我如何才能达成目标？

情绪反应：订立的目标无法实现时会有情绪挫败感，自欺。

行为动机：渴望事业有成就，以目标为主导，重视自我形象，希望被肯定，受人尊敬和羡慕。

行为习惯：经常关注我可以做些什么以帮助我成功？

性格倾向：外向、主动、擅于交际；关注任务（包括休息时间）；相信世上无难事，只怕有心人；别人会觉得其是一个很有野心的人；执行、做、争先；注意力集中在结果上，而非意义；基于成绩，得到认可和接受；疏忽自己的感受；喜欢与人竞争，借由超越他人来建立自己的优越感。

正面特质：热切、负责、目标感强，重视成果，坚持，井然有序。

负面特质：工作狂、善于操纵运作，以自我为中心，无情的活跃人物。

适合的工作环境：快步调，交易谈判不断进展，企业化，注重形象，具竞争性，结果是可以计数、努力及成功会受奖励的环境。

不适合的工作环境：声望低落，等待他人下决定及迷失于人群中的环境。

二、成就型人格代表人物及性格分析

（一）孙悟空人格分析

《西游记》中的孙悟空是一个武艺高强，具有火眼金睛，身兼七十二般变化，一个筋斗十万八千里，并且长生不老的神猴。

1. 立场坚定，顽强拼搏

西天取经路上孙悟空以力保唐僧为神圣使命，"降妖伏魔"责无旁贷。一根如意金箍棒"扫尽天下不平之事，除尽天下不仁之人"，"敢问路在何方"的英雄豪气跃然纸上。什么妖魔鬼怪，什么美女画皮，什么刀山火海，什么陷阱诡计，孙悟空万难不屈，百折不回，顽强与之奋战，直至最后的胜利。八十一难之中，无论是"黄风怪"，还是"大蟒精"，抑或是"白骨精"等等，孙悟空那种除恶务尽、决不与任何邪恶势力妥协的斗争精神贯穿取经始末，让人感受到一种满满的正能量，给人以鼓舞和激励。

2. 战胜自我，忍辱负重

西天取经是孙悟空追求的崇高理想，而这一理想的实现过程与他同邪恶势力做斗争的过程交织、渗透在一起，互相辉映。

勇于战胜别人不容易，而勇于战胜自己更不容易。五百年的磨难与反省，孙悟空脱胎换骨，就必须与内心另一个自我"彻底决裂"。

西行途中孙悟空被师父"一度气跑，两次遭贬逐"。首次气跑是"心猿归正，六贼无踪"。孙悟空对拦路抢劫的歹徒首开杀戒，反遭师父责备"无故伤人性命，全无一点好善之心"，孙悟空一气之下跑至东洋大海。"一度遭贬逐"是"尸魔三戏唐三藏，圣僧恨逐美猴王"。孙悟空对狡猾多变，想吃唐僧肉的白骨精义无反顾地给予"三打"，唐僧反而将功变罪，"一纸贬书"，无情地"逐走"孙悟空。"二度遭贬逐"是"神狂诛草寇，道昧放心猿"。对于一伙剪径的强盗，孙悟空毫不留情，一一除尽，师父决然将他再次"逐走"。一而再，再而三地遭受"贬逐"，承受莫大的冤屈，孙悟空却不计较个人恩怨得失，一心以事业为重，"身回水帘洞，心逐取经僧"，从而表现出宽广的胸襟与气度。这些放在"齐天大圣"那时的他是万万行不通，办不到的。

3. 艰难困苦，玉汝于成

艰难困苦是磨砺人格之最高学府。"斗战胜佛"这道神秘光环的背后是泪水、汗水，甚至血水。"吃得苦中苦，方为人上人"。西行路上的磨难一为身外的"邪恶势力"，对此孙悟空凭借大无畏的精神与超强本领（筋斗云、七十二变化、如意金箍棒）能够顺利驾驭；一为取经路上与孙悟空形影不离的紧箍儿与紧箍咒，这可谓最大的磨难。它的作用与威力，不只是肉体上的折磨之苦，而是一种精神上的"蜕化之痛"，这就需要孙悟空有超越常人的意志与毅力，接受它的考验，在每一次那阵阵撕心裂肺，生不如死的惨痛之声中达到自我人格的不断完善，人性的不断提升。

4. 不忘初心，意志坚定

"英雄难过美人关"。西行中有多少美色的诱惑，孙悟空都不为所动，其心诚志坚，非同一般。而同为取经营垒中的猪八戒，却抵挡不住贪色之欲。每遇美女子，就心旌摇荡。权势与金钱同样是考验英雄的试金石。孙悟空为了取经大业的成功可以连自己的性命都不顾，把他们视同无物。让我们看到了一个忠于理想事业，保持崇高精神生活的"英雄大丈夫"的光辉形象。什么才是真正的"有所为，有所不为"。当孙悟空被关进太上老君的八卦炉里，我们看到，差点被三昧真火烧死。大难不死，必有后福，经历过生死之后，孙悟空拥有了火眼金睛，这都是经历了艰难困苦才得来的。

5. 疾恶如仇，敢做敢当

这是孙悟空最大的特点，在唐僧师徒四人中，我们看到，猪八戒并非真心想要护送唐僧去西天取经，完全是因为被人强行赶着走，当然这不是孙悟空强迫他。在各种危难关头，总是有孙悟空站出来，唐僧被妖怪抓了，大家都不知道该怎么办的时候，是孙悟空跑到玉帝那里求助，也是孙悟空甘愿忍受被唐僧念咒的疼痛，一次次承受痛苦，却没有拂袖离去。在看到百姓受灾受难的时候，孙悟空会设身处地的解救人们脱离水深火热的处境。甚至不惜得罪玉帝，甚至如来佛祖。

6. 直言不讳，不近人情

我们说，凡事做的不要太绝，但孙悟空就不一样，凡事都做绝了，他打妖怪，一定要全部打死，甚至妖怪变回了原型都不放过，一定要让他们死。

对什么人都是直言不讳，在玉帝面前不仅不跪，还拿着金箍棒，在如来佛祖面前也是一样，这样的人，即使能力再强，领导也不会喜欢的。

7. 争强好胜，一往无前

"仙石迸猴"的传奇诞生，既告诉我们这是一个纯天然的生命体，又预示了日后必有一番奇特的人生经历与轰轰烈烈的作为。

从一个普普通通的石猴，一跃而为"花果山水帘洞"八万四千铜头铁额猕猴王，既不是天意造化，更不是靠虚伪、欺诈手段谋取，而是凭真本事、真功夫。他发现了"花果山福地，水帘洞洞天"，其勇敢，机智可见一斑。正所谓"自古英雄出少年"，这使他由一个名不见经传的石猴顺理成章地当上了"猴王"，只是为了出人头地，别无他虑。他是为了"王"这重赏而去，勇敢本色中又掺杂着几许争强好胜。从他冲"王"而去，得"王"而归，这种实至名归的背后掩盖不住的是他的逞强好胜、好出风头的性格，这也是一个典型的少年英雄"美猴王"的应有表现。"仙石迸猴"与生俱来的优越感让他自命不凡，伴随他一生历经无数的坎坷磨难，英雄豪气始终未被困厄所消磨。

（二）李小龙的性格分析

李小龙，原名李振藩，师承叶问，出生于美国加州旧金山，祖籍中国广东顺德均安镇。他是世界武道变革先驱者、武术技击家、武术哲学家、UFC 开创者、MMA 之父、武术宗师、功夫片的开创者和截拳道创始人、华人武打电影演员，中国功夫首位全球推广者、好莱坞华人演员。

1. 刻苦努力，精彩少年

1941 年，3 个月大的李小龙出演其第一部电影《金门女》。1948 年，李小龙以李鑫的艺名客串参演了俞亮导演的《富贵浮云》。李小龙酷爱跳恰恰舞，在港期间曾以教授名拳师邵汉生恰恰舞，来换取对方教他中国拳法。1950 年，李小龙首次以男主角身份演出《细路祥》，片中饰演一个从好变坏，从坏变好的孤儿，获得一致好评。1951 年 4 月 12 日，他参演的《人之初》首映。1957 年，在圣芳济书院击败过去三年的冠军查理·欧文，赢得校际西洋拳击少年组冠军。1958 年 3 月 29 日，李小龙转入香港圣芳济书院高中部，并获得全港恰恰舞公开赛冠军。

2. 开设武馆，崭露头角

1959 年 4 月 29 日，李小龙告别家人赴美读书。他在学校里组织了一支"中国功夫队"，经常在校园里进行训练和表演，博得了师生们的好评。李小龙的潜修苦练练就了"李三脚""寸拳"和"勾漏手"。李小龙是个多面手，除了精通各种拳术外，还擅长长棍、短棍和双节棍等各种器械，并研习气功和硬功。1960 年上映的《人海孤鸿》是其赴美求学前的最后一部粤语片。李小龙 1963 年唯一一部生前完成的《基本中国拳法》自费出版。

1964 年夏，李小龙关闭"西雅图振藩国术馆"，7 月 19 日离开西雅图到百老汇。8 月 2 日李小龙出席"国际空手道锦标大赛"作表演。8 月 3 日"振藩国术馆"正式开班授课。1965 年，李小龙接受黄泽民的挑战并获得胜利，继续教授外国人功夫，降伏巴西柔术高手杰尼·勒贝尔获得世界柔术冠军，1965 年夏击败棍王伊鲁山度。

3. 走上银幕，成为明星

李小龙 1968 年击败世界跆拳道冠军李俊九，7 月 5 日 在《破坏

部队》任动作指导，8 月 1 日在《丑闻喋血》中出演亚裔杀手。11 月
12 日，李小龙客串《可爱的女人》，11 月 15~22 日，客串《新娘驾到》。

1971 年夏季，李小龙接受香港嘉禾电影公司的邀请，以 1.5 万
美元的片酬签下了两部影片，第一部是以中国武术为题材的《唐山
大兄》。

1972 年，李小龙为嘉禾公司出演第二部电影《精武门》，李小龙
在片中的大无畏精神和惊人的打斗技巧，特别是他表演中的"李三
脚""地躺拳"和"双节棍"，令人赞不绝口。此后，李小龙又自组协和
电影公司自编、自导、自演了影片《猛龙过江》和《死亡游戏》，《猛
龙过江》更是做了世界性发行。他还与美国好莱坞华纳电影公司联合
拍摄了《龙争虎斗》，并亲自担任了主角。

1973 年 3 月，他暂停了《死亡游戏》的拍摄，开始拍摄《龙争虎
斗》。6 月拍摄完《龙争虎斗》，李小龙返回香港准备继续拍摄《死亡
游戏》。

李小龙成功地塑造了武术巨星形象，他具有典型的成就型人格特
点：1962 年李小龙开办"振藩国术馆"，1967 年自创截拳道，1979 年
美国洛杉矶市政府将补拍版《死亡游戏》的上映日 6 月 8 日定为"李
小龙日"。1993 年美国发行李小龙逝世 20 周年纪念钞票，好莱坞大道
铺上李小龙纪念星徽。同年，香港电影金像奖大会授予他"终身成就
奖"。1998 年 11 月，中国武术协会授予他"武术电影巨星奖"。

从李小龙一生的成就光环，我们看到了一个成就型人格的光辉形
象，若心中没有明确的目标，很难在这么短短的人生中有如此成就。

三、如何让您更优秀

（一）成功并非一切

成就型人格的人对奖状、面子、豪车、别墅、职称、头衔、学历
等看得特别重要。靠这些身外之物抬高自己、标榜自己，但始终觉得
空虚，继而不断追求更大的成就、更牛的面子。为了成为"人上人"，
他们吃尽苦头，然而，再多的赞扬和成就也无法让他们真正满足，他
们继续贪婪追逐更多、更大成就。

其实，你不用刻意去展示，不用拿生命去追求这些虚无缥缈的奖

章、荣誉，人们自然也会留意你、欣赏你、羡慕你、称赞你。需要你懂得：成功并不是一切，暂时没有成功只是成功路上的一个过程，能够早日看清那个努力塑造成功者姿态背后的真实自己，那恰恰是一种更高的成功。

（二）"欲速则不达"

成就型人格的人，其逻辑是"失败＝没有价值＝没用"，总是渴望成功，对失败就十分恐惧。其实，必须明白：失败是成功之母，不要执着于"成功"，奋斗的过程更加重要。

成就型人格的人喜欢走捷径，喜欢打擦边球，总是想钻政策空子，往往忽视风险，"先干起来再说"，向往"一夜成名"，害怕浪费时间。切记：任何事情的成功并不单单是靠自己的主观努力，同时也需要方法，需要尊重客观规律，不能急功近利，"欲速则不达"。生命就像一场旅行，不必在乎终点，更重要的是沿途的风景和看风景的心情。

（三）做一个幸福的成功人士

成就型人格的人，其人际关系不容乐观。往往收获了事业，丢失了家庭，成了名副其实的"不幸福的成功人士"，一个人孤独地站在事业的高峰，人生有什么意义呢？

成就型人格的人，其功利心可能会让他们失去真正的朋友。学会"无事也要登三宝殿"，平常多注重联络朋友感情，不要做个人英雄。真正的英雄，往往献身于更伟大的整体。学会做绿叶，不做"孤胆英雄"。

1. 真诚待人

成就型人格的人对待人际关系常常让人感觉十分功利，"他对我有用吗？""他值得我交往吗？"仿佛别人成了自己达成目标的工具，这种功利心可能会让他们失去真正的朋友。

如果你是成就型人格的人，你需要学会平常多注重联络感情，在追逐目标的过程中，不要忽视那些曾帮助过你的朋友，在你遇到困难时他们才能心甘情愿地帮助你成功。这些人也是你将来成功时的喝彩者。

2. 既能当红花，也要当绿叶

成就型人格的人常常认为，在一个单位里。"我才是红花，他们是绿叶"；在一个圈子里，"我才是中心，大家都是配角"。

成就型人格的人就像雨后春笋破土而出，但忽视了情感，没有意识到自己身上不断上升的投机心理。

为了突出个人，成就型人格的人总想成为排头兵、冲锋队长，忽略了他人感受，否认他人建议，竞争意识过强，过度关注形象，最终沦为众叛亲离的"孤胆英雄"。

成就型人格的人看到目标，会像离弦的箭一样冲过去，把团队的其他人抛在身后，成为出头鸟、明星、个人英雄，常因业绩太优秀而招致同事羡慕嫉妒恨，然而成就型人格的人对此还津津乐道。

请成就型人格的人知道，"一花独放不是春，百花齐放春满园"。当自己急于表现的时候，做一个深呼吸，让自己慢下来，看一下整个团队及整体目标。当一个人把自己奉献给团体时，他的光环不仅不被淹没，反而更有价值，更容易被他人认可，个人的价值也将通过团队而获得放大。

3. 发挥本色优势，规避性格缺陷

如果你是成就型人格的人，当你尽力发挥自己的本色优势时，应同时规避你的性格缺陷，那么你将逐步走向成就型人格的最高境界：渴望发展自己，做一个有能力、善于交际、能够激励自我、激励别人、勤奋、好学、自信、热情、专注、有恒心、有理想的人。更主要的是在前进路上，多注意观察沿途的风景，与你的团队一起实现目标价值。

第五节　独特型人格

有这样一群人，他们属于九型人格第四型，即独特型人格。也叫个人主义者。

他们不甘平庸、追求独特；他们忠于真我、不媚世俗；他们细腻敏感、浪漫悲情；他们富有创意、激情四射；他们追求完美、理想主

义……他们有时情绪化严重，对世间万物均有一种他人不可理解的情感体会，与人沟通的重点在于表达自己的内心情感，给人一种天生与众不同的感觉。代表人物有：林黛玉、张国荣等。

一、如何确定独特型人格

（一）内在

独特型人格的人给人的感觉是：追寻自我的表达者。他们是时时内省、能够掌控心灵的热情浪漫者。他们具有深切的情感、丰富的创造力及杰出的自我表现，这是独特型人格的基本特点。

大部分独特型人格的人，拥有惊人的才干，做事情常常达到艺术境界，为培养和强化自己的个人感觉而创造了一种赏心悦目的环境，那足以让其他人自觉低俗而粗野。生命对独特型人格的人而言，不是理性的过程，事业更是如此。许多独特型人格的人的生活重心不在工作上，而在对艺术的嗜好上，而他们热情、敏感且诗意的风格通常使他们显得鹤立鸡群。

在顺境中，独特型人格的人会受使命感激发，自愿参与社会运动，与穷人、被忽略的人，或不被了解的人产生共鸣。独特型人格的人有善于处理人类危机及导引情感窘境的特殊天赋，但独特型人格的人自己的感情世界经常陷入忧郁的漩涡，他们情感细腻，对于浪漫的感觉相当在意，可以说，浪漫是其在情感上的主要追求。在这份浪漫之中，不仅包括积极的、美好的情感，那些悲伤的、消极的情感也赫然存在，甚至有些时候，独特型人格的人会过于关注那些负面情感、情绪的体验。他们并不把体味负面情绪情感看作咀嚼痛苦，反而当成享受，即便有痛感，也是一番"痛并快乐着"的美妙体验。

在独特型人格的人的生命当中，常常带着一种独特的悲情、一种渴望、一种感到事情本可更好的意识，他们会注意到有些东西在流失，有的已经流失了，那可能是某个人、某个互惠的关系，或是某个被认可的机会。

独特型人格的人的情感细腻还表现在，他们渴望与身边的人和事物建立一份深刻的情感联结，但他们在语言的表达上又总是不能做到准确细致，这样就让身边的人很难理解或感受到他们所感悟的情绪、情感，而独特型人格的人在其表达的情绪情感不被人理解时，又不愿意进一步明确解释，往往以一种无所谓的态度不了了之。他们不希望别人不理解自己的情感、情绪，但又觉得别人对自己的这种不理解，恰恰又证明了自己的确天生与众不同，于是继续我行我素。

独特型人格的人因为其身边所发生的一切变化都可以引起他们在情绪上的反应，因此在多数时间里，独特型人格的人会给人一种为人处事太过情绪化且捉摸不定的感觉。独特型人格的人想象力非常丰富，总是能够把自己代入一种身临其境的状态，并细细体味其中的情绪、情感。

由于独特型人格的人想象力丰富，情绪不可捉摸，再加上他们总是不屑于表达自己的情绪和情感，因此总是表现出一副与众不同的气质。他们对艺术有与生俱来的悟性，其细腻的情感，总是能够很好地领会艺术创作时的所思所想，也因此，他们对于美以及艺术品位的追求与解读都较其他人更为执着深刻，但其不屑表达的特质总是让人难以分享他们深刻的感悟。

独特型人格的人对于神秘主义或神奇事物有格外的兴趣，特别是对于宗教、灵修话题十分关注。一方面，他们通过关注神秘主义、理解神奇事物表现出自己与众不同的特质；另一方面，他们希望借由对神秘主义的研修来探索自我生命中缺失的那一部分，以期得到自我人生价值的答案。

独特型人格的人很会表现自己，很有个性，非常自我。最佳状态下的独特型人格拥有非凡的创造力，能够用充满创见的艺术方式来阐释个人及宇宙；在个人层面上，他们具有革新精神与自我再生能力，拥有自我创造、救赎的能力，能够将自己的所有经验都转化为有价值的东西。

独特型人格的人专注自己的事情，感情让人难以捉摸，他们表达感情的方式不一，而且需要对方对自己做出情感上的回应。他们对于人生的黑暗面有更深刻的认识。他们不喜欢跟他人接近，他们只在乎自己内在的感情状况，他们往往感觉生活孤独，而且觉得很难跟他人建立联系。

独特型人格的人在情绪低落的时候，感觉是因为他们失去了展现自己的机会，因此对自己感到失望。

（二）外在

独特型人格的人身材适中或偏瘦，站立、坐卧均以舒服为原则，不会刻意要求自己保持某种体态。有些时候甚至给人一种不太理会其体态是否恰当的感觉。

独特型人格的人着装也以舒适为前提，但他们不经意间的搭配就会显示出独特的气质或艺术上的品位。虽然不会是公众场合中夺人眼目的那种人，却给人一种"众里寻他千百度，蓦然回首，那人却在灯火阑珊处"的冷艳感觉。

独特型人格的人在语言表达上比较温和，很少抑扬顿挫、眉飞色舞。在表达情绪或描述事件时，往往是婉婉道来，语气中总是透露出一股忧郁的气息，传递一种内心有深刻感悟的意蕴。他们的身体语言很少，大多数情况下只是安静地坐在那里，然后类似于喃喃细语地讲述自己的情感，哪怕已经百感交集，外表依然波澜不惊。这个波澜不惊主要指的是他们不会以突出的形体动作来表达内心的情感，只是偶尔也会暗自抽泣，给人以我见犹怜之感。

独特型人格的人无论是独处还是置身人群中，总是一副若有所思的样子。因为他们在情绪、情感的体验上太过敏感，以致身边一草一木的变化都牵动他们的心，因此他们总是因为环境包括人的一点变化而产生一份情绪，体悟一种情感。

独特型人格的人总是用极为丰富的想象力把自己带入某种情境，展开神游并由此感悟人生。所以独特型人格的人总是给人一种"沉浸在自我世界当中"的印象。

（三）人格要素

外表：优雅而别致，奢华，具整体性，富有，受人尊敬，富艺术性，但有时候也令人震惊或肆无忌惮。

气质形态：感性迷人，富有艺术家的气质，有时会十分突出而令人震惊，他们通常会有一双柔情似水的眼神，目光永远是有所憧憬地凝视远方。

给你的感受：深奥而特别；相形之下，往往会让你自觉平凡、浅薄、懒散邋遢而微不足道。

世界观：我的工作令人感动，具有深度、优雅、富洞察力，但仍少了些东西，如果一切都与众不同就好了！

核心价值观：我时常觉得自己和别人不同，我是不平凡和独特的。

信条：美就是真实，真实就是美，这是你在世界上所知道的一切，也是你所需要知道的一切。

自我感觉：内心的感受是否能被人了解？

注意力焦点：我如何才能特别及与众不同？

情绪反应：无法遵从自己的感觉时会有情绪，感到忧伤、嫉妒。

行为动机：渴望自我了解和自己的内心感受被人认同，喜欢我行我素，不媚俗，感情丰富，思想浪漫有创意，拥有敏锐的触角和审美眼光。

行为习惯：经常关注遗漏了什么及缺少什么重要而又美好的东西。

性格倾向：内向而被动，感情丰富而多愁善感；关注什么是重大损失，特别容易被人生哀愁、悲剧所触动；认为被他人误解是一件特别痛苦的事；把焦点放在关系和感觉上；和不熟的人交往时，会表现沉默和冷淡；不开心时，喜欢独自一人来处理不开心的情绪；对不符合自己心意的人，会表现出拒人以千里之外的态度；对别人的痛苦具有深切的同情心，会立刻抛开自己的烦恼，去支持帮助在痛苦中的人；其创造力、热情和丰富的感情常常能吸引其他人；当遭到拒绝、挫折时，便会退缩，变得沉默、害羞；有时会感到忧郁，心中有很多梦想和理想，可总是很难实现。总之是一个富于直觉、敏感、有创造力及理想化的人。

领导风格：多管闲事、大胆，以自我为中心；无法妥协。

沟通方式：注重内在感受，富有戏剧性，悲欢式，伴随意味深长的沉默，强烈、富有感情的言辞，习惯描述画面。

人际关系的特质：善于抒发情感、具有深度，具有创造力及自我表现欲，做事高标准，因此他们往往在人群中表现非凡。

极少采用的思考模式：遵循惯例，全速向前冲，在感情或艺术上做出妥协，这不是他们的思考模式。用"大家都这么做"的话语来逼迫他们是无效的。

正面特质：敏感，具有美感，讲究，大胆，目中无人，有灵性。

负面特质：郁闷，居高自傲，自我专注，可憎，妒忌，怀恨，自大，难以取悦。

适合的工作环境：机会自然显露；充满情感的不凡环境。

不适合的工作环境：官僚制度，组装线，例行公事。

精力浪费处：自怜、幻想、多疑、骄傲，并因此浪费掉他们所有的精力。

二、独特型人格代表人物及人格分析

（一）林黛玉性格分析

林黛玉是中国古典名著《红楼梦》的女主角。金陵十二钗正册双首之一，西方灵河岸绛珠仙草转世，荣府幺女贾敏与巡盐御史林如海之独生女，贾母的外孙女，贾宝玉的姑表妹、恋人、知己，贾府通称林姑娘。

她生得倾城倾国容貌，兼有旷世诗才，是世界文学作品中最富灵气的经典女性形象。从心理学与九型人格视角分析，林黛玉是独特性人格的典型代表。

1. 天生聪颖，才华横溢

元月元宵，元春省亲，林黛玉偷偷替贾宝玉作了一首《杏帘在望》，元春评价这首比贾宝玉自作的前三首都好。三月中浣，林黛玉葬花。林黛玉与贾宝玉共读《西厢记》，然后独自回房路过梨香院墙外时又聆听十二女伶演习《牡丹亭》，大受感动，不觉心痛神痴，眼中落泪。

四月二十六日葬花，林黛玉感花伤己，吟唱《葬花词》。恰好贾宝玉寻来，听见"侬今葬花人笑痴，他年葬侬知是谁""一朝春尽红颜老，花落人亡两不知"等句，不觉恸倒山坡之上。林黛玉要躲，贾宝玉连忙赶上去，解释误会，这是宝黛第一次诉肺腑。

八月二十一日，大观园成立海棠诗社，林黛玉别号潇湘妃子。当日就在探春秋爽斋作海棠诗，众人都推林黛玉那首为上。二十三日，众人齐聚藕香榭作菊花诗，林黛玉作的三首《咏菊》《问菊》《菊梦》包揽前三，拔得头筹。

2. 惹人疼惜的病态美

在通篇《红楼梦》中，作者对林黛玉的外在美描写并未花费太多笔墨。然而就是那着墨不多的描写却给人留下了极其美丽形象。我们可从开篇的"绛珠仙草"得"受天地之精华，复得甘露滋养，遂脱了草木之胎，换得人形"，这些句中体会到"仙草化身"一种超凡脱俗，得天地精华的清秀非凡之美。黛玉初进贾府，作者也未直接着墨来描写她的外在美，而是巧借凤姐的嘴及宝玉的眼来看出林黛玉的美。心直口快的凤姐一见黛玉即惊叹："天下竟有这样标致的人物，我今日才算见了！"这话虽未直接写出黛玉的美丽，却给读者在心里留下了一个"绝美"的印象。泪光点点，娇喘微微。娴静似娇花照水，行动如弱柳扶风。"心较比干多一窍，病如西子胜三分。"这便是林黛玉的"外在美"。然而她的"外在美"是"娇袭一身之病""病如西子胜三分"的病态的美，就像是个"捧心西子"。

3. 独特叛逆，孤高自许

文学史评价林黛玉出身于"清贵之家"，由于小时父母钟爱，比较任性。后因父母早丧，寄居贾府，孤苦伶仃。环境的龌龊势利，使她"自矜自重，小心戒备"，为保持自己纯洁的个性，她始终"孤高自许，目下无尘"，在贾府"一年三百六十日，风霜刀剑严相逼"的生活中，只有自幼耳鬓厮磨的贾宝玉才是她唯一的知己。

林黛玉是一个美丽而才华横溢的少女。她早年父母双亡，家道中落，孤苦伶仃，到贾府过着寄人篱下的生活。她并没有为了争取婚姻的成功而屈服于环境，也没有适应家长的需要去劝告贾宝玉走仕途经济的道路。她我行我素，用尖刻的话语揭露着丑恶的现实，以高傲的性格对抗环境，以诗人的才华去抒发对自己命运的悲剧感受。她为保持自己的人格尊严和纯洁的爱情而付出全部的生命。

4. 自我与坦诚同在

率真的林黛玉，在她几乎毫无遮掩地表露着自己的缺点的同时，也向人们敞开了她那纯真无邪的心扉。在她眼心中，容不得微尘，也不记得微嫌。

在大观园里，她似乎与薛宝钗结怨很深，那是因为她曾一度将宝钗当作自己的情敌。但正是她们后来又"互剖金兰语"，结成"金兰契"，谱成了友情中最动人的篇章。她被宝钗善意的批评所感动了，深情地说："你素日待人，固然是极好的，然我最是个多心的人，只当你心里藏奸，从前日你说看杂书不好，又劝我那些好话，竟大感激你。往日竟是我错了，实在误到如今……"她向宝钗说的一番话，就如一篇深刻的自我反省。说明她往日所以容不得别人的缺点，是因为还没有认识到自己的缺点；所以听不得别人赞宝钗，是因为她始终以为宝钗"心里藏奸"。在这里，我们看到这位少女自尊得有点偏执的内心世界，又变得虚怀若谷、率真坦诚了。

5. 反抗礼教，追求真爱

林黛玉的《葬花吟》《秋窗风雨夕》《桃花行》等作品表现出来的忧愁、憔悴、柔婉、清瘦形象，愁、泪、瘦是林黛玉诗词作品中的主题，也是她生活、命运的写照。

林黛玉不能离开贾宝玉，更不能失去贾宝玉的心。但是，在初恋阶段，他俩若即若离，互相试探，都不肯把真心掏出来。尤其是林黛玉，她在对贾宝玉的真心还没有充分了解之前，不肯轻易地流露出自己对贾宝玉的恋情，因为她很自尊自重。林黛玉执着地追求爱情，但是当贾宝玉借《西厢记》词语，真正向她表达爱情的时候，她反而要嗔怪他。第一次，林黛玉与贾宝玉共读《西厢记》，她越看越爱看，不到一顿饭工夫，将十六出俱已看完，自觉辞藻警人，余香满口。第二次，贾宝玉又借《西厢记》中张生对红娘说的一句话对紫鹃说："好丫头，'若共你多情小姐同鸳帐，怎舍得叠被铺床？'"再次向林黛玉表示爱情。而林黛玉呢，"登时撂下脸来"哭道："你这该死的胡说，好好地把这淫词艳曲弄来了，看了混账书，还学了这，也来拿我取笑儿，我成爷们解闷的。"并且立即"往外走"。其实不然，贾宝玉是贵族公子，身上多少沾染了贵族的坏习气，林黛玉没有看到他的真心以前，是保持着警惕性的。林黛玉所以不能接受贾宝玉逢场作戏式的爱情表达方式，是因为她追求的是真爱。

曹雪芹文学作品《红楼梦》中塑造的林黛玉这个形象，就是一个活生生的独特型人格的典型代表，她自幼聪慧敏感，抑郁忧愁，古怪矛盾，内心又充满浪漫渴望。林黛玉咯血、消瘦、自卑、哀怨，最后可能死于肺结核和抑郁症，这也符合独特型人格的生理心理改变。

（二）张国荣性格分析

张国荣，1956 年 9 月 12 日出生，是 20 世纪 80 年代香港乐坛的天皇巨星之一。他曾担任唱片监制、演唱会艺术总监和排舞师、配乐、电影编剧、电影导演和电影监制。他在 46 年的生命里，横跨影、视、歌、剧演出制作等多个领域，创造出了一系列经典的艺术作品，取得了非凡的成就。

1. 特殊天赋铸就耀眼明星

张国荣出生于香港，家里兄弟姐妹共有十人，张国荣是最小的一个。1980 年，张国荣与陈百强合作出演电影《喝彩》。1982 年，张国荣主演谭家明执导的电影《烈火青春》，获得第 2 届香港电影金像奖最佳男主角提名；1983 年，主演青春励志电影《鼓手》；1986 年，主演吴宇森执导的电影《英雄本色》；1987 年，他凭电影《英雄本色 2》获得香港电影金像奖最佳男主角提名，同年主演电影《倩女幽魂》；1990 年，张国荣主演了王家卫执导的电影《阿飞正传》；1993 年，他主演了电影《霸王别姬》；1996 年，张国荣主演的《大三元》《金枝玉叶 2》《新上海滩》入选当年香港年度十大卖座电影，他主演的电影《红色恋人》位居当年国产片内地票房第三位；2000 年，他主演了电影《枪王》；2002 年，他主演了电影《异度空间》。

2004 年，他获得香港电影金像奖追颁的"演艺光辉永恒大奖"；2006 年 4 月，香港电影金像奖特别增设"金像奖银禧选"，张国荣以接近五成的得票率成为"银禧影帝"。

2010 年 3 月，美国 CNN 评出了"史上最伟大的 25 位亚洲演员"，张国荣位列其中；CNN 评价他是 20 世纪"80 以及 90 年代的重要演员"。

2. 独特的魅力歌星

1977 年，他凭借《American Pie》获得丽的电视亚洲歌唱大赛香港区亚军，并由此进入歌坛。

1982 年，张国荣跟随恩师黎小田转投华星唱片，1983 年，推出唱片《风继续吹》，1984 年，发行专辑《Leslie》，香港本地销量突破四白金；1999 年入选港台"世纪十大金曲"。

1985 年，他在红馆连开十场个人演唱会，打破了香港歌手初次开演唱会的场数纪录。1987 年，张国荣加盟新艺宝唱片；1988 年，张国荣成为第一位亚洲区百事巨星代言人；并且在香港红馆连开 23 场演唱会；在第一届叱咤乐坛流行榜颁奖典礼上，张国荣获得"叱咤乐坛男歌手金奖"，由张国荣作曲的《沉默是金》获得当年十大中文金曲奖以及十大劲歌金曲奖；2008 年中国音乐家协会选出了"1978 年至 2008 年间广为传唱的中国原创歌曲"，张国荣作曲并演唱的《沉默是金》位列其中。

1989 年，张国荣再次荣获十大劲歌金曲颁奖典礼的"最受欢迎男歌星奖"以及叱咤乐坛流行榜颁奖典礼的"叱咤乐坛男歌手金奖"等奖项；1989 年年底，正值歌唱事业巅峰的张国荣突然宣布告别歌坛，并在香港红馆连开 33 场"告别乐坛演唱会"，随后在韩国、日本、新加坡、马来西亚等国家举办了多场世界巡回演唱会。

3. 天生表演者称号

1995 年，张国荣宣布复出歌坛并签约滚石唱片公司；复出后的他宣布不再领取任何竞争性质的奖项。1999 年，张国荣签约环球唱片，发行专辑《陪你倒数》；同年他在第二十二届十大中文金曲颁奖礼上获得"金针奖"，成为第一位既获得香港乐坛最高荣誉"金针奖"，又荣膺金像奖影帝的香港男艺人。

2000 年 7 月 31 日 ~2001 年 4 月 16 日，他举办了 43 场"热·情世界巡回演唱会"。他亲自担任演唱会的艺术总监，世界时尚大师 Jean Paul Gaultier 担任整场演唱会的服装设计。这场演唱会被美国《时代周刊》评价为"Top in Passion and Fashion"。日本《朝日新闻》评价他为"天生表演者"。

4. 辉煌成就

2001 年，他获得中国原创音乐榜千禧全国成就大奖。2002 年发行《Crossover》，获得第 25 届十大中文金曲——金曲银禧荣誉大奖；2003 年华语流行乐传媒大奖追颁张国荣"终身成就奖"。截至 2003 年，他已经举办了超过 300 场个人演唱会，在香港红馆举行了 121 场个人演唱会。

2003 年 7 月，环球唱片推出张国荣的遗作《一切随风》，专辑上市第一天在香港就创造了一分钟卖出一张的纪录。截至 2004 年，《一切随风》在香港的销量近 20 万张，打破香港乐坛 8 年来的唱片销售纪录。

2004 年 3 月 31 日，香港杜莎夫人蜡像馆为张国荣的蜡像举行了揭幕仪式，并在"伟人殿堂"里进行展出；张国荣的蜡像是第一个也是唯一一个进驻"伟人殿堂"的演艺明星蜡像。

5. 打入亚洲电影市场

1987 年，张国荣主演了电影《倩女幽魂》，这部电影上映后在亚洲大受欢迎。1989 年，韩国评选"亚洲十大最受欢迎男艺人"，他名列第一位。2000 年，他主演的电影《恋战冲绳》及《流星语》在日本上映。2001 年，他位居日本雅虎外国明星人气榜第一位。2001 年他获得日本"CineCity"颁发的最佳男演员奖，该奖项举办 11 年，张国荣就有 10 年夺冠。

2003 年，韩国电影频道 OCN 联同 21 家韩国电影网站合作举办"百大影星"评选，张国荣排海外影星第一。2006 年，日本国家电视台 NHK 举办在日本最受欢迎的演员评选，张国荣当选"国际十佳男演员"；2013 年，世界三大百科全书之一的《大英百科全书》将"张国荣"作为词条收录其中。

6. 杰出才华和突出贡献的人

演艺方面张国荣是中国流行文化的指标人物之一；影视歌全能亚洲巨星；华人演艺圈多栖发展的代表之一。他在亚洲很受欢迎，作为第一个打开韩国唱片市场的粤语歌手，他保持着华语唱片在韩国的销量纪录（韩国《亚洲经济》评价）；打破了只有欧美流行歌手垄断韩国外国乐坛的传统。

20 世纪 80 年代，张国荣囊括了香港乐坛的多项大奖，他是首位连续两年同时获得"十大劲歌金曲最受欢迎男歌星奖"和"叱咤乐坛男歌手金奖"的华人歌手；屡获歌坛大奖的张国荣不仅歌唱技艺精湛，更是一位多面手，从作曲、作词，再到制作他都一一能够胜任。作为演员，他能演喜剧片、动作片，还可以演文艺片和爱情片，电影

《霸王别姬》在世界范围内的成功使他扬名国际（BBC 评价），确定了他在亚洲影坛的巨星地位，其出众的演技为他赢得了国际性的赞誉。

7. 留得真爱在人间

他是个对人很真的人，看到他，就看到一个"真"字和一个"爱"字，无论在友情、爱情等方面，这个"真"字和"爱"字都很明显地呈现出来。

1978 年 2 月 19 日，香港公益基金举办筹款卖物会，张国荣客串义卖主持人。此后，他就积极参与到各种慈善活动中：1980 年 12 月 7 日，参加由香港公益基金举行的"港岛区百万行"步行筹款活动；1981 年 3 月，参加新加坡影视歌巨星慈善晚会；1983 年 3 月 1 日，应邀参加在香港湾仔伊丽莎白体育馆举办的香港快活谷狮子会慈善演唱会；1983 年 6 月，参加在新加坡国家剧场举办的慈善筹款"星光灿烂晚会"义演活动；1983 年 12 月 9 日，参加 TVB《欢乐满东华》慈善筹款晚会；1984 年 12 月 2 日，参加"九龙区公益金百万行"步行慈善筹款活动；1985 年 10 月，参加"白金巨星耀保良"慈善晚会。

张国荣生前热衷于慈善，特别热心于帮助儿童，20 世纪 80 年代他将香港及海外演唱会所得的部分酬金捐赠当地的儿童协会；1996 年末至 1997 年初，张国荣在举行个人演唱会前，以私人名义捐出一百万元予儿童癌病基金。张国荣为人低调，做慈善不愿意声张，他做过的很多善事都是悄悄进行的，不愿因媒体的大肆报道而使其变味。

张国荣在世仅仅 46 年，但他在音乐、演艺方面做出的成就有目共睹。如果没有独特型人格的天赋，没有那种对艺术的挚爱，没有那种天生的善良……几乎不可能完成这么多的精湛完美的作品。

三、如何让您更优秀

（一）不要沉醉在感觉中

独特型人格的人常常沉溺于自己的负面感觉中难以自拔，苦苦寻求"我是谁"，享受悲痛，放大悲痛，而这种感觉又像天边的云，飘忽不定。

独特型人格的人，特别注重自己的感觉，经常在自己的感觉中飘得很远，又很茫然，像雾像雨又像风，最终会在寻找自我中迷失自我。曾有一个独特型人格的女士，放弃工作与家庭去五台山修行，甚至削发为尼。

"我是谁？""来自哪里？""去向何方？"他们很多人对哲学、宗教很有兴趣，只有在走向成长的过程中，他们才能逐步摆脱感觉的束缚，真正把自我和外界统一起来，开始回归"真心"。当不再执着于"幻想的元素"，他们将决定做一个客观的人，真正融入实践，放下"觉得自己很有深度"的傲慢和虚无，并慢慢明白"自我"其实就是在每一个当下，追求"永恒"的自我就是徒劳。

从本质上说，"自我"只是一个流动的过程，"自我"就像由一张张胶片组成的电影，而不是静态的照片。

在现实生活中，我们应该掌握分寸，不能脱离现实、不能生活在幻想中，应找到那个真正的"真实"。

如果你是独特型人格的人，请从这种"自我"的感觉中走出来，进入实实在在的现实世界，踏踏实实地做好每一件事情，这就是当下。

（二）与情绪共舞

独特型人格在自我认知问题上总是关注自己所受到的伤害，或者是自己的内在缺陷，然后在痛苦之上形成自己的生活模式。

而且，独特型人格的人总是沉溺在自己的幻想之中，用想象来满足自己强烈的嫉妒。大部分的独特型人格的人都迷恋那些会引发负面感觉的想法，比如渴望苦乐参半的爱情。

他们在看待自己的经历时，总是强调自己是牺牲最多的人，这样的情绪使他们极度关注自己的感觉，沉溺于过去的痛苦，完全得不到一种自我认同。

独特型人格的人，其情绪就像过山车，常常给他人造成困惑和反感。但对独特型人格的人来说，情绪本身就是资源，很多好的作品、创意，都是在"强烈情绪"下完成的。

对于独特型人格的人来说，情绪是一把双刃剑，有积极作用，也会产生破坏作用。你需要善用自己的资源，与情绪共舞，把它当作激发自己创造力的源泉。

（三）接纳你的"害羞"

独特型人格的人常常具有"害羞"的特点。你需要知道，"害羞"大部分人都有，只是独特型人格的人更加明显而已。

你越在意你的"害羞"，"害羞"就会越强化，你如果接纳你的"害羞"，陪伴你的害羞一同度过，你会欣喜地发现你的"害羞"时间越来越短，你其实很出色，逐步走出"害羞"，你将看到你的进步，你可以感觉到，你"害羞"的样子其实也是迷人的。

（四）做必须做的事情

对独特型人格的人来说，做充满梦想的规划很容易，但真正去做事情确实不容易。不知不觉中，那种熟悉的"感觉"总是在冥冥之中不期而遇，让你感觉茫然。

要实现自己的梦想，就应当学会"做必须做的事"，而不是喜欢做的事，在该做的时候去做，而不是想做的时候做，学会培养自己的理性和计划，按照自己的计划去做事情。

对于自己的情绪，不要去控制它，让他像天边的云，来来去去吧，你只需要练习与它们保持分离、旁观即可。不去指责、不去评判，做一个落地的完美主义者。

（五）像爱自己一样爱别人

独特型人格的人总是抱怨他人不够爱自己，不理睬自己，抛弃自己，不懂自己，常常掉入"自怜"的境地，老是想着不愉快的童年、伤心的往事、失败的人际关系。他们内心深处抱怨父母，觉得没有得到他们足够的关心和理解，总是幻想"灵魂伴侣"那种浪漫的爱情，他们不愿意让痛苦随风而去，他们常常夸大自己"痛苦经历"和"最大不幸"，以此换取爱。

亲爱的独特型人格的人，没有人会为你的痛苦负责，也没有人会把你从你的"痛苦"深渊里捞出来；不要再强化"我不够好"，不要再在你自己的伤口上撒盐！要尝试自信地告诉自己："这一切刚刚好"，"一切都是最好的安排"，你的将来会更加出色。你真的那么可怜吗？冷静地想一想，你并非如自己想象得那样可怜，放下所谓的"痛苦和不幸"，像爱自己一样去爱别人，看看效果会怎样？

（六）敞开胸怀，真情互动

独特型人格的人有时感觉自己"什么都不是"，"很多方面不如别人"；有时候感觉自己是被抛弃的"贵族"，感觉人际关系很复杂，自己有融不进去的感觉。

如果你是独特型人格的人，就要敞开胸怀，不要沉溺在自己的世界里，要把清高孤傲放下，豁达开放、诚实信任、真情互动，和他人交流不卑不亢、从容面对、幽默风趣，你会发现原来所有人都是你的宝贵财富，而不是你"羡慕嫉妒恨"的对象。

（七）从点滴做起

独特型人格的人往往想象力丰富，常常有很多新奇的想法，他们不甘平庸，但缺乏行动力。很多独特型人格的人是思想的巨人、行动的侏儒；他们可能满腹经纶、才华横溢，却因为缺乏务实精神而四处碰壁；抱怨自己是"怀才不遇"的人，总是感觉没有人懂我，在怨声载道中错过本应光辉灿烂的一生。

独特型人格的人不屑于那些平凡琐碎的小事，但再伟大的事情也是从普通的小事情开始的。请独特型人格的人从小事做起，从当下做起，从点滴做起，做一个脚踏实地的实干家。

（八）发挥本色优势，实现自身价值

独特型人格的人经常会陷入抑郁的境地，往往活在自己的世界里，有很深的缺失感，甚至发展到嫉妒他人、做出违法乱纪的荒唐事情来。"为什么他有我没有？""为什么他找了这么优秀的老公？""为什么老板对他那么好？"

独特型人格的人要注意的是，不能总是去想"已失去"或"未得到"，要活在当下、珍惜拥有。

现实生活中，独特型人格的人并不少，如果在心理上能得到一些必要的帮助，他们的命运可能会因此而改变。独特型人格的人往往喜欢看一些与自己有关的书籍、文章或者相关资料，希望本书中的内容

能够对你们有所帮助。

如果你是一个独特型人格的人，祝愿你发挥本色优势，逐步走向最高境界。做一个有创造力、表现力、细腻、热情、机智、敏锐、真诚奉献的人。

第六节　思想型人格

现实生活中，有这样一群人，他们是九型人格第五型，即思想型人格。其别名是思考家、导师、哲人、思想锻造者、观察家、哲学家。

他们是九型人格中最博学的一群；他们搜集信息、全面分析；他们理性思考、逻辑清晰；他们洞悉本质、智力超群；他们被称为"孤僻的书虫"，也被称为"精妙的机器人"；他们降低对生活的需要；他们守护自己的资源。他们为人处世相当冷静，很少出现情绪化状况，条理清晰，事事认真并注重研究分析，少言寡语，总是将自己定位于旁观者角色，给人一种冷漠、朴素的感觉。思想型人格的代表人物：牛顿、爱迪生、诸葛亮等。

一、如何确定思想型人格

（一）内在

思想型人格的人给人的感觉是：冷静分析的旁观者。思想型人格的人非常注重对知识的渴求，可以说对知识的渴求本身就足以成为一种推动力，不断推动他们钻研各种学术或研究各种原理。因为他们对自己抱有一份"不可以有不知道"的态度，认为只有通过研究与学习才能够让自己产生了解一切的充实感。

同时，他们对于知识的探求又不是那种同时对很多领域产生兴趣、一头扎进书本的方式，他们往往是在现实中经历了某件事件，并在实践中发现了自己原本没有接触过的情况，包括出现了以往没有体验过的情绪、情感的时候，他们就会对这份原本没有过的体会产生疑问。此时，他们就会产生一份因"自己不了解"而空虚的感觉，进而在接下来的时间里搜寻与那些情况相关的一切资料，潜心研究。

思想型人格的人遇到新情况就会陷入思考和研究，而实践中的新情况总是不断出现，所以有些时候他们会陷入思考研究不能自拔，导致行动停滞，给人一种太过冷静的感觉。

思想型人格的人对于生活质量的要求并不高，因为他们把精力主要放在研究学问方面，安守属于自己的空间，对知识进行不懈钻研。他们不喜欢处理琐碎的家务，也不关心房间是否凌乱，因为他们根本就不注意这些。家对他们来说是最好的私人空间，而他们对私人空间的定义是：让自己不受外界干扰，能够一心一意进行学术研究的地方。

思想型人格的人能记住自己把需要用的物品放在哪里，这也是他们处事冷静和记性好的特质。他们要求自己一定要了解很多事情，但往往了解过了就完事了，并不一定要去切身体会一把。

思想型人格的人喜欢独自活动，当然活动也主要是集中在学习和研究方面，要想学习和研究，自然就不希望被人干扰，因而可以说，思想型人格的人十分享受独处生活，这样难免给人一种不食人间烟火的印象。

思想型人格的人会把资料看作最有价值的物件珍藏起来，久而久之养成收藏图书的习惯。

他们是九型人格中的智者，是处理秘密的内行人，他们珍藏自己的秘密，不管是学术上的事实、技术程序、部门政策、公司内部构架或是对手的弱点。以收藏著称的他们，可能收藏着古书、一整套邮票或钱币、古董车、排列着著名战役的玩具兵展示箱，或是一些不寻常而难以忘怀之物。

思想型人格的人脸皮很薄，因此他们耗费大量时间来维持疆界，他们建立稳固的心理栅栏，然后安然地生活在栅栏里。

他们为人处世比较内敛，不善于、也不喜欢与人交往。他们在人际关系处理上表现得非常冷静和富有条理，总是把人分门别类地划分，但划分不是基于人际关系的标准（如关系亲密度、交往频率等），而是基于自己在学术研究领域的不同（如喜好天文学的分在一起，研究物理学的分在一起等）。

他们绝不会打乱这种分类，一定不会让不同圈子的朋友在同一聚会上出现。

思想型人格的人认为，这样做一方面可以让人际关系简单且有条理，避免自己陷入处理复杂关系的境地中，以致打破冷静、客观、系统的思考状态；另一方面他们也觉得这样做，总能确保自己绝对拥有一个属于自己的空间，保护隐私（自己有不知道的事情就是他们的"隐私"）。他们给人一种在人际关系中将自己永远置于旁观者地位的超然感觉。

思想型人格的人也属于情感薄弱的一类，大多时候，思想型人格的人拒绝情感、情绪表达，给人一种冷漠的感觉。

他们觉得任何情绪和情感都会让他们进入主观状态，从而威胁他们冷静、客观的处世态度。所以他们比较抗拒在任何情况下出现的情绪、情感表现，当他们遇到他人表现情绪、情感时会不知所措。

同时，他们也因此对除了学术研究、知识探讨的话题以外，对于情感话题或家长里短毫无兴趣。

当大家都在闲聊时，他们就会很无聊，但若是大家提到与知识相关的话题（前提是他们正在研究的领域），他们就会兴趣盎然，甚至喋喋不休。

（二）外在

思想型人格的人身材瘦弱（除了瘦，真的给人一种弱的感觉，这有可能是他们对物质生活要求过低造成的营养不良），平日里大多数时间都是安稳地坐在那里，站立时身体动作也很少，即便是行走的时候也会是径直接近目标，这是他们追求生活的简洁所决定的。

他们的身体给人太过僵硬的感觉，他们极少的身体动作还会给人传递出这样一种感觉：请不要关注我，我只是一个旁观者，并不想投入你们的环境或话题当中。

思想型人格的人着装非常简朴，因为他们对生活质量要求不高，更多关注的是自己的精神世界，亦因此忽略掉时尚和流行的趋势，导致他们的着装给人一种"过时"或"老土"的感觉。

另外，他们过分沉浸在思考状态中，以及厌烦琐碎家务事的特质，让他们尽显"不修边幅"的"风光"——有些时候他们的衣物真的是好久都不洗。

思想型人格的人话语很少：一方面源于他们总是需要以客观的身份来观察和思考；另一方面，他们认为话语本身会引起很多情绪和情感，而他们又拒绝情绪和情感。

身体语言更谈不上，他们最多是在谈论学术话题的时候微微点头，让人感觉他们的身体只有脖子以上才有生命。

思想型人格的人外表冷漠，即便正在经历激烈的情绪或感情，他们也神情木然（此时他们想的是及早摆脱所处的环境，回到自己的空间去）。

思想型人格的人在情感上的漠然，以及平淡的面部表情也是因为他们自己拒绝情感导致。很少能够从思想型人格的人的眼神中觉察到情感、情绪，这也强化了那份冷漠的感觉。

当他们无法回避情绪、情感话题或环境的时候，他们也会以回避对方注视的方式保持低调，这就给人一种眼神"迷离"的感觉。

（三）人格要素

外表：冷淡而苍白；无血色；有时愚蠢乏味，有时却表露出贵族的气质。

气质形态：冷静、木讷和不苟言笑，喜怒不形于色，深沉而有书生气。

给人的感受：他们充满智能的精心作品令人眼花缭乱，他们冷静的客观性令人敬畏；而有时候，让你觉得他自以为聪明，其实并不然。

世界观：我是自我内心世界的主人，而我的世界建筑在我对特殊知识的高度把握上。

核心价值观：喜欢思考，追求知识，要了解这个充满疑惑的世界。有了知识，我才不会焦虑，才敢行动。渴望全知。

信条：我思，故我在。

注意力焦点：我如何才能获得更多数据和知识？

经常关注：我们需要哪些数据才客观？

情绪反应：自己看书、思考受到干扰时会有情绪，贪求行为习惯。

行为动机：渴望比人知得多，懂得快，喜欢运用自己的智慧和理论去驾驭他人，他们冷静，机智，分析力强，好学不倦，善于思考，有理性地去处理问题并将情感控制。

性格倾向：内向，被动，自我，喜欢思考；关注探究，以思考代替行动；与感觉相分离，讨厌情绪激动；自我满足和简单化；贪求或积攒时间、空间、知识；不擅长对他人说好听的话；喜欢向别人表演自己的学问和知识；很难表达自己心中的感受；不喜欢娱乐活动，在人际关系上显得比较木讷和保持理性的状态；寻求独自去感受，不喜欢被打扰；喜欢自己解决问题或制定计划并执行一项计划；不喜欢过度计划的生活和每周一次的例会；是一个理解力强、重分析、好奇心强、有洞察力的人。

领导风格：哲学家之王；遥控式的领导方式。

人际关系的特质：智慧、科学方法、理论、精神上的楷模、知性上的竞争。

沟通方式：电子邮件，论文，条约，漫长的简报。

极少采用的思考方式：自发性的鼓励，情感上的憧憬，社会的期望，传统的经验智慧。

正面特质：聪明，心存展望，分析能力强，恭敬，体贴，敏感，和善，学问渊博，自动自发，客观，为见解和概念狂热。

负面特质：冷冰冰，自大的知识分子，吝啬，遥不可及的独行侠，富优越感而卖弄学问。

适合的工作环境：象牙塔，关闭的门后，在人际要求、规则或限制极少的任何环境中。

不适合的工作环境：积极、快节奏、人际互动密集而感情外露的环境，即需要表达强烈情感，又没有时间供其思考的环境。

精力浪费处：他们将自己投入思考，拙于行动，所以工程浩大的收集分析，到头来一切束之高阁，不付诸实践，变成只会自己做文章自己看，所有的智慧结晶，只跟着自己入棺材，变成完全的浪费。

二、思想型人格代表人物及人格分析

（一）牛顿

艾萨克·牛顿爵士，英国皇家学会会长，英国著名的物理学家，百科全书式的"全才"，著有《自然哲学的数学原理》《光学》。

他在 1687 年发表的论文《自然定律》里，对万有引力和三大运动定律进行了描述。这些描述奠定了此后三个世纪里物理世界的科学理论基础。他通过论证开普勒行星运动定律与他的引力理论间的一致性，展示了地面物体与天体的运动都遵循着相同的自然定律，为太阳中心说提供了强有力的理论支持，并推动了科学革命。

在力学上，牛顿阐明了动量和角动量守恒的原理，提出牛顿运动定律。在光学上，他发明了反射望远镜，并基于对三棱镜将白光发散成可见光谱的观察，发展出了颜色理论。他还系统地表述了冷却定律，并研究了音速。

在数学上，牛顿与戈特弗里德·威廉·莱布尼茨分享了发展出微积分学的荣誉。他也证明了广义二项式定理，提出了"牛顿法"以趋近函数的零点，并为幂级数的研究做出了贡献。

1. 与科学的关联与恋母情结有关

牛顿出世前三个月，他的父亲老艾萨克已经去世，牛顿出生时身体非常虚弱，这给了他追求父亲的动力。当现实生活中无法找到父亲原型时，天父上帝便是牛顿渴望的父亲的替代品，因此牛顿一生都醉心于神学研究。

牛顿是个遗腹子，而且他的母亲很早就改嫁了，他由自己的外公外婆抚养成人，早期远离母亲的经历造成了牛顿心灵的创伤，也导致了牛顿对母亲的渴望。牛顿曾自制风车，用老鼠作动力，老鼠带动风车旋转给了牛顿快乐。这可能是牛顿心中渴求母亲的情感表达，因为老鼠和风车分别代表男性和女性。牛顿在 1665 年～1667 年期间做出了关于微积分、光学和重力学的三大发现，可能是牛顿回到了母亲身边、快乐达到了极致的结果。牛顿与莱布尼茨、胡克争夺优先发明权，确保自己的第一位置，似乎是牛顿为了补偿童年痛苦经历的结果：他的母亲离开他和另一个男人和孩子们生活去了。牛顿的母亲死于1690年，也导致了牛顿科学生涯的终结。当竞争造成的紧张导致科学的快乐受到威胁的时候，牛顿便远离了科学，从政治和社会中寻找快乐。

2. 获取更多的知识以控制他人

牛顿小时候性格沉默，爱做白日梦。他的性格孤僻固执，是虔诚的清教徒，从来不是一个会在任何方面向人低头的人。

在情感方面，牛顿是非常缺乏的。他的一生中很少有亲密的朋友。就本质而言，牛顿是一个孤独的人，情愿退缩到一个角落，与整个世界隔离。他有一种深深的不安全感，对别人往往抱着一种深深的怀疑态度。他极度敏感，无法容忍他人的批评意见，缺乏宽恕人的度量。在与人相处中，他并不是一个与人为善的人。他与胡克、弗拉姆斯蒂德、莱布尼茨都发生过激烈冲突。在冲突中，牛顿的一些行为体现出他的自私狭隘。牛顿又具有自恋成分，他始终过分迷信于自我的独特性：他坚信在任何一个时期，世界上只有一个如基督般的诠释者能解读神意，而他就是那位中选者。他无法接受别人也能独力做出同样突破性的贡献。另外，出乎我们意料的是，牛顿追求并热衷于权力。在拥有权力的后半生中，他是一个独裁、专制的人。迈克尔·怀特在书中指出，牛顿不甚完美的人格或许应归咎于他早年经历的被离弃所造成的伤害。他同时又认为由此造成的牛顿内心中隐藏的不和谐心态，使牛顿前期有强烈的欲望去发现和遍历任何途径以寻觅更多的知识，而后期则是攫取权力和掌控他人。这样，在迈克尔·怀特眼中牛顿的众多行为表现都与其性格具有了某种关联。

3. 终生未娶的科学家

据《大数学家》（Men of Mathematics，E·T·贝尔著）和《数学史介绍》（An Introduction to the History of Mathematics，H·伊夫斯著）两书记载："牛顿在乡村学校开始学校教育的生活，后来被送到了格兰瑟姆的国王中学，并成为该校最出色的学生。在国王中学时，他寄宿在当地的药剂师威廉·克拉克家中，并在19岁前往剑桥大学求学前，与药剂师的继女安妮·斯托勒订婚。之后因为牛顿专注于他的研究而使得爱情冷却，斯托勒小姐嫁给了别人。据说牛顿对这次的恋情保有一段美好的回忆，但此后便再也没有其他的罗曼史，牛顿终生未娶。"

4. 辉煌的科学成就

1648年，牛顿被送去读书。他喜欢读书，喜欢看一些介绍各种简单机械模型制作方法的读物，并从中受到启发，自己动手制作些奇奇怪怪的小玩意，如风车、水钟、折叠式提灯等等。

传说小牛顿把风车的机械原理摸透后，自己制造了一架磨坊的模型，他将老鼠绑在一架有轮子的踏车上，然后在轮子的前面放上一粒玉米，刚好让老鼠够不到。老鼠想吃玉米，就不断地跑动，于是轮子就不停地转动；还有一次他放风筝时，在绳子上悬挂着小灯，夜间村人看去惊疑是彗星出现。他还制造了一个小水钟，每天早晨，小水钟会自动滴水到他的脸上，催他起床。他还喜欢绘画、雕刻，尤其喜欢刻日晷，家里墙角、窗台上到处安放着他刻画的日晷，用以验看日影的移动。

牛顿在1676年首次公布了他发明的二项式展开定理，发现了其他无穷级数，并用来计算面积、积分、解方程等等。

《光学：关于光的反射、折射、拐折和颜色的论文》，集中反映了他的光学成就。

在流体力学方面，牛顿指出流体黏性阻力与剪切速率成正比，这种阻力与液体各部分之间的分离速度成正比，符合这种规律的液体被称为牛顿流体。

在热学方面，牛顿的冷却定律为：当物体表面与周围形成温差时，单位时间、单位面积上散失的热量与这一温差成正比。

在声学方面，他指出声速与大气压强平方根成正比，与密度平方根成反比。他原来把声传播作为等温过程对待，后来被拉普拉斯纠正为绝热过程。

牛顿在科学上的巨大成就连同他的朴素的唯物主义哲学观点和一套初具规模的物理学方法论体系，给物理学及整个自然科学的发展，给18世纪的工业革命、社会经济变革及机械唯物论思潮的发展以巨大影响。这里只简略勾勒一些轮廓。

牛顿的哲学观点与他在力学上的奠基性成就是分不开的，一切自然现象他都力图用力学观点加以解释，这就形成了牛顿哲学上的自发的唯物主义，同时也导致了机械论的盛行。

事实上，牛顿把一切化学、热、电等现象都看作"与吸引或排斥力有关的事物"。例如他最早阐述了化学亲和力，把化学置换反应描述为两种吸引作用的相互竞争，认为"通过运动或发酵而发热"；火药爆炸也是硫黄、炭等粒子相互猛烈撞击、分解、放热、膨胀的过程，等等。

从牛顿一生的科学成就可以看出他是一个思想型人格的典型代表。他一生致力于科学研究，而且贡献巨大，他是近代科学的鼻祖，他开拓了向科学进军的新纪元，但却因羞于向女孩表白而白白失去结婚的机会，然后终生未婚也未育，他把科学研究当作生命一样忘我执着追求。

（二）爱迪生

托马斯·阿尔瓦·爱迪生，出生于美国俄亥俄州米兰镇，逝世于美国新泽西州西奥兰治。

爱迪生是人类历史上第一个利用大量生产原则和电气工程研究的实验室来获得发明专利而对世界产生重大深远影响的人。他发明了留声机、电影摄影机并完善了电灯，对世界有极大影响。他一生的发明共有两千多项，拥有专利一千多项。

爱迪生被美国的权威期刊《大西洋月刊》评为影响美国的 100 位人物第 9 名，是世界杰出的发明家、企业家。

美国第 31 任总统胡佛称他是"一位伟大的发明家，也是人类的恩人"。

1. 天真好奇

爱迪生小时候就很好奇。有一次，到了吃饭的时候，仍不见爱迪生回来，父母很焦急并四下寻找，直到傍晚才在场院边的草棚里发现了他。父亲见他一动不动地趴在放了好些鸡蛋的草堆里，问爱迪生在干什么，小爱迪生回答说在孵小鸡呀，原来，他看到母鸡会孵小鸡，觉得很奇怪，总想自己也试一试。当时，父亲又气又笑地将他拉起来，告诉他，人是孵不出小鸡来的。在回家的路上，他还迷惑不解地问："为什么母鸡能孵小鸡，我就不能呢？"

2. 最初的科学实践

在爱迪生小的时候，他经常到邻居缪尔·温切斯特家的碾坊玩。一天，他在那里看见温切斯特正在用一个气球做一种试验飞行装置，对此爱迪生入了迷，他想，要是人的肚子里充满了气，一定会升上天。几天后，爱迪生把几种化学原料配在一起，拿给父亲的帮工迈克尔·奥茨吃，爱迪生告诉他，吃了这种东西人就会飞起来，结果奥茨吃了爱迪生配制的"飞行剂"后几乎昏厥过去。爱迪生因此受到了父亲的责打和小朋友父母们的警惕，劝告自己的孩子不要与爱迪生玩并远离他。

3. 奇特的临终遗言

在爱迪生弥留之际，医生和亲友们都围坐在他的床前，眼看他的呼吸越来越微弱，终于心脏停止了跳动。可就在医生要宣布他死亡之际，他却突然又坐了起来，说了一句很奇怪的话："真是想不到，那边竟是如此的美丽。"讲完这句话之后，他便与世长辞了。

4. 一生成就

发明留声机：1877 年，爱迪生发现电话传话器里的膜板随着说话声会引起振动的现象，便拿短针做了试验，从中得到很大的启发。说话声音能使短针产生相应的颤动。那么，反过来，这种颤动也一定能发出原先的说话声音，于是他开始研究声音再现的问题。

8 月 15 日，爱迪生让助手按图样制出一台由大圆筒、曲柄、受话器和膜板组成的"怪机器"，制成之后，爱迪生取出一张锡箔，卷在刻有螺旋槽纹的金属圆筒上，让针的一头轻擦着锡箔转动，另一头和受话器连接，然后爱迪生摇动曲柄，对着受话器唱歌，之后再把针放回原处，摇动曲柄，机器就回放出爱迪生的声音。12 月，爱迪生公开展示这台"锡箔筒式留声机"，轰动了全世界。

发明电灯：与人们通常的认识恰恰相反，最初电灯的发明者不是爱迪生，爱迪生只是改进了电灯。早在 1801 年，英国一位名叫汉弗里·戴维的化学家就在实验室中用铂丝通电发光；1810 年，他又发明了用两根通电碳棒之间产生的电弧而照明的"电烛"，这算是电灯的最早雏形。另一位英国发明家约瑟夫·斯旺经过近 30 年的研究，于1878 年 12 月制成了以炭丝通电发光的真空灯泡。

当年有关斯旺的电灯泡的报道给了爱迪生以很大启发。1879 年10 月，爱迪生终于成功制成了以炭化纤维作为灯丝的白炽灯泡，称之为"炭化棉丝白炽灯"，随后大量投产，并成立公司设立发电站和输电网等相应基础设施，很快使电灯在美国被普遍使用。期间，他不断改进技术，最终确定以钨丝作为灯丝，称之为"钨丝灯"，并定型使用至今，爱迪生也由此成为公认的电灯发明者。

电影方面：1889 年，爱迪生发明了一种活动电影摄影机，这种摄影机用一个尖形齿轮来带动 19 毫米宽的没打孔的胶带，在棘轮的控制下，带动胶带间歇移动，同时打孔。

1891 年，爱迪生发明了活动电影放映机，是早期电影显示设备，引入了电影放映的基本方法，通过在光源前使用发动机来高速转动带有连续图片的电影胶片条，光源将胶片上的图片投射到银幕上，从而产生活动的错觉。

1910 年，爱迪生发明了一部由留声机和摄影机组合而成的电影摄影机，在电机带动下，摄影机的遮光曲轴与留声机连动，摄影机运转时留声机就能够记录下声音。放映时，留声机就随画面同步运转，实现了声音和图像同时出现。

除了在留声机、电灯、电话、电报、电影等方面的发明和贡献外，爱迪生在矿业、建筑业、化工等领域也有不少发明创造，对人类的贡献巨大。他除了有一颗好奇的心，一种亲自试验的本能，还具有超乎常人的从事艰苦工作的无穷精力和果敢精神。

（三）诸葛亮

在《三国演义》中，诸葛亮是塑造得最为成功的核心人物，是维系全书的灵魂。在罗贯中满怀挚爱的笔下，诸葛亮辉映千古的形象突出表现为智慧的化身、忠贞的典型。

1. 淡泊宁静，知人善任

诸葛亮不贪权势。他虽位极人臣，却不追求个人权势，不弄权也不为权所奴役。

他不谋私利。他只靠俸禄为生，不以权势谋私利。

他以淡泊宁静的生活态度处世。他在择妇一事上，摆脱了郎才女貌的习俗，选择了黄承彦。

他严于律己。街亭之役，马谡违节，造成败局，诸葛亮主动承担责任："臣明不知人，恤事多暗，《春秋》责帅，臣职是当。请自贬三等，以督厥咎。"

他知人善任。他从蜀汉大业出发，以宽广的胸怀，纯正的心灵，选拔重用了一大批人才。他取士用人的标准是德才兼备。对那些忠于蜀汉政权，又有真正才学的人，他不讲门第、资历，破格用人，大胆地授以要职，委以重任。

刘备死后，他曾进行过一次大规模的人事调整，重用了一批德才俱佳的卓越人才。诸葛亮所重用的文武大员中，既有荆楚之士，又有蜀地人才，既有刘璋旧部，也有魏降将，却无任何山头圈子之弊，大有"五湖四海"包容一切之襟怀，团结了绝大多数人。

2. 谦恭待人，无私无畏

诸葛亮待人谦恭。若把诸葛亮同当时的孔融、祢衡等人相比，显然后者的声望与他不可同日而语；即使和才智过人的周瑜、鲁肃、司马懿相比，也略高他们一筹。若与他齐名的庞统相比，更能看出二人高下。庞统心怀私念，妒忌孔明，骄兵轻敌，急于求成，铸成大错，终身抱憾。诸葛亮无私无畏，谦虚谨慎，深思熟虑，卓识远见，善于博采众长，融化于胆识之中。

3. 学识渊博，足智多谋

诸葛亮的智慧首先表现在东汉末年天下纷乱之际，能够很好地把握自己。在刘备三顾茅庐的殷殷情意的感召下，他审时度势，深思熟虑，认为自己期待已久的可以辅佐的明主终于出现了，才毅然决定出山走上政治舞台，表现出了一位战略家的智慧。

"隆中对策"是诸葛亮智慧的充分体现。他精辟地分析了天下大势，未出茅庐，三分天下。他指出刘备的斗争目标应该是先取荆州战略要地，后取益州，以作为统一天下的根据地；主张改革政治，吸收人才，改善同西南少数民族的关系，稳定并积蓄内部力量；在外交方针上结好孙权为援，孤立曹操，形成鼎足之势，再等待有利时机，由荆、益两路出兵，北伐曹魏，"则大业可成，汉室可兴"。三国鼎立之势的形成，蜀魏之间的长期斗争，以及蜀吴既团结又斗争的曲折过程，证明了"隆中对策"的正确性，也充分体现了诸葛亮的过人智慧。

诸葛亮总是善于把握全局，随机应变，因势利导，牢牢掌握制胜的主动权；在军事较量中，总是知己知彼，重视掌握情报，善于调动对方，打心理战，或伏击、偷渡、伪装、奔袭，虚虚实实，千变万化，一次又一次地赢得了胜利。

4. 忠贞坚定，至死不渝

诸葛亮之所以能超越时空，千百年来一直被各个阶层人民所普遍喜爱、推崇，一方面是由于他是智慧的化身，另一方面就是因为诸葛亮是忠贞的代表。

刘备白帝城托孤时，对诸葛亮说："君才十倍曹丕，必能安邦定国，终定大事。"诸葛亮牢记托孤之重，忠于职守，辛勤谋划。他五月渡泸，深入不毛，七擒孟获，平定南中；以法治蜀，足食足兵，六出祁山，北伐中原，以完成刘备未竟的大业。

诸葛亮这种鞠躬尽瘁、死而后已的精神，对蜀汉无以复加的忠贞，真是惊天地泣鬼神。

诸葛亮性格中思想型人格的成分较多，他足智多谋，天文地理无所不通，可以说，他身上性格缺陷较少，是智慧的化身，从这方面讲，他具有一个健康的高端思想型人格。同时，诸葛亮兢兢业业、鞠躬尽瘁，严于律己、奖罚分明，也体现了一个完美型人格的特征。

三、如何让您更优秀

（一）学会观察世界，走出理论梦境

思想型人格的人善于观察，他们能够看到更多的可能性；他们很固执，不愿意改变自己的想法，有时像个举棋不定的人。

思想型人格的人经常孤芳自赏、轻视别人；尽管自己有很多智慧，学识渊博，但每个人都有自己天生的优势和缺陷。

要学会尊重每一个人，要知道，才智其实有很多种，你的天赋也是用来服务别人的，不要嘲讽那些你认为不聪明的人。

（二）做知行合一的智慧人

思想型人格的人"重思想，轻行动"。他们总感觉还没准备好，

他们总是在自己的城堡中观察，担心自己知道得不够多，在世界中找不到自己的位置。

如果你是思想型人格的人，必须明白，知识本身并不是力量，如何运用知识产生效益才是力量。光思考，不会找到新的行动方案，行动起来或许会找到新的思考方式。

思想型人格的人，很容易轻视那些不如自己聪明的人。其实，其自身的缺陷自己可能不知道。

思想型人格的人"重思想，轻行动"，往往是思想的巨人，行动的矮子。对思想型人格的人来说，"一万句真理不如一个行动"，如果你一直拖延行动，你会越来越退缩，因为你知道的越多，就越能发现自己的无知，从而越觉得"还没准备好"，进入一个可怕的恶性循环。

（三）脚踏实地，感受真实的生活

思想型人格的人常常活在自己的想法中，只认同自己的思想，忽略身体和情感，他们不愿意直接用身体和情感去接触生活，而是去思考。

如果您是思想型人格的人，请不要让您的情商被智商吞噬，不要让精神构建代替了您的真实经验，否则您不是真正地生活。行动起来吧，只要行动就会出现转机。

（四）学会合作共赢

思想型人格的人总觉得这个世界要求太多，而给予太少，他们总觉得资源不够，他们怕一切形式的消耗，怕花钱、怕花时间、怕花精力，总想花最少的代价实现最大功能。他们拒绝他人闯入自己的生活，害怕与人接触。他们的节俭常常让人无法理解，他们需要保存实力，贪婪地囤积时间、空间、精力等资源，以避免被消耗。

如果思想型人格的人一旦被一个他们认为"是必须得到的有价值的东西"所吸引时，他们会全力以赴，内心充满占有欲。

分享是最好的学习。如果你是思想型人格的人，你可以相信你身边有足够丰富的资源，你可以有足够充沛的精力，你应该认识到付出越多就会得到越多。你需要明白，与他人连接并不会消耗你，脱离群体和现实，找不到自我存在的根基，才能使你的资源越来越匮乏。

（五）发挥本色优势，让自己更优秀

思想型人格的人，与人关系比较疏远，戒备心较强，呵护着自己的空间、资源、能量，他们情感隔离，总希望一切问题都用自己的头脑来解决，逐渐变成可怕的"机器人"。

如果你是思想型人格的人，必须明白，知识和技术并不是万能的，企图用思维替代情感是愚蠢的，不要做一个移动的书柜，放下头脑，带着真挚的情感和爱回到人群中，就能发挥生命的本质，从而找到生命的意义。

第七节　忠诚型人格

在人群中有这样一群人，他们属于九型人格的第六型，即忠诚型人格，其别名是忠实的怀疑者、魔鬼的拥护者、坚信真相者。

他们注重承诺，忠诚可靠；他们追求安全，防患于未然；他们小心谨慎，三思而后行；他们思想活跃，反复求证。

他们处事谨慎小心，甚至过于小心，逻辑清晰，善于分析推理，为人忠诚踏实，对于自己认可的人或环境不惜付出牺牲，给人一种焦虑、理性的感觉。

忠诚型人格的代表人物有：岳飞、司马懿等。

一、如何确定忠诚型人格

（一）内在

忠诚型人格的人给人的感觉是：理性安稳的忠诚者。

忠诚型人格的人为人处世相当小心谨慎，因为他们有很强的危机感，总是对环境中可能存在的风险及问题忧心忡忡，令自己陷入不安境地。对于环境中的任何一个细微变化，他们都十分敏感，这份敏感并不是指体察对方的感受，而是通过敏感地觉察对方的变化来体会自己内心的感受，而后以逻辑的方式根据这份感受梳理出自己对变化的判断，继而判定所处环境是否安全，自己是应该静观其变，还是应该抽身离去。

忠诚型人格的人对于人际关系的态度一般是两极分化的，但他们的两极分化，并不是起源于一开始内心已有的标准，而是通过在实际交往中判断。一方面他们很相信人，另一方面在交往中他们又会把焦点放在觉察这些人有可能背叛或伤害自己的事情上（但这些事情可能属于捕风捉影）。

忠诚型人格的人谨慎小心的态度，凡事深思熟虑、理性的行事风格，导致他们对于生活中的各种事件（包括感情）都喜欢以抽丝剥茧的方式细细思考，并预先设想各种万一出现的危险可能，同时针对这些可能出现的负面情况认真地进行各种计划，以备届时能够从容应对。所以忠诚型人格的人对生活中的各种负面可能（注意是可能，而不是实际情况）非常敏感，也因此很难做出决定。比如点餐的时候，他们内心的对话可能是这样："吃这个有'苏丹红'，吃这个有'孔雀石绿'，吃那个'嘌呤'太多……"然后半晌不作决定。

忠诚型人格的人对未来的担心多于他们对未来的憧憬，所以他们经常感到内心不安全或匮乏，并因此对身边的一切都抱有一份怀疑的态度，这份怀疑导致其给人一种精神过度紧张的焦虑感。

忠诚型人格的人为人处事奉行中庸之道，不喜欢表现自己，甚至在结果已经明确是他们所为的时候，他们也会强调是大家共同努力取得的成绩。他们觉得这样做安全，因为其内心总会有一种"枪打出头鸟"的担忧。

另外，由于独自一人面对问题或承担责任对忠诚型人格的人来说是一份危险，所以他们更愿意融入团队或环境的氛围里，以共同承担的方式采取行动，分担风险。

为了保住这份安全感，他们对团队忠心耿耿且安于现状（一旦转换环境可能要面对人际关系上的风险）。另外他们做事情喜欢秩序感，也就是说，把事情以逻辑层次进行分类，并严格按照这些层次理性处理，这样做虽然能够让忠诚型人格的人处理起事情来有条不紊，但也会因此忽略内心感受及他人在感情上的需求，陷入过分理性的状态中。

由于不安全感和逻辑判断的思维方式，让忠诚型人格的人对权威人士怀有一种既"尊敬"又"怨恨"的情绪。他们一方面希望依靠权威人士收获安全感，另一方面又因为权威人士不可能只让他一人依靠，而抱怨对方不能给自己提供绝对的安全感。

（二）外在

忠诚型人格的人，其身材适中，因为他们需要足够的体力或者说能量来让自己感受到充实感。行走、站立以及坐卧都会表现得局促不安或刻意保持自认为理想的状态，与人共处同一环境时，一定会为自己与对方保持一个安全的距离，特别是他们在陌生环境或内心不确定是否安全的时候，常给人一种冷静观察并在内心盘算的感觉。当他人与自己立场不同的时候，忠诚型人格的人局促不安的动作会更加明显。

忠诚型人格的人着装以便于打理为原则，朴实无华，但并不"老土"过时，只是深色居多、款式简洁而已。他们之所以如此着装，是因为他们认为出众的打扮会让自己成为焦点，这样有风险。

忠诚型人格的人，其眼神总是焦虑的、不安的，颧骨部位的肌肉总是紧张的，即使他们在笑的时候，眼神的焦虑和颧骨部位肌肉的紧张感也不退场。他们对环境的敏感，导致眼神总是时刻环顾着周围的细微变化，表现为横向移动，面部表情紧张生硬，给人一种总在猜测和怀疑并内心盘算的感觉。

忠诚型人格的人，其话语中理性、逻辑成分非常多，甚至是感情、情绪也是以逻辑的形式表达，让人很难感受到他们真实自然的情感。在语言表达过程中，忠诚型人格的人喜欢绕弯子，做大量铺垫，来强调自己的"理"，最后再让人通过这些"理"明晓其内心想要表述的信息，忠诚型人格的人因此也收获一份被理解和被支持的感觉。

忠诚型人格的人话语中大都有很多转折词，比如："这样很好……不过……""虽然……可是""……万一"……他们总是给人一种过分担忧的形象，多数情况下，他们太过理性和逻辑的表达，也容易让人失去耐性，进而不断追问或澄清其究竟想表达什么意思。这时候，忠诚型人格的人觉察到被人厌烦，心底产生不安全感，话语表白就更显得欲言又止了，身体局促不安，眼神更加焦虑，面部表情僵硬，甚至还会出现吞咽口水的不雅动作……

总的来说，忠诚型人格的人给人一种忠厚、朴实的感觉，他们通过凡事理性的态度追求在环境中的安稳状态，并对于这份安稳状态无限忠诚。

（三）人格要素

外表：担忧，踌躇犹豫，积极地防卫；挖苦嘲讽；温馨而可靠，但不管他以何种姿态出现，都离不开掩饰不住内心的恐慌，也离不开组织。

气质形态：用警觉性高的眼神去监视周围环境的变化，喜欢提出质疑，眼神里常有焦虑和不安的表现。

给人的感受：不被他信任，被严厉追问；狼狈，你就如同他的敌人。

世界观：世界是危险的；真理是隐藏的；外表是可疑的；我需要真诚安全的可依赖的盟友。

核心价值观：这是一个危险的世界，我要步步为营，防范被人利用和陷害，时时担心不安全。

信条：做好准备！我安故我在。

注意力焦点：我如何才能避免危机，化解风险？

情绪反应：潜在的隐患无人重视时会有情绪——惊慌，焦虑。

行为动机：渴望受到保护和关怀，为人忠心耿耿，但多疑多虑，怕出差错，怕生是非，怕自己力不从心，怕人虚伪，怕事与愿违。

行为习惯：经常关注什么可能的因素还没有考虑到？什么风险还没有规避掉？

性格倾向：内向、主动、保守、忠诚；关注潜在的伤害、危险、威胁；积极想象——放大危险与可能的灾害；质疑并反向思维；延迟是因为担心成果不安全；不会轻易相信别人，但内心深处希望得到别人欣赏和肯定；经常犹豫不决，对事情通常想的太认真，很在意配偶及伙伴的想法；常充满矛盾，希望寻求权威的庇护，但又不相信权威，渴望别人喜欢，但又怀疑别人；期望公平，要求付出和所得是相匹配的，别人会觉得斤斤计较；会常常提防别人陷害和利用，所以常和人保持一种安全距离，因此别人也觉得他不容易相处；常自问是否做错事，因为害怕犯错而被责备；是一个忠诚、值得信赖、勤奋的人。

领导风格：不情愿的权威，可能是温馨、乖戾、好争执、高度独裁专制，但他的思想永远不会停止；采取对抗敌人的防卫措施；他的敌人包括竞争对手、上司、员工或政府；回应真实或假想性的挑拨煽动；团结己方，保护内部集团或员工。

沟通方式：告诫，抱怨，抑制，担忧。

极少采用的思考模式："因为我这么说。""不必担心，事情会自然解决。"

正面特质：忠实，诚笃，温馨，恪守本分，富想象力，有趣，聪明伶俐，立场坚定，谨慎，实际，自我牺牲，联盟的建立者，提供支持的团队队员，打着一场美好的战役。

负面特质：为迫害而迫害的人；偏执、猜忌、好责备、具攻击性，或者像个懦弱的土霸。

精力浪费处：忠诚型人物是脚踏实地、努力工作的人，但由于老是有不安全感及焦虑困扰着自己，他们精力浪费在怕犯错，怕得罪别人，怕被责罚及对人的多疑上。

二、忠诚型人格代表人物及人格分析

（一）岳飞

岳飞（1103~1142 年），字鹏举，宋相州汤阴县（今河南安阳汤阴县）人，南宋抗金名将，中国历史上著名军事家、战略家，民族英雄，位列南宋中兴四将之首。

从 1128 年遇宗泽起到 1141 年为止十余年间，岳飞率领岳家军同金军进行了大小数百次战斗，所向披靡，"位至将相"。1140 年，完颜兀术毁盟攻宋，岳飞挥师北伐，先后收复郑州、洛阳等地，又于郾城、颍昌大败金军，进军朱仙镇。宋高宗、秦桧却一意求和，以十二道"金字牌"下令退兵，岳飞在孤立无援之下被迫班师。在宋金议和过程中，岳飞遭受秦桧、张俊等人的诬陷，被捕入狱。1142 年，岳飞以"莫须有"的"谋反"罪名，与长子岳云和部将张宪同被杀害。宋孝宗时岳飞冤狱被平反，改葬于西湖畔栖霞岭，追谥武穆，后又追谥忠武，封鄂王。

1. 严于律己，宽以待人

岳飞除了自己俭朴淡泊，刻苦励志外，岳飞对子女的教育也很严，要求他们每天做完功课后，必须下地劳作；除非节日，不得饮酒。宋时有"任子恩例"，官员品级越高，子女可享受的官阶越高，次数越多。岳飞勉励儿子们"自立勋劳"，仅用了一次"恩例"，还是为张所之子张宗本而用。岳云屡立殊勋，却多次隐瞒不报。为此张浚说："岳侯避宠荣一至此，廉则廉也，然未得为公也！"岳飞答道："父之教子，怎可责以近功？"又说："正己而后可以正物，自治而后可以治人，若使臣男受无功之赏，则是臣已不能正己而自治，何以率人乎？"虔城百姓暴乱时曾惊扰孟太后车驾，被岳飞平定后，高宗密旨屠城，岳飞冒险屡次求情，保全了一城老小。

2. 传承孝道，为人师表

岳飞是历史上有名的孝子。岳飞把母亲姚氏接到军营中后，侍奉唯恐不周，每晚处理好军务，便到母亲处问安。当母亲生病时，岳飞亲尝汤药，跪送榻前，连走路都微声屏气而行，生恐吵扰了母亲的休息。凡遇率军出征，必先嘱咐妻子李娃，好好侍奉母亲。

岳母于绍兴六年三月病故。岳飞与长子岳云赤足亲扶灵柩近千里，自鄂州归葬于江州庐山。岳飞认为："若内不能克事亲之道，外岂复有爱主之忠？"

3. 精忠报国，万古流芳

金兵攻城略地、烧杀抢掠的消息不断传到相州汤阴县（今属河南）岳飞的家乡。自幼习武研读兵书的岳飞再也抑制不住杀敌报国的心，参加了抗金队伍。

他唯一放心不下的是操劳一生的母亲。临行，深明大义的岳母为让儿子安心杀敌，在岳飞的背上刺下"精忠报国"四个大字。"你一生的志向就在这四个字里面了"，岳母说，"我的期望也在里面了。只盼你早日传来杀敌立功的喜讯。"

岳飞凭借他作战的英勇和韬略，很快成为抗金队伍著名将领。1127年，岳飞率岳家军渡过黄河，与义军的八字军联合攻打金军。战斗中，岳飞将金军大将拓跋耶乌抓下马来，惊得金军弃甲而逃。

1129年，为灭南宋，金军将领兀术率大军渡过长江，建康（今南京）、镇江、杭州、越州、定海纷纷沦陷。贪生怕死的宋高宗一路逃命，亡命途中还想与金议和。岳飞难忍亡国的仇恨，率岳家军与金兵殊死激战，连胜六仗，将金兵赶到长江边。接着，岳飞又与韩世忠合作，韩世忠在镇江黄天荡围住金兵十万，岳飞在建康郊外大败金兵，收复了建康。从此，金兵听到岳家军的名字便心惊肉跳。

1140年，为收复江南失地，岳飞与儿子岳云率军渡过长江，到河南郾城，准备与金军决战。这次决战非同小可，宋军胜，金军就会被赶过黄河；金军胜，宋军就会败退长江以南，南宋朝廷便岌岌可危。

金兀术率十万大军决战，还将训练多年的战阵"铁浮图""拐子马"带到郾城。"铁浮图"就是铁甲骑兵，士兵和战马头戴铁盔，身披双层重甲，战马以皮绳相连，上阵冲杀，刀枪不入，像一堵铁墙横扫敌阵。"拐子马"就是轻骑兵，配在"铁浮图"两翼，当"铁浮图"冲乱敌阵后，"拐子马"便在乱军中驰骋冲杀。

金兀术怪异的战阵没有吓倒岳飞，他用极短的时间训练出一支使用长柄利斧和钩镰枪的队伍，来对付"铁浮图"和"拐子马"。

决战开始了，金兀术自信地令士兵吹起进攻的号角。在充满杀气的号角声中，"铁浮图"像山一样压向了岳家军。

岳飞下令擂起战鼓，战鼓震动了大地，令金军的号角变成了扰人的蝉声。一支步兵出现在岳家军阵前，手执长柄利斧和钩镰枪，怒目躬身，等着金军的"铁浮图"冲来。

两军冲撞的一瞬间，岳家军兵士敏捷地钻入敌阵，飞快地挥斧砍战马的腿，用钩镰钩马上骑兵的盔甲。皮绳连着的铁骑一匹马的腿被砍断便倒下一片；穿着厚甲的金兵被钩镰枪钩下马站立不起，只等着岳家军砍他们的头颅。战场上金军被杀得血流成河，尸骨成山。

此战后不久，岳家军在朱仙镇再败金军。金军草木皆兵，如丧家之犬逃到黄河北岸。宋军在黄河南岸军旗猎猎。岳飞豪情万丈地指着北岸鼓励将士："我们要一直打到金人的老巢黄龙府，在那里开怀痛饮。"金军上下哀叹说："撼山易，撼岳家军难。"岳飞成了金国灭宋不可逾越的障碍。

可就在收复中原失地指日可待的时候，宋高宗赵构害怕岳飞功高威胁到他的皇位，便在奸臣秦桧的怂恿下，连发十二道金牌，催岳飞"班师"。岳飞回到临安（南宋临时的都城）不久，便被秦桧以"莫须有"的罪名陷害入狱，1141 年，在农历十二月二十九日深夜，将岳飞毒死在风波亭。一同遇难的还有他的儿子岳云，部将张宪。

岳飞英勇抗战的爱国主义精神千百年鼓舞着一代又一代的仁人志士，为国家和民族的兴亡取义成仁。"精忠报国"已成为每一个中国人毕生追求的美德。

（二）司马懿

司马懿，字仲达，河内郡温县孝敬里人。曾任曹魏的大都督、大太尉、太傅，是辅佐了魏国三代的托孤辅政之重臣，后期成为掌控魏国朝政的权臣。他善谋奇策，多次征伐有功，其中最显著的功绩是两次率大军成功抵御诸葛亮北伐和远征平定辽东。对屯田、水利等农耕经济发展有重要贡献。他 73 岁去世，辞郡公和殊礼，葬于首阳山。其次子司马昭封晋王后，追封司马懿为宣王；司马炎称帝后，追尊司马懿为宣皇帝，庙号高祖。

1.忠诚、隐忍、善谋

司马懿的最大特点就是隐忍。不出手则已，一出手必是石破天惊，一击必杀。司马懿为人"内忌而外宽，猜忌多权变"，曹操知其"有雄豪志"。尚书崔琰与司马懿的兄长司马朗交好，曾对司马朗说："君弟聪亮明允，刚断英特，非子所及也。"

2.睿智、宽容、自信

与诸葛亮的较量可能是人们最爱看的段子了。司马懿遵照明帝"坚壁拒守，以逸待劳"的指示，与诸葛亮相持百余日。诸葛亮数次挑战，司马懿均坚壁不出，欲待蜀军粮尽，相机反攻。诸葛亮便派人给司马懿送来"巾帼妇人之饰"羞辱之，欲激司马懿出战，司马懿仍不出战。为平息部属不满情绪，故意装怒，上表请战。明帝不许，并派骨鲠之臣辛毗杖节来做司马懿的军师，以节制他的行动。后诸葛亮一来挑战，司马懿就要带兵出击，辛毗杖节立于军门，司马懿便不出兵。

辛毗到时，蜀将姜维就对诸葛亮说："辛毗杖节而至，贼不复出矣。"诸葛亮则说："彼本无战心，所以固请者，以示武于其众耳。将在军，君命有所不受，苟能制吾，岂千里而请战邪！"诸葛亮遂分兵屯田，做长久屯驻之准备。由此可见司马懿对于人心的掌控和把握。而司马懿也牢牢地抓住了诸葛亮的命门：难以持久。当然，在诸葛亮死后，司马懿赞扬过诸葛亮，"乃天下奇才也"。可见司马懿的心胸也算宽阔，对于老对手也有着足够的敬重。

3. 具有多面性格

司马懿作为历史上的一位传奇人物，后人对于他的评价处于两个极端，有人说他天赋异禀，功勋卓著；有人说他狡猾奸诈，处事圆滑，最后背叛君主，不仁不义，没有尽到一位臣子的本分。其实对于司马懿来说这两种评价都不为过，都是属于司马懿性格中的一部分。每个人的性格都是多元化的，何况是作为那个时代的处于政治中心的重要人物，司马懿拥有多面性格，面对不同的事，不同的人采取不同的方法是不可避免的。

司马懿在前期采取了一种明哲保身的态度，既体现了其性格中聪明的一面，也表现出他善于识人的一面。曹操对于他而言并不是一个好的领导者，所以曹操一开始请他任职时，他并不愿意，并以病为托词，拒绝了曹操。然而奈何曹操并不放弃，数次威胁才使得他不得不任职。在曹操去世之后，司马懿开始在政治上大展才华，顺势而为，深得皇帝信任，并且屡立战功。这体现了他性格中懂得审时度势、从善如流的一面。

4. 洞察先机，决断果敢

司马懿洞察先机，决断果敢的一面在军事上体现得淋漓尽致，尤其是与诸葛亮的数次决战更是将他在军事上的天赋和瞬间决断的能力都充分体现出来。而他对待不同的君主采取不同的方法，面对不同的敌人运用不同的战术并且屡次取得成功都体现了他的圆滑和知人识人的能力。当然最后他选择了起兵叛乱，虽然在别人眼中是不仁不义的行为，但这也是构成他性格的很重要的一部分，那就是他的凶狠和果敢，毫不犹豫，不会浪费每一个机会。也正是因为他有这样的性格才使得他能在一次次改朝换代中笑到最后。

5. 审时度势，博学洽闻

司马懿，他虽然一直隐藏自己的实力，但也适当显露自己的能力，让曹操看透他，才避免了杀身之祸。司马懿一生都在为自己而活，他一直都在想着怎么取得曹操的信任。尽管曹操到死都不相信他，但是他还是想到让自己有活路的办法。

曹阿瞒知道自己死后只有司马仲达才可以克制孔明，就是因为这个原因才没有杀司马懿。否则即使司马懿能逃过曹操的刀，也躲不过曹魏的剑。司马懿也很清楚这一点，所以他与孔明对战的时候，是不会真出手杀孔明的。如果孔明死了，他司马仲达也命不久矣。孔明也明白这个道理，才会独自一人守着空城弹琴，因为孔明心里清楚，司马仲达是不会杀他的。

历史人物司马懿的性格特点，让我们看到了一个忠诚型人格的典型。智慧、敏感、足智多谋而又雄才大略，既有胆识，又有担当，少有奇节，聪明多大略，博学洽闻。真可谓："丈夫有志妇衣轻，铁胄如球渭水萦。笑刹孔明千百计，陨星落地树功名。"

三、如何让您更优秀

1. 避免拖延，重在行动

忠诚型人格的人做事情总是想得太多，太在乎事情所带来的后果，太在乎别人的闲言碎语，顾虑太多，畏首畏尾，瞻前顾后，犹豫不前。

如果您是忠诚型人格的人，不妨给自己一点时间限制，在一段时间内行动起来，避免拖延，立刻行动，避免夜长梦多。其实，真正行动起来，忠诚型人格的人还是运筹帷幄、游刃有余的。

2. 抓住机会，从容应对

忠诚型人格的人担心变化会导致不确定风险，他们本能地抗拒变革，相信"稳定压倒一切"，常常"不求有功但求无过"，在很多事情上宁可按部就班，也不愿意冒险改革。

这个世界唯一不变的就是变，如果你是忠诚型人格的人，不主动求变就只能等着被变革，那时你将面临更严重的困境。如果你因为害怕环境不稳定而不愿变革，就会导致机会丧失。如果你希望在事业上稳定发展，就必须排除害怕风险的绊脚石，停止对稳定的依赖，抓住机会，应对当前面临的危机，置之死地而后生，才能迎来柳暗花明又一村。

3. 人生能有几回搏，当下不搏何时搏

忠诚型人格的人经常被"负面"的可能性淹没，在没有确定危险排除之前，忠诚型人格的人常常不能勇敢地采取行动。忠诚型人格的人追求安全稳定，很少有冒险精神，这是忠诚型人格的人的优点，也是缺陷。有很多伟大的事业都是在背水一战的情况下完成的，高风险往往意味着高回报。

作为忠诚型人格的人，你必须明白：这个世界需要你来经历、体验、创造，去完成自己应该完成的使命。小心谨慎固然风险小，但往往失去很多机会。这个世界没有那么多"居心叵测"，也没有那么多"风云变幻"，一年中狂风暴雨毕竟只有那么几天，风和日丽的日子还是多数。在考虑必然的风险情况下，放下过多的担忧，把握住机会，拼搏一下吧，也许，这就是你决胜的机会。

4. 选定目标，勇往直前

忠诚型人格的人，总认为失败的可能性要比成功的希望大很多，即使本来是一个很好的项目，也会由于别人的反对或者自己有思想顾虑而半途而废。

如果你是忠诚型人格的人，必须清楚哪些是想象的东西，真相是什么？让你的思考更多地导向于建设性的方向，而不是再三犹豫、停滞不前。

5. 用信任赢得信任

忠诚型人格的人，在人际关系中表现得比较谨慎，和人交往总是考虑"有什么企图和目的"，所以，往往导致人际关系紧张，也常常导致自己内心的不安。

如果你是忠诚型人格的人，就要把防备的"玻璃门"换掉，人和人之间需要彼此信任，相信还是好人多，人和人之间只有信任才能换来信任。如果你先信任我，我一定会以信任报答。

亲爱的忠诚型人格的人，请放下那些不必要的防御，做自己应该做的事情，实现自己的价值。

6. 发挥本色优势，不断走向成功

忠诚型人格的人做事，很多时间都是用头脑工作的，他们的头脑承载着太多的风险忧患，因此经常会头疼、失眠、神经衰弱，甚至会出现恐惧症、焦虑症的等疾病。

忠诚型人格的人必须明白，你大脑中90%以上的担忧可能在现实中并不会出现，胡思乱想只能消耗你的能量，对事情本身一点好处都没有。没什么大不了的，明天太阳还是从东方升起，你还是活得好好的，发挥你的本色优势，同时规避完善你的性格缺陷，做一个乐于奉献、讲求实效、自我欣赏、受人尊重、坚忍不拔的人，逐步走向忠诚型人格的最高境界。

第八节　快乐型人格

在我们的生活中，有这样一群人：他们属于九型人格的第七型，即快乐型人格，别名又叫想象家、计划者、享乐主义者、乐观主义者。

他们活泼开朗、幽默风趣；他们兴趣广泛、多才多艺；他们充满智慧、思维敏捷；他们心直口快、热情洋溢；他们充满了对大千世界的好奇，充满了对自由平等的渴望，他们经常喜新厌旧、让周围人觉得有点花心……

他们精力旺盛，喜好新鲜刺激的事物并进行大胆尝试，一心多用，爱好极多，永远是环境中快乐气氛的制造者，给人一种天真、乐观的感觉。代表人物有：《射雕英雄传》中的周伯通、《还珠格格》中的小燕子等。

一、如何确定快乐型人格

（一）内在

快乐型人格的人给人的感觉是：追求快乐的乐天派。快乐型人格的人乐观开朗，活泼好动，与他们在一起时总让你感觉到环境中充满快乐。他们面对生活总是将视角关注在积极、阳光的一面，遇到问题

便会继续以追求快乐的行为来闪避。

快乐型人格的人最怕生活单调、沉闷，如果整日无事可做或者需要重复单一的生活状态，就会产生一种生命静止的感觉并因此备受煎熬。但是有些时候，快乐型人格的人也会针对某一类事物产生强烈持久的兴趣，甚至一直沉浸在这一类事物的体验或追求当中，因为此时他们并不需要体验很多种不同类型的刺激才能体会新鲜、快乐的感觉。可以说，他们是发现了某一类事物中的不同面向，然后沉浸在对不同面向的无限探索和感受之中，并从中发现乐趣。

也就是说，某些快乐型人格的人需要不断体验各种新鲜刺激的事物来让自己快乐；另一些快乐型人格的人则可能沉浸在一种事物的不同面向里体验快乐，如发现一粒一粒地数黄豆是一件非常快乐的事情，因为每粒黄豆都有各自不同的特点，发现这些特点太有趣了。

快乐型人格的人喜欢追求生命中自由的状态，他们不喜欢被环境或他人束缚手脚，总给人一种天马行空的感觉，亦因此比任何人都会害怕生活中的沉闷，并把沉闷或单调的生活本身看作是自己追求自由的束缚。所以快乐型人格的人总是喜欢参加各种活动，并以自己在各种新奇、刺激的活动中体验多元化的快乐感觉为追求目标。

同时，快乐型人格的人亦需要多重选择，因为他们把追求事物的各种可能性看作自由和刺激的体验，因此单一的选择会让他们觉得索然无味。快乐型人格的人喜欢同时追求生活中多种选择，但因为精力有限，常会顾此失彼，给人留下眼大肚小的印象。

快乐型人格的人在社交场合会是活跃气氛的关键人物，因为他们害怕沉闷，本身对于社交活动的参与就是他们追求活跃、快乐的行为。如果在社交场合中大家沉默寡言，他们就会觉得浑身不自在，因此每次只要有他们在场，气氛一定活跃。但有些时候他们的娱乐行为或笑话并不能很好地引起共鸣，这时你会发现，他们自己在那里乐翻了天——即便大家不乐也没关系，他们自娱自乐就行了，总之不能有沉闷感觉就对了。

因为快乐型人格的人社交活动非常丰富，也让他们的朋友圈子很广，有可能涉及社会各个层面，而且他们在各个圈子里都是不可或缺的开心果角色。虽然不是八面玲珑的社交高手，但他们亦会因为一贯开心的态度和形象受到不同圈子的欢迎。

快乐型人格的人头脑灵活，思维敏捷，且这些敏捷的思维都指向对"新、奇、特"的感受和追求上，也因此导致他们平日里经常一心多用，同时操练很多事情。虽然有些时候会手忙脚乱，但你会发现，他们正享受这种手忙脚乱的状态。快乐型人格的人精力充沛，只要事情燃起了他们的兴致，他们就会无休止地做下去，开足马力全情投入，甚至彻夜不眠，然而在众人面前亮相时，他们始终是一副精力十足的样子，从没有萎靡不振的表现。

快乐型人格的人给人一种"只要有快乐新奇事情存在，就不知疲倦为何物"的感觉。快乐型人格的人为人率真，与人相处很少会看人下菜。他们总是抱持一份乐观、积极、坦率的心态对待身边每一个人，有些时候，其过于冲动、率真的言行给人一种"没大没小"的感觉。

他们的喜怒哀乐会毫无掩饰地表露在脸上，但是他们追求快乐并以这份追求的方式来闪避痛苦或困难的态度，又让其在真正遇到痛苦并因此产生负面情绪的时候，克制住自己的真情实感，以更为夸张地追求快乐表现来掩盖。

另外，他们在与身边的朋友讲述自己的悲伤或郁闷经历时，也会不自主地把相关事情加工成笑话，通过自嘲娱乐大家。所以，面对快乐型人格的人时，很难感受到他们的不快情绪，因为他们自己就不愿意面对生活中的不快。

（二）外在

快乐型人格的人，其身材大多偏瘦或偏矮，但充满活力，不会给人那种弱而无力的感觉。他们的瘦可能是因为太多时间参加各种活动，体验各种新奇、刺激，从而消耗掉体内大部热量造成的。

由于他们关注环境中一切有趣、好玩的事情，导致他们很容易走神或分心。他们坐卧站立显得多动、不安宁，很少安安静静待在一个地方，走起路来步伐快，经常以跑代走，给人一种风风火火的感觉。

快乐型人格的人，其服饰夸张、鲜艳、标新立异，但有时候不很得体。他们非常注重新奇，他们总是喜欢佩戴一些有意思的装饰物装点自己，但是对于装饰物是否与衣着协调，他们也不太在意。

快乐型人格的人眼神充满活力，并且总是笑容满面（注意并不是微笑，而是开心的、开怀的笑容），也因此，他们的眼神总是有一种闪耀的、精灵般的光芒。他们的面部表情非常丰富，从不掩饰喜怒哀乐，并且他们快乐的表情远远多过悲伤的表情。他们的身体动作也很丰富，手势多且夸张，说到尽兴处，往往喜笑颜开、手舞足蹈。快乐型人格的人语速很快，声音洪亮，给人一种生怕"听众"听不明白，以致欣赏不到他们话语所含幽默元素的感觉。他们语速快也是为了能够保证自己尽快把话题中的有趣元素表达出来，以便大家在欢快氛围中乐不可支。

快乐型人格的人在表达方式上总表现出一种风趣的、搞笑的态度，语气和神态都透露出搞笑的劲头儿，甚至是在讲述自己悲伤经历或抱怨负面情绪时，也经常因为搞笑的劲头儿让身边人不禁莞尔。

他们在说话过程中容易跑题，这是因为他们总是关注每一个有趣、刺激的元素以及一心多用的特质造成的，也就是说，他们有可能在表达一件事情的时候，突然又想到了另一件事，或者想到了这件事中一个特别好玩的环节，然后就开始着重表述这些有趣的环节或干脆说到另一件事情上去了。不过，他们对于自己的跑题不以为意，因为他们正在谈论好玩的事情，只要好玩、有趣就行，其他的都不重要。

快乐型人格的人没有耐心听别人无聊单调描述事件，他们会经常打断对方，努力把话题引向有意思的领域。所以，他们给人一种说话没有重点、动不动就跑题的感觉。

（三）人格要素

外表：鲜艳的色彩，明亮的眼睛，而且笑脸迎人。

气质形态：活力充沛，神采飞扬，笑容亲切，容易被大家接受，没有压迫感的个性令人际关系保持和谐。

给人的感受：愉快，眼花缭乱，受到启发；而有时候，也让你觉得自己俗气、迟缓、缺乏想象力而精疲力竭。

世界观："探索陌生的世界，大胆地进入人迹罕至的领域。"这个世界充满刺激，我的任务便是去探索它们。

核心价值观：我觉得这世界充满刺激的事物和体验，人生的目的在于快乐，而"刺激"更是我做事的动力，追求开心，快乐，新鲜，刺激，好玩。

信条：让我们冒个险吧！

注意力焦点：我如何才能寻求开心、快乐？

情绪反应：时间及空间受到限制时会有情绪，快乐，贪多。

行为动机：外向主动，活泼开朗，精力充沛，兴趣广泛，时常想办法去满足自己的想法；害怕承诺，渴望拥有更多的快乐；倾向逃避烦恼、痛苦和焦虑。

行为习惯：经常关注我们可以选择什么？能否有更多选择？

性格倾向：外向，主动，乐观，贪玩；关注什么是未来可能的，乐于探索，多种选择；不喜欢接受规范，不想被约束；对有兴趣的事很入迷；不善于处理烦琐的细节；贪图经历和享受，经历比成功更重要；头脑灵活，变通快，多计，勇于尝试，富有冒险精神；总是放任自己，喜欢我行我素，认为"只要我喜欢，有什么不可以"。讨厌无聊，喜欢尽可能忙碌，认识很多朋友，每天活动都排得满满的；喜欢刺激和紧张的关系，不喜欢稳定和依赖的关系；很少用心去聆听别人的感受，所以很难了解别人的内心感受；喜欢上餐馆、娱乐、旅行或同朋友谈天说地的美好享受；是一个快乐、热心、思想正面的人。

领导风格：以点子领导的悦人领袖；以耍花招、多变、毫无定性、天花乱坠的故事和建立网络的方式管理。

沟通关系的特质：乐趣，冲击力，冒险，新奇，理想主义。

极少采用的思考方式：义务，安定，惯例，勤勉和谨慎的规范。

沟通方式：脑力激荡，轻快地冒出点子，假设，荒诞不经地夸大故事。

正面特质：革新，乐观，狂热，有趣，机智，启发灵感，大场面的计划者。

负面特质：不负责任，肤浅，心智混乱，专注力无法持久、又不善于贯彻始终的业余爱好者。

适合的工作环境：创意，弹性，随性，互动，喜欢扮演"顾问"

的角色；身为团队中独立的一分子，但不需要负担行动和建立方针的责任。

不适合的工作环境：官僚主义组织，例行公事、紧张、有正式表现评估的环境。

精力浪费处：他们只要有人邀约，提供快乐、口欲及享乐的事，往往是来者不拒，甚至已经筋疲力尽时，仍然能立刻重燃热情，所以他们的时间、体力和精力就这样被大量地占用了，没有时间和精力去做有目标、有计划的行动。

二、快乐型人格代表人物及人格分析

（一）周伯通

在《射雕英雄传》《神雕侠侣》两部长篇小说中，金庸先生为读者刻画出一个既风趣幽默又活泼可爱的人物，他就是周伯通。周伯通年纪很大，为人却朴实天真，其行为举止犹如孩童，人称老顽童。纵观老顽童代表的人物特征，考虑为快乐型人格，其特点如下：

1. 顽皮快乐，有趣可爱

周伯通在两部小说中展现给读者的始终是一个像儿童一样顽皮可爱的生动形象。烦恼和忧虑与他绝缘。哪里有他，那里就有快乐，就有欢声笑语。

2. 痴迷武学，兴趣广泛

痴迷于各种高深或者新鲜的武功，他对武功的认识也有悖常人。通常情况下，武功只是他用来交换别人与自己玩的筹码。无所谓胜负，更不关乎生死，他练武的目的完全是给自己寻开心，仅此而已。

3. 好玩喜赌，游戏人生

对于一个儿童来说，好玩是天性，喜赌却是并不值得提倡的。周伯通却将二者结合得很好，制造了很多让人忍俊不禁的笑料。小说中写到三次他与别人的赌赛，让人印象深刻。第一次是他与欧阳锋在海船上作赌；第二次是与事先被点了穴道的灵智上人比静坐；第三次则是与金轮法王比赛找蒙古王旗。

4. 生性豁达，爱交朋友

从郭靖、黄蓉，到杨过、小龙女，他所结交的朋友年龄差距极大，而且性格迥异。然而，我们还是可以从他的这些朋友身上找到一个共同点，那就是他们都和周伯通保持着平等的朋友关系。这是因为在周伯通的观念里，人和人之间没有任何社会等级的不同或者地位高低的差异，更何况是朋友。

5. 侠肝义胆，仗义疏财

周伯通是一个讲义气的人，他帮助黄蓉一起去救郭襄，为帮郭靖而去一起守卫襄阳，可见周伯通是一个十分讲义气的人。

周伯通天生是个乐天派，喜欢无拘无束地玩；他深得道家养生要旨，长寿有道，逍遥自在地生活在天地之间。

从周伯通表现的性格特点可以看到快乐型人格的内在特征与外在形象。

（二）小燕子

小燕子是琼瑶经典古装电视剧《还珠格格》中的第一女主角。小燕子是一个在京城生活的穷苦孤儿，靠演杂技为生，一次巧合，小燕子遇见夏紫薇，并与她结拜为金兰姐妹，后来由于一连串的误会，小燕子被乾隆皇帝误当成他的私生女而被封作"还珠格格"。之后她与永琪相爱，成了皇室的儿媳妇。

喜剧中小燕子的形象让我们非常喜欢，小燕子的性格特点在九型人格中可能属于七号快乐型人格。

1. 古灵精怪，侠肝义胆，爱打抱不平。

小燕子不喜欢被拘束，重义气，有些冲动，好多时候都容易犯糊涂，爱打打闹闹，有着浓厚的江湖气息，大大咧咧，活泼调皮，直来直去不爱拐弯抹角，粗心大意。虽然身世不明，但仍不改其乐观本性，快乐无忧。但也有不足的地方，比如易感情用事、自我克制的能力较差、比较粗心大意。

2. 天真无邪、爱憎分明

小燕子还特别贪玩和爱憎分明，因为一时贪玩，才导致了她阴差阳错地成了还珠格格，而让紫薇无法与乾隆相认，但这纯属无意，紫薇也原谅了她。爱憎分明则表现在她面对皇后和夕毒的容嬷嬷毫无惧色，并勇敢地与她们做斗争。她还与紫薇一起冒着被砍头和沦落天涯的危险帮助含香和蒙丹这对苦命鸳鸯。总之，小燕子是个备受观众喜爱的角色，她有的一些小毛病也让人感觉是可爱和无邪的。

3. 任性，嚣张，叛逆，疯狂，敢爱敢恨，敢做敢当

小燕子的性格正如歌词所说："有一个姑娘她有一些任性，她还有一些嚣张；有一个姑娘她有一些叛逆，她还有一些疯狂；没事吵吵小架，反正醒着也是醒着；没事说说小谎，反正闲着也是闲着；整天嘻嘻哈哈，遇到风儿就起浪；也曾迷迷糊糊，大祸小祸一起闯；还曾山山水水，敢爱敢恨走四方。整天嘻嘻哈哈，遇到风儿就起浪，也曾迷迷糊糊大祸小祸一起闯。还曾山山水水，敢爱敢恨走四方。更曾轰轰烈烈，拼死拼活爱一场，我就是这个姑娘。"

小燕子的任性，嚣张，叛逆，疯狂，敢爱敢恨，敢做敢当，心直口快，整天嘻嘻哈哈，感情用事，自我克制的能力较差，比较粗心大意的这些性格在赵薇的表演中得到了很好的诠释。

三、如何让您更优秀

（一）冲动是魔鬼

快乐型人格的人，常常容易被有趣的事情吸引而一时冲动。如果你是快乐型人格的人，你必须明白：你大脑中跳出来的想法虽然新鲜有趣，但往往不成熟。当你冲动的时候，你看似在追求你想要的，其实早已把自己囚禁在牢笼里。如果能养成观察自己的冲动，而不是屈服于自己冲动的习惯，你就能与冲动分离，更多地把注意力集中在真正对自己有益处的事情上，通过进行瑜伽、禅修、冥想等让自己得到成长。

（二）不能虎头蛇尾

当快乐型人格的人专注一件事情的时候，内心还牵挂着其他选择。他们对一些事情，往往是三分钟热度，兴趣一过就会放下，好像没那回事一样。

快乐型人格的人朋友很多，但大部分是交际上的朋友，只是玩伴而已，很少有知己。

如果你是快乐型人格的人，需要学会欣赏安静，享受独处。逐渐

学会信任自己，通过学习和工作，获得更大快乐。

要学会深入细致地做事情，把事情做成、做好，做大、做强，真正体验收获的快乐。

（三）没有问题就是最大的问题

快乐型人格的人常常对自己的聪明沾沾自喜、自我感觉良好。往往认为自己天生聪慧，而看不起别人，容易"聪明反被聪明误"。

快乐型人格的人挂在嘴上的一句话就是"没问题"，没有问题就是最大的问题。既要克服盲目乐观的"阿Q精神"，也要注意说话分寸，避免承诺后不能实现的尴尬局面。

（四）真诚担当，活在当下

快乐型人格的人总在憧憬未来、活在未来，总是停留在令人亢奋的"可能性"中，那些可能性就像五彩斑斓的"肥皂泡"，看上去很精彩，可风一吹就全破了。

快乐型人格的人能言善辩，他们善于将他们惹的祸巧妙地推到别人头上，以逃避责任。有时候明明是他们的错，但经过"理论雄辩"，结果反而让对方感到内疚。

快乐型人格的人不让自己停下来，他们逃脱各种不开心，参加各种社交场合，让自己痛并快乐着。

如果你是快乐型人格的人，需要让自己把活在未来变成活在当下，学会真诚扎实地说话做事，给人安全感。自己该承担的责任需要勇敢担当，对一些没有必要参加的聚会学会推脱，给自己更多的时间和精力投身到工作和事业中。

（五）倾听也是爱

快乐型人格的人说话速度很快，口吐莲花，就像打机关枪。快乐型人格的人大脑思维特别快，说话速度远没有大脑思维快。口无遮拦是快乐型人格的通病，他们很少考虑别人的感受，只要自己心情爽快就滔滔不绝。

快乐型人格的人需要记住：上天给您两个耳朵一个嘴巴，就是要我们多听少说，言多必失，倾听也会带来更多乐趣。

请发挥你的本色优势，规避你的性格缺陷，发展自己、讲求实效、自信开朗、脚踏实地做事情，逐渐实现快乐型人格的最高境界。

第九节　领袖型人格

在我们生活中，有这样一群人：属于九型人格的第八型，即领袖型人格。其别名是尊长、领袖、老板、君王，又叫权力型、保护者、控制型、掌控者等。

他们伸张正义、爱打抱不平；他们敢作敢为、爱憎分明；他们铁骨铮铮、豪爽仗义；他们大气磅礴、侠骨柔肠；他们被称为"永不卸甲的钢铁战士"，他们被称为"侠肝义胆的英雄"，他们被称为"大哥大""霸王花"。

他们具有坚强不屈的挑战精神，信奉"爱拼才会赢"的人生哲学，践行着"亮剑精神"，用力量诠释公平正义。

他们果敢、豪爽、强势、敢做敢言、目标宏大，喜欢做大事，不愿把过多的精力放在细枝末节上，不怕困难，给人一种威严、霸气的感觉。

领袖型人格代表人物有：秦始皇、电视剧《亮剑》中的李云龙等。

一、如何确定领袖型人格

（一）内在

领袖型人格的人给人的感觉是：有勇有谋的统治者。领袖型人格的人散发着"野性的魅力"，可能极富吸引力、招摇华丽，而且带着英雄色彩，渴求着世俗欢愉及感官的放纵。其天生就是个主导者，是九型人格中的至尊。

他们非常乐意对人、市场、环境或事件造成冲击，他们不怕受攻击也不怕负责任，他们在开始时不太克制，而在事情发生后，也不会太有良心上的自责。

他们凡事果断勇敢，强调独立自主思考与决策，并采取行动，以掌控一切的方式主宰自己的人生；他们极富冒险精神，喜欢挑战"大项目"，并不断拼搏，给人一种总是在战场上战斗一样的感觉；

　　他们直爽、坦诚，说话办事直截了当，从不拐弯抹角，但他们过于强硬的态度总给人一种太过强势的感觉，又因为他们在言语上不够圆滑经常造成他人的误会，进而造成人际关系紧张。但领袖型人格的人对此不以为意，仍旧会以直接、率直的方式表达自己的各种想法，有看不过眼的地方就会直接指出来，很少顾及他人的感受，他们不惧怕环境中对抗自己的势力，不回避与人意见争执，甚至可以说，他们以战胜环境或"降服"他人作为自己的人生乐趣。这一状态的形成也是因为领袖型人格的人只注重"大事情"的内在特质所致，在他们看来，大目标、大事件的完成才是证明自己实力并掌控环境的关键，至于那些细节以及人际关系等都只不过是过程中的"浮云"。他们总是关注宏观局面，并在战略的层面投入大量精力及时间，对于小事情或细枝末节的处理，通常都是让他人代劳。他们给人一种大事英明、小事不灵的感觉。

　　领袖型人格的人有一种与生俱来的正义感，主持公道是他们的责任，并且他们也喜欢通过伸张正义的义举来证明自己的实力，以便从中收获掌控一切的成就感。遇到环境中的任何不公平或有失正义的现象，他们一定会站出来维护公理，为大家，也为自己讨回公道。

　　他们对待身边的亲朋好友亦会如此充满正义，不过无论是他们为自己还是为他人"路见不平拔刀相助"的时候，都会迅速衡量一下"敌我"双方的实力，如果觉得自己"力不如人"就会转换策略，采用迂回方式反抗。有些时候他们甚至会选择忍气吞声，但他们决不放弃斗争，只是保存实力，积聚力量，蓄势待发。

　　领袖型人格的人重情重义，对待身边的亲朋好友以及所有尊重自己、跟随自己的人，都首先把"忠义"摆在一切原则的首位，如果上述人等在生活中遇到困难或对领袖型人格的人有需求，后者一定毫不吝惜施以援手，即便赴汤蹈火，亦在所不辞。领袖型人格的人给人一种"忠义大佬"的感觉，无论男女都是如此。

　　领袖型人格的人在生活中很有主见，为人处世有一套自己的标准，不喜欢被别人指手画脚，同时他们亦会要求身边的人尊重他们的主见和行为标准——是否遵守并不重要，但要绝对尊重。他们会把这份尊重看作自己掌控环境的成就感，亦会觉得对方给面子，于是他们便将对方视为自己人，并对其提供"保护"。

领袖型人格的人具备很高的领导和组织能力，喜欢发号施令并统领全局，在生活中无论自己是否真的担任领导角色，总是会让身边人不自觉地跟随自己，视自己为身边人的领导。

领袖型人格的人经常以对峙的态度回应他人意见，并且会不自觉地以"否定"方式对待他人言行，让人觉得他们似乎一直都在与环境及他人进行斗争，一定要通过争斗树立起威严和霸气，并以胜利作为成就感来源。

因此，领袖型人格的人在表达对身边人的关怀时，也会因为强硬、对峙的态度，让对方感受到专制、霸道的压力。

领袖型人格的人虽然不懂得言行上的温柔和体贴，但他们内心同样具备脆弱温柔的一面，也会非常需要他人的温柔体贴。特别是当他们独自一人的时候，心底常常会涌现出一种疲累、无助的感觉。

领袖型人格的人欲通过自己的实力主宰自己的人生以及掌控生命中一切的内在动力，让他们非常喜欢与那些同样敢于表达自身想法、坦率表明自身立场，并为坚定立场不断拼搏奋斗的人相处。

当然领袖型人格的人更希望这些人支持自己的立场，与自己处于同一阵营。他们特别不喜欢那些唯唯诺诺、迷迷糊糊、左右摇摆、不清楚自己想要什么的人。

那些只懂得阿谀奉承却没有真才实学的人，更难入他们的法眼。因为在领袖型人格的人眼里，这类人都是在以旁门左道的方式进行着暗箱操作的勾当，其不光明磊落、不正义、不公平的行径，人神共愤。

同时，对于那些实力确实不强、过分软弱的人，领袖型人格的人也不喜欢，即便这些人依赖并尊重自己也不行，因为领袖型人格的人可以容忍对方实力不强，但无法容忍对方意志软弱。

（二）外在

领袖型人格的人，其男性大多魁梧健壮，其女性大多结实丰满。无论男女即使身材瘦小者也显得短小精悍，因为他们需要很大能量应对生活中的挑战，所以结实的身材也是自己实力和霸气的本钱。

他们站立或坐卧时，都会不自觉地向后微倾，给人传递一种高高在上、等待对方主动上前示好的架势，当然有时候也有传递"放马过来"的意味。他们走路时挺胸抬头，趾高气扬，刻意扩展两臂摇摆范围，以此标明自己的领地以及传递自己的威势，给人一种"无所畏惧"的感觉。

领袖型人格的人在着装上注重服装搭配的整体性，亦看中对自我风格的展示，因此他们的服装款式和风格种类颇为丰富。

领袖型人格的人目光专注，习惯直视对方眼睛，但面部表情又不会显得过于严肃，即便是微笑，也透露出一股威严、霸气的气势。

领袖型人格的人身体动作幅度随情绪变化，情绪低落的时候可以安稳坐好，静静观察，但仍旧会表现出一种"我只是在默默地观察你们这些人的表现，适当时候我会站出来点评你们的好坏"的感觉。情绪高涨时他们就会手舞足蹈、大开大合，以各种夸张动作配合情绪表达。

领袖型人格的人言语表达直截了当，声音洪亮，语速平稳，但在他们表达自己的想法或与人对峙时，语速会很快，且不容他人打断，若他人强行打断，领袖型人格的人绝不配合：他们会提高音量，加快语速，配合强劲的肢体动作一鼓作气抢着把话说完，说完之后如释重负，畅快淋漓。至于对方此时的反应，他们不在乎，他们只有一个目标——必须让自己把话说完。

领袖型人格的人，对另一方言语表述中的细节没有兴趣，更没有耐心，他们只关注言语中想要表达的最终目的。遇到对方表述细节过程或用语委婉隐晦时，领袖型人格的人会马上插话："你究竟想说什么？"他们给人一种言语表达"硬邦邦"的感觉。

（三）人格要素

外表：无礼，无畏，支配大权。

气质形态：气宇不凡，目光淡定，有大将之风，具有霸气，有时粗豪鲁莽，大情大义，有压迫感，声音嘹亮，不拘小节，昂首阔步。

给人的感受：受到良好的保护，共同参与行动，而有时候有被压榨、被侵犯的感觉。

世界观：我是强者，我要为弱者复仇，我要揭发那些滥用权力、虚伪和愚笨的人。

核心价值观：这世界充满挑战，我要做一个自强不息的人，运用我强大的自信和意志力战胜环境，贡献社会，锄强扶弱，主持正义，保持公平。

信条：真理和公正；采取我的方法，要不然我自己就找出通往成功的大道。

注意力焦点：什么是公平的？谁还有异议？

情绪反应：事情说了不算或决定后还有异议时会有情绪，愤怒，好胜。

行为动机：渴望在社会上与人群中有作为，并担当他们的领导者，个性冲动，自信，有正义感，喜欢替他人做主和发号施令。

行为习惯："我们就这样定了"，"这事得我说了算"。

性格倾向：外向、主动、乐观、冲动、专制、有正义感；关注权力、独断，并且控制空间和领域；充满活力，讨厌虚伪，喜欢危险和冒险的刺激感；愤怒爆发直接、面对面、硬碰硬；相信"强权就是公理"，很难听从别人的意见，别人会觉得他专横霸道；喜欢被人尊重而不是被人喜爱；通常会支持比较弱势或不利的一方；会保护、支持自己的朋友、家人和下属；喜欢控制大局和授权给别人的乐趣，但却不喜欢被控制；有坚强的意志力，相信自己能战胜一切挑战和困境而有所突破；不喜欢求人，觉得求人不如求自己，所以不停地增值自己的能力；对家人粗心大意，缺乏温柔及很难站在对方的立场来思考，但却是一个负责任的好丈夫、好妻子；是一个坚强、自信、果断和会马上采取行动去解决问题的人。

领导风格：独裁，以大家长的身份领导；粗率，当面对质，有时还是个粗野的权力掮客（借由影响有权势的人物以操纵权力）。

沟通关系特质：权力和影响力；公正，有想帮助失败者的渴望；对感兴趣的事物有立即投入的喜好。

沟通方式：抨击谴责，高谈阔论，威胁，完全未经考虑、也未加审查；粗率。

极少采用的思考模式：同情，圆滑的外交手腕，规则。

正面特质："推诿责任到此为止"；发号施令的实践者；强势、负责而精力旺盛的君王；侠客。

负面特质：喧闹，过度，当面冲突，闲荡，蛮横，粗俗，鲁莽，盛怒的土霸。

适合的工作环境：高危险性、需要密集投入精力、冲击强烈的环境。

不适合的工作环境：平静、严格、正式、受规划或传统束缚的环境。

精力浪费处：充沛的精力，渴求坚强，解决问题，奋力地与生活所发生的事交战，故而常常是耗尽精力，弄坏身体而仍然不知休闲、懒散。

二、领袖型人格代表人物及人格分析

（一）秦始皇

秦始皇，姓嬴，名政。秦庄襄王之子。出生于赵国都城邯郸，十三岁继承王位，三十九岁称皇帝，在位三十七年。中国历史上著名的政治家、战略家、改革家，首位完成华夏大一统的铁腕政治人物。建立首个多民族的中央集权国家，曾采用三皇之"皇"、五帝之"帝"构成"皇帝"的称号，是古今中外第一个称皇帝的封建王朝君主。

从心理学、九型人格视角看秦始皇人格，具有以下特点：

1. 坚忍、嫉恨、报复、抗争的个性特点

嬴政幼年时期缺少父爱、母亲淫乱使他产生自卑感、压抑感，初步培育了他坚忍、嫉恨、报复、抗争的个性心理，兄弟相残的经历让他完全变成一个不动感情的"政治人"。

2. 狂傲自大、专横跋扈

秦国先辈们励精图治、锐意进取的精神深深地感染、震撼着他，让他有一种强烈的政治使命感和责任感，法家"以君为本"的君主专制思想孕育了他狂傲自大、专横跋扈、肆意极端的性格，吕不韦的谆谆教导使秦始皇嬴政形成了慎思、远虑的处事方式。

3. 秦朝暴政、焚书坑儒，加速了秦朝的灭亡

秦始皇的性格是矛盾的，这一点决定了他一生中做的大多数事情都充满了矛盾。首先，他是残暴和宽容的结合体，对于他认定的敌人，无论是六国势力还是秦国国内的政敌，他都表现得极其冷酷凶残，毫不怜悯。

秦始皇焚书坑儒、全盘否定历史文化，大大激化了各种矛盾。三年之后，陈胜在大泽乡起义，秦王朝很快就垮了台。

秦始皇巩固统一的各项措施，秦朝暴政，迁豪徙民政策，频繁的巡狩活动，对神仙方术的热切追求等政治生活的各个方面都体现了他的性格特质。

秦始皇的性格是矛盾的，清晰地呈现出优劣两极，在他身上既有促使其事业成功的性格特质，又有危害社会的心理欠缺，对历史发展进程产生积极与消极的影响。

秦始皇人生中的矛盾还表现在其他方面。例如，他具有高瞻远瞩的战略眼光，能够洞悉世事，成功地指挥和完成了灭六国的历史任务，但与此同时，他又显得目光短浅，实施了许多劳民伤财的享乐工程，导致民怨沸腾。

4. 识才、爱才、用才，具备帝王气质

秦始皇天生具备帝王的气质，最集中地表现为他能识才、爱才、用才。始皇用人不问出处，只问有没有真才实学，能不能为秦帝国服务，因此大批优秀人才得以齐聚秦国。

始皇对这些人才礼爱有加，把他们放到了各自最擅长的领域，让他们充分发挥自己的才华。而且，始皇在与这些人相处时，基本能够做到言听计从，虚心纳谏，尤其是在其执政的前期。例如，秦王听信保守势力之言，下了逐客令，但李斯上了《谏逐客书》之后，始皇欣然采纳，不仅没有怪罪李斯，还对李斯委以重任，使李斯的才华得以充分发挥。

总之，秦始皇是雄才大略的圣君明主，他奋六世之余烈，一统天下；修长城、筑驰道、开灵渠，泽被后世；推行三公九卿制、郡县制、统一货币和度量衡，利在千秋。但他又是劳民伤财的暴君，以法为教，以吏为师，厉行文化专制；焚书坑儒，滥施淫威；寻仙问

药，修筑阿房，建造秦陵，劳苦天下百姓，是领袖型人格的典型代表人物。

（二）李云龙

李云龙原型为王近山（1915~1978），原名王文善，湖北省黄安（今红安）县高桥许家田村人。中国人民解放军著名高级将领，1955年被授予中将军衔，荣获一级八一勋章、一级独立自由勋章、一级解放勋章。王近山号称王疯子，绝对是个好战分子，并且有相当高的指挥艺术，也是刘伯承手下的得力干将。

1. 敢打敢拼、勇于担当的"亮剑精神"

李云龙为人桀骜不驯，胆识过人，是个典型的现实主义者，善用逆向思维，枪法准，有胆识，心理素质极稳定，极为好战，对政治兴趣不大，擅做离经叛道之事，文化程度低，没有上过军校，后来在部队里学习文化。政治观点偏左，但不激进。

李云龙是一位叱咤风云、百战沙场的职业军人，在他身上表现出的是一种霸气，他在战场上对敌人凶狠，但对待战友和朋友却肝胆相照。

李云龙抗击日寇，身先士卒，冲在最前，敢打敢拼，和战士们一同吃苦。

李云龙喜欢耍小性子，给自己的部队护短，会不听上级指挥，别出心裁地打仗，但他敢于承担错误，有强烈的正义感；

他贪财，但都是为了部队；他杀投降的土匪，那是为死去的兄弟；他暴躁，霸气，不讲理，讲粗话，喝酒什么都来，但在大事情上他不糊涂，体现了身为将军的大智大勇。

他虽然没有文化，可身上有一种质朴的、农民式的智慧。

他有军人那种不服输的血性、置生死于度外的玩命精神。

特别是他的人生信条引起了人们强烈的共鸣："面对强大的敌人，明知不敌也要毅然亮剑；即使倒下，也要成为一座山，一道岭。"这就是"亮剑精神"！

2. 侠肝义胆，敢做敢当

李云龙作为军人，他性格刚烈，带兵打仗有勇有谋。他独有的人格魅力深深吸引着广大观众，虽然说话难听、连打带骂，但是却让人不可抗拒！

有着真实、豪爽、有血性等特征的李云龙，在他粗糙的外表之下也有着精细的一面：生活日常方面时刻"防范"着我们独立团的赵政委；身缠炸药县城会客楚云飞；受伤期间绞尽脑汁"套路"着小护士田雨，大病初愈抱得美人归。

他爱喝酒，爱惹事，有事大喊大叫、没事也大喊大叫，不服从命令、不受管理。

在政治部的档案里，他的功劳记录与处分记录一样多。胆大妄为、抗命不遵那是家常便饭，但是他也敢做敢当。

3. 崇尚正义，惩恶扬善

李云龙有疾恶如仇的性格，其领袖型人格表现得淋漓尽致，体现了中国传统文学中的侠义精神。

崇尚正义，惩恶扬善，靠这些把他刻画成了正义的化身，一部《亮剑》展现出了一个独一无二、又魅力四射的英雄人物。在电视剧《亮剑》曲折复杂的发展情节中，李云龙这一生动的领袖型人格的形象，给我们留下了深刻的印象。

三、如何让您更优秀

（一）用微笑和大度控制自我的愤怒

领袖型人格的人，脾气暴躁且易冲动，他们最典型的情绪习惯就是"愤怒"，经常生气，一天到晚总是气呼呼的。他们的愤怒仿佛是一个火药桶，遇到火星，一点就着。

领袖型人格的人，其愤怒直接是向外宣泄的，没有任何障碍，就像雷阵雨，来得快去得也快。其身边的人，要注意避免被他们无意"伤害"。

领袖型人格的人，常常把别人吓得肝胆俱裂，伤的心碎，而他却还百思不得其解。"我没有伤害你啊，你怎么就这么脆弱呢？""我讲话就是这样子。"事实上，他们讲话嗓门高，脾气火爆，攻击性强，常常给人侵略性感觉。

如果您是领袖型人格的人，需要每天反省一下，自己说话的声音是否应该再低一些？脾气是不是别太大？应该考虑一下别人的感受，换位思考一下：你是个急脾气，说话随意，但别人不是。想发火时，不妨等一等，从一数到十；或者找一个没人的地方独处一下，静一静；当然最好的方式是"微笑"，用"微笑"来缓和暴躁冲动的情绪，去展示自己的宽容、大度的一面，那才是真正的强者。

（二）柔能克刚，做真正的强者

领袖型人格的人靠自己顽强的意志和血肉之躯展现自己的强大，否定自己的软弱。很多领袖型人格的人为了追求强大，过分硬化自己。

领袖型人格的人一生需要修炼"柔软"这门功课，建议领袖型人格的人读一读老子的《道德经》，学习一下水的哲学智慧，水至柔，却又克刚，刻意硬化绝不是刚强，太刚强的东西反而容易折断，过分刚强恰恰是对软弱最好的诠释。

（三）"斗"到底赢在哪里？

领袖型人格的人喜欢"斗"，他们"斗"了一辈子，在斗争中感受自己生命力的澎湃和强大，他们喜欢直接对抗甚至不惜诉诸暴力，斗争常常导致更多仇恨、更多的斗争，而换不来真正的和平。到底是建设一座城的人更有力量还是破坏一座城的人更有力量呢？

斗争是不可避免的，但我们需要思考，我们的斗争能够解决什么问题？当你好斗的欲望出来的时候，深呼吸十秒钟，思考一下这场战斗值不值得？

（四）觉察"公平公正"背后的私心

领袖型人格的人觉得自己高人一等，他们在潜意识里不把别人当成独立的个体，而是依附于他的"臣民"，他们常常建立一个地盘，里面都是他们保护的"自己人"，他们常常带领一帮人，维护他们所谓的"公理"，他们的这种特权心态体现了领袖型人格的高傲和蛮横。

如果你是领袖型人格的人，请觉察一下自己为什么不愿意和他人保持平等？你和别人有什么不同？你凭什么支配别人的资源？运用权力支配他人，到底是为了你所谓的"公平公正"，还是以此满足自己的私欲？你"保护"别人是出于尊重还是"豢养"？

当你把"力量"用来帮助别人，你的重要性并不会降低，你不需要支配别人就可以获得别人的尊重，而且无须总是身处险境，你会感受到一种世界上最有力的东西，也是世界上扩张自己最强大的武器，那就是爱的力量。

（五）学会真心爱别人

八号人敢作敢为会令人觉得他们充满攻击性、控制欲强，有一种"顺我者昌，逆我者亡"的狂妄霸道。他们已经不熟悉、不习惯那些细腻的情感，觉得好像不该是自己的。

如果你是领袖型人格的人，特别需要学会真心爱别人，让你的心胸得到扩展，内在也会因此更强大，当别人也回馈给你以真爱，你原本坚硬的心将变得柔软而有韧性；你的仁慈将使别人更愿意服从你。

建议领袖型人格的女性学习点琴棋书画、领袖型人格的男性学习一下太极拳等修炼自己的项目，而不是拳击等暴力项目等。真爱会让一个人真正拥有勇敢的品质，真诚而细腻的情感比虚张声势的强悍更加有力量。

（六）胜人者力，自胜者强

领袖型人格的人总是期望占有更多、更大的资源来维持自己"强大"的幻觉，做事容易过度。

号称"不可战胜"的领袖型人格的人也许没有想过，如果不去察觉自己的贪婪，即使您战胜了所有的敌人，在贪欲面前，你仍然是输家。真正的强者在于自胜，"胜人者力，自胜者强"，一个可以管理自己欲望的人方是真正的强者。

第十节 和平型人格

在我们的生活中，有这样一群人，属于九型人格的第九型，即和平型人格。其别名是顺应自然者、调停者、谈判者、和谐型、和平缔造者等。

他们平和友善、宽容随和，他们顺其自然、息事宁人，他们慢条斯理、避免冲突，他们自我遗忘、难以说不……

他们平和，安静，温文尔雅，言谈举止平易近人，很少有情绪波动，与人以及环境总能够相处得当，很少拒绝他人请求，给人一种温和宁静的感觉。

代表人物有：老子、孔融等。

一、如何确定和平型人格

（一）内在

和平型人格的人给人的感觉是：与世无争的透明人。和平型人格的人是九型人格中最随和的，其可以轻易妥协，随时与伙伴的立场保持一致，但同时也使他们自我的渴望、目的及需求遭到忽视。他们无私，而且对别人对立的见解敏感，是调停、辅导、达成一致及缓和事态的天生好手。

和平型人格的人追求与世无争、万事和谐，非常注重自己当下内心平和、宁静的感受，并以此作为存在的标准。

和平型人格的人性情随和，对人态度不温不火，总能够有耐性地与人相处，很少发脾气或表露出负面情绪。

和平型人格的人最害怕经历冲突或面对环境中的不和谐，不单是他们自己不愿与人发生争执，即便看到他人之间发生争执，他们也会紧张难受，但他们又不擅长以语言方式劝慰双方"和为贵"。然而他们表现出的"被侮辱与被损害者"的形象，能让争执双方感觉各自的言行伤害了和平型人格的人，从而感觉不好意思，停止争执。

和平型人格的人经常以退让的方式顺从他人，给人一种"温和、无争"的感觉。

和平型人格的人平易近人的态度和顺从的特质，让他们的形象非常平和，加上他们大多数时候都是安静地待在一旁，很容易被人"忽略不计"，给人一种经常融化在环境中的透明感。

另外，和平型人格的人不善言辞的特质，让他们一方面很难表达自己内心的想法或要求，另一方面也尽量避免与他人发生对立。即便真的反对他人的意见并勇敢提出不同看法的时候，也很难被他人重视，因为他们的言语太平和，无法给人一种强调或要求被重视的感觉。

和平型人格的人对于生活要求非常简单，他们没有过于强烈的欲望，对待物质和精神皆如此。他们非常在意保持安逸休闲的生活状态，因此他们会比其他人需要更多时间享受安闲。

和平型人格的人为人处世不慌不忙，做事追求平衡，关注细水长流的感觉，很少急功近利。他们很少主动争取什么，总是以依赖他人、跟随他人的方式接受出现在自己面前的一切。

需要注意的是，虽然和平型人格的人不会在言行上明显拒绝别人，但并不代表他们愿意完全接受不同的事物——他们表面上对自己不同意的事情点头称是，但内心仍然坚持自己的想法，表现在行动上就是"拖"，能拖多久就拖多久，最后不是对方因为受不了这种"缓兵之计"而改弦易辙，就是和平型人格的人一言不发选择离去。

（二）外在

和平型人格的人身材适中，因为他们对生活中的一切都要求以一种平衡的状态存在，所以对于自己的身体也抱持一种平衡适中的要求。他们行走站立时表现得温文尔雅，很少有过大的动作，并且举手投足慢条斯理，不慌不忙。坐卧时，总是一副彻底安静的样子，显得安逸、悠闲。

他们总是以一种静态的方式置身环境中，自然而然隐身人群，给人一种融化在环境里，像空气一样透明的感觉。他们的着装很自然、随和，舒适是第一前提，所以衣柜中多以宽松、休闲服装为主。这种着装风格，让他们无法成为环境中夺人眼目的角色，愈加显得像空气一样透明。

和平型人格的人眼神温和、平静，少漂移，总是一种亲切关注他人的表情。虽然他们在环境中很少发言，但是眼神总是能够投射一种认真聆听的感觉。他们经常在脸上保持微笑，并且总能够在你言谈举止之间以轻微地点头方式回应你，让你感觉温暖，并相信就算环境中的其他人都对你的话没兴趣，也仍然有忠实听众（观众）支持你，那就是他们——和平型人格的人。但需要注意的是，和平型人格的人冲你微笑点头并不代表真的认可你，他们只是习惯性地出于礼貌而已，而当他们不认可你的表达时，会以点头次数降低、幅度减小以及微笑稍显平淡的方式表示，但表情依然不失温和。他们开心的时候面部表情也没什么大的变化，还是微笑、平和；不开心的时候则只是脸上暂时消失了微笑。他们给人一种心静如水，无论如何也点不着火焰的平和感觉。

和平型人格的人在说话时，声音平和、温柔，语调委婉，很少处于抑扬顿挫激情状态，大多数时候都是娓娓道来，有板有眼。开心的时候，话语中会插入一些笑声，但绝不是朗声大笑；伤心时，表情平静，不会情绪爆发，只是眼神表现出很受伤的样子。

也正是因为这样一种始终平和的状态，他们总给人一种与世无争的和谐感觉。在他们表达想法的时候也容易因为过于关注对方的反应而表现得意图不明确，再加上他们很难区分主次和优先顺序的特质，导致他们的言语零散，给人一种缺乏焦点或中心思想的感觉。

同时，和平型人格的人娓娓道来时，很容易让人因为抓不住其谈话重点而失去耐性。

（三）人格要素

外表：平静，简单，陈旧，舒服，自在，有时候也衣衫不整而邋遢。

气质形态：平和，乐观豁达，朴实无华，面相和善，节拍较慢。给人的感受：被接纳，被了解，被镇定，被热情地对待，而有时候你很难确定他的欲求为何，他们甜蜜的消极会令你感到恼怒，毫无斗志，迷失，招架不住。

世界观：只要我们保持镇定、亲切，一切都会解决的。

核心价值观：我觉得自己是一个普通人，我会尽力维持和谐的生活，与他人融洽相处和避免冲突。我相信忍一时风平浪静，退一步海阔天空。

信条：随它去吧！别搅乱一池春水！

注意力焦点：我如何才能避免冲突？

情绪反应：别人大声命令时会有情绪，害羞，怕事，懒惰。

行为动机：渴望人能和平共处，怕引起冲突，怕得罪别人，怕左右为难，不争名逐利，性格温顺，与世无争，爱好大自然，写意随和，但往往给人一种懒洋洋、没有个性、慢条斯理和满不在乎的感觉。

行为习惯：经常关注我们如何达成一致？

性格倾向：内向、被动、乐观、随和；关注周围对他的抱怨；顺从、服务、很难说不；向往相容和熟悉，避免冲突；拙于排列事情的优先顺序；不像其他人那样关注名誉及地位；被动和优柔寡断，动作很慢、经常拖延而不去行动；特别喜欢睡觉和看电视等安静的休闲方式，并容易因此耽误事情；不喜欢命令别人，但当别人命令自己时，会反感和变得倔强。对于不同观点的分歧和争论，能看到其方方面面；是一个和平、友善、随和、包容和忍耐的人。

领导风格：社团式的，共同参与，涵盖一切，共享功劳，而有时候也让你觉得他顽固、被动。

沟通关系特质：和平和谐，团结，团队精神，公平，无私，必然性，较不具破坏性的选择。

沟通方式：传奇故事式，史诗式（冗长、温谈、重复叙述），唠叨地说个不停。

极少采用的思考方式：竞争，唯一正确之道，你的权威，他的权威，截止期限。

正面特质：产生共鸣，随时有空，率真自然，稳固，可靠，谦卑，温馨，社会的中坚分子。

负面特质：冷淡，懒散，抗拒改变，优柔寡断，无趣，守旧，失落。

适合的工作环境：稳定而一切都在预料之中，责任说明清楚，彼此支持而冲突不大的环境。

不适合的工作环境：独裁，压力沉重，人际关系复杂的环境。

精力浪费处：精力浪费在配合别人、成全别人，由于每天忙着认同环境、认同别人，因此没有发展自己的个性，变成一种懒惰的心态，没有活力。

二、和平型人格代表人物及人格分析

（一）老子

老子，姓李，名耳，字伯阳。老子有两个可能的身份，一是老聃，一是老莱子。中国春秋时代思想家、哲学家，老聃曾担任守藏史。著有《道德经》一书，是道家学派的经典著作，他的学说后被庄周发展。相传，老子一生下来的时候毛发就是白的，所以被称作老子。从生平来看，老子是一个无为而清净的人，是一个对世界充满热爱、对生活充满关爱、富有智慧的思想家。

1. 无为而无不为

老子是道家学派的创始人，著有《道德经》。他的思想主张主要是"无为"。他最理想的生活是虽然和邻近的国家能相互看到，甚至连鸡鸣声也能听到，但是最好老死不相往来。从这里可以看出来他是一个中庸，并且提倡消极应对事情的人。

老子提倡"无为而治"。这个"无为"，并非消极意义上的无所作为。"为无为，事无事"，就是要以"无为"的理念去作为，以"无事"的态度去办事。所谓"无为"，即是顺应自然，不干预自然；"为无为"，即是要主动干预人类违背自然的行为和事物。从而达到"无为而不为"的"至治之极"最佳意境。

正是由于老子的这一内向型性格，加上其渊博的知识和智慧，奠定了他"无为而治"的理念。

2. 清心寡欲，知足常乐，顺其自然

在老子看来，人如果想要长寿，就必须顺其自然。人如果想要维持生命的机体，就必须保证生命的自然发展。这样才能祛百病，才能延年益寿。除此之外，也要学会知足常乐，懂得取舍，减少自己的贪念。贪念是无穷无尽的，人疲于追求不属于自己的东西，会使人内心狂躁，不如意。应尽可能做到清心寡欲，恬淡的生活状态才是一个人应该追求的。

3. 道法自然

《道德经》中的第一句话："道，可道，非常道。名，可名，非常名。"意思是，能够用语言所表达出来的东西就不是永恒存在的东西，

也就是说真正恒久存在的东西是不可能用语言能够表达出来的。

《道德经》第四十二章第一句："道生一，一生二，二生三，三生万物"和"人法地，地法天，天法道，道法自然"。这句话是老子的宇宙生成论思想，主要意思是万物是从"道"中衍生，道生"太极"，"太极"生"阴阳"两极，"阴阳"两极生"三才"，"三才"生万事万物。老子虽然没有非常具体地指出一二三分别代表的是什么具体的事物，但明确地指出了宇宙世间的所有物体都是由道所衍生出来的，这个产生的过程由简单到复杂。

从以上特点中看到老子是一个和平型人格的代表。老子所谓的"道"也可以说是相对应的，就像人，有生死，有轮回，万物也一样。所以老子嘴中的"道"都是化无形为有形，有形化无形，若有若无，一切都要看你怎么想，"道"是千变万化的，所以"道"里面蕴含着很多力量，只要人们坚持无为的原则，什么事情就都能做得很好。

（二）孔融

孔融，字文举，鲁国人，东汉末年文学家，"建安七子"之一，家学渊源，是孔子的第19世孙，太山都尉孔宙之子。孔融少有异才，勤奋好学，与平原陶丘洪、陈留边让并称俊秀。汉献帝即位后，孔融任北军中侯、虎贲中郎将、北海相，时称孔北海。在任六年，修城邑，立学校，举贤才，表儒术，经刘备表荐兼领青州刺史。建安元年，袁谭攻北海，孔融与其激战数月，最终败逃山东。不久，被朝廷征为将作大匠，迁少府，又任太中大夫。孔融性好宾客，后因触怒曹操而被其所杀。

1. 性格平和中庸

孔融性格平和中庸，对战争很无奈，他认为战争靠的不仅仅是像刘备、曹操这样的某个人的努力，而是要靠很多人共同发挥作用，胜败乃兵家常事，说一定在哪个环节就错失了良机。

2. 孔融让梨体现了谦让性格特点

孔融小的时候，十分聪明，也非常懂事。孔融还有五个哥哥，一个小弟弟，兄弟七人相处得十分融洽。

有一天，孔融的妈妈买来许多梨，一盘梨子放在桌子上，哥哥们让孔融和最小的弟弟先拿。

孔融看了看盘子中的梨，发现梨子有大有小。他不挑好的，不拣大的，只拿了一只最小的梨子，津津有味地吃了起来。爸爸看见孔融的行为，心里很高兴，心想：别看这孩子刚刚四岁，却懂得应该把好的东西留给别人的道理。于是他故意问孔融："盘子里这么多的梨，又让你先拿，你为什么不拿大的，只拿一个最小的呢？"

孔融回答说："我年纪小，应该拿个最小的，大的应该留给哥哥吃。"

孔融性格平和、中庸、谦让，从九型人格分析，孔融可算是和平型人格的代表。

三、如何让您更优秀

（一）学会正确表达自己的情绪

和平型人格的人，其性格往往表现得比较温和，在温和的外表下常常隐藏着一颗倔强和冷漠的心，他们一味妥协的背后，会逐渐对他人和环境产生隐秘的不屑，但这种不屑绝不会表现出来，和平型人格的人常常是用平和的外表掩饰自己的倔强。

和平型人格的人具有大爱的潜力，但最终为了表面和暂时的和谐，变得越来越消极，这种大爱也越来越表面化，成了无奈的忍让和"不跟你们计较""不跟你们一般见识"的不屑与冷漠。

和平型人格的人在"软抵抗"的时候，眼睛里的"寒冷"足以拒人于万里之外，何谈大爱？只有内外的分裂和温和下的冷漠。所以，和平型人格的人要学会正确表达自我需求，减少负面特质，与其将傲慢固执藏在内心深处，不如干脆释放掉，因为你的冷漠不会给你带来真正的和谐与平静。

（二）真正的无为是积极主动的

和平型人格的人常常有一种"宿命论"，他们大部分精力都放在协调内心和外在冲突上，他们感到非常疲惫，于是干脆降低对自己和他人的期待，对人生采取不在乎、无所谓的态度，"如果太麻烦了，那就干脆不要了吧！"他们从此对一切需要努力的事情都不够积极，倾向于逃避问题，避免一切冲突和麻烦，得过且过，保持消极的人生态度，维持原状而不愿意改变。

和平型人格的人把这些想法自诩为"与世无争"的境界，但其实"与世无争"的背后隐藏的是自我轻视的心，觉得自己不重要，可以随时忽略，因此不值得拥有更多美好，为了眼前的安逸，不如啥也不做，"万事万物都会消逝，何必要积极努力？""有什么好争的，有什么好追求的，我都无所谓。"

如果你是和平型人格的人，你一生追求平静安宁，这非常好。你平和、与世无争，大家都说你是个好人，可你察觉到无奈的冷漠了吗？你需要用积极的态度参与各项工作，而不是逃避，真正的无为是积极主动地融入生命，放下不是放弃，顺其自然是顺应自然规律而不是什么都不做！你今生之所以成为一个人，是有使命的，每个人都需要主动承担责任、积极追求目标，请抓紧行动起来吧。

（三）为自己努力奋斗

和平型人格的人做事往往和其他人不一样，常常先做不太重要的事情，把真正重要、紧急的事情放在后面。如果有人请他帮忙，他就会放下其他事情去帮助别人，虽然帮助了别人，但自己却没有完成任务，有时耽误了很重要的工作。

如果你是和平型人格的人，你必须明白：生活不是用来应付的，不要总是逃避，其实你的内心也是期待有所作为、实现目标价值的，并不是这样碌碌无为，听从别人的安排。给自己一个人生目标，并立刻行动起来，为了自己努力奋斗吧。

（四）告别拖延，从当下做起

和平型人格的人有一个习惯，总是把自己应该做的事情拖延，这些问题总会有人解决。他们大多习惯性认为："一切都会好的""时间可以解决一切问题""先睡觉再说，明天一切都会好"，做事拖拉、逃避、不负责任。

如果你是和平型人格的人，你需要明白，拖延并不会给你带来真正的和谐，因为拖延已经逐渐成了你的习惯。你需要彻底觉悟，从当下做起，真正解决问题才是改变和提升你的有效方法。

（五）学会表达自己的情绪

和平型人格的人往往将自己的愤怒压抑下去，经常采取自我麻醉的方式妥协和拖延，即使有怒火也要控制，不敢发作，以免破坏和谐。但长此以往，愤怒在内心并不会真正消失，很多和平型人格的人在愤怒积压太久后可能会瞬间暴发，从而引起更严重的后果。所以，和平型人格的人要学会适时表达自己的情绪，避免情绪失控破坏真正的和谐。

（六）学会说"不"

和平型人格的人不会拒绝，他人交代的事情，常常答应，但答应之后，又往往拖延不做，企图"不了了之"。当被逼到极限后，和平型人格的人干脆就不做了，或者草草应付了事，采取消极应对的方式。

如果你是和平型人格的人，你必须明白，不能一味避免冲突，勉强答应别人只会换来暂时表面的和谐，还要背负"不守信用"的骂名。当你不能完成任务时，就要学会说"不"，或者请领导或同志们帮助解决，这才是解决问题的方法。

如果你是和平型人格的人，希望你尽力发挥好自己的本色优势，同时规避好自己不足的方面，做一个包容、坚强、不苛刻、谦让、无私、自律的人。

做人，不但需要被爱，还要去爱人，更要爱自己，懂得爱自己的人才能真正领悟到世间的友情。

多一些信心，多一些爱，才会找到一条比旁人更美丽、更宽广、离成功更近的路！

第三章

从心理学视角看
成功之道

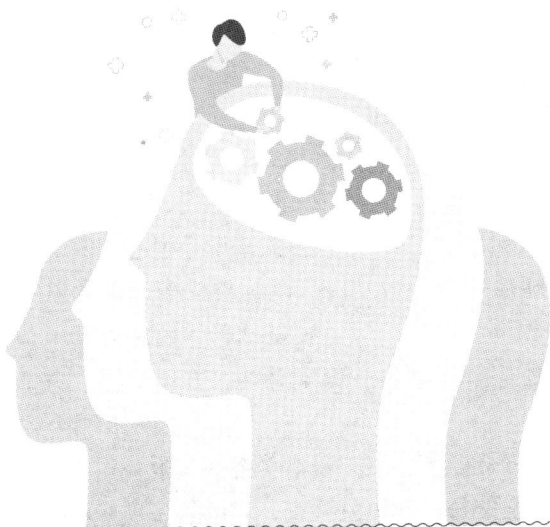

第一节   成功概述

一、成功的定义

成功在字典中有两种解释：一是成就功业、政绩或事业；二是获得预期的结果，达到目的。

但成功在每个人心中的定义是不一样的，因为成功是因人而异的。

有的人认为有钱、有房、有车、有女人，就是成功；有的人则认为成功是你做了一件你想做的事并且已做好它。还有人干脆否认成功的存在，认为这世界上没有成功，只有无止境的追求。

其实，成功是一种积极的感觉，它是每个人达到自己理想之后一种自信的状态和一种满足的感觉！当你努力的结果让你产生成就感、由衷的产生喜悦和满足感、感觉自我价值得到了实现时，那就是成功。

其实，成功很简单，在每个领域都有成功的人，然而并不是非要获得惊天动地的成就才是成功。

二、没有谁能够随便成功

为什么穷者愈穷，富者愈富？为什么你一直不富有？为什么那么多人一直在努力奋斗着，却只有不到2%的人获得成功？为什么你整天忙碌却一事无成？为什么成功对于很多人来说是很遥远的事情？

没有谁能够随随便便获得成功。成功需要学习，需要从别人的成功中获得经验和教训。悬梁刺股，勤奋刻苦，固然可贵，但仅有这种精神还不够，还应善于学习、善于总结、方法得当，方能事半功倍。

作为全球最大咨询业巨头，美国盖洛普咨询有限公司在欧美国家中享有很高的声誉。它的每一项民意调查，它的每一项经济研究，都或多或少地影响着西方社会的进步与发展。而身为盖洛普董事长的唐纳德·克里夫顿，也正是在这样一个链接社会的平台中，将成功心理学不断地完善和出新。而在当今欧美等经济发达国家中，成功心理学不仅被广泛地应用到管理领域，更被嫁接到社会生活的各个层面，作用于人们的思想行为。全球著名的《商业周刊》杂志发表评论，把成功心理学称之为 21 世纪人类和社会发展最有利的武器。

三、成功心理学与传统心理学不同

如果把一盏灯放进全黑的房间，黑暗会瞬间消失，房间顿时有了光明。成功心理学诞生的初期，西方有许多人将其与心理学混淆。这些人认为成功心理学是心理学的一部分。但事实并非如此。成功心理学与传统心理学最大的不同之处在于前者研究成功，后者研究病态。

成功心理学，从它的诞生到今天的辉煌，大体历经了三个发展阶段：早期的自成学派、中期的嫁接管理和现在的教育应用。

本章内容主要从心理教育、工作生活应用方面入手，不去讲成功的大道理，而是用一个个故事让大家体悟到如何才能成功？从而在学习和实践中不断地走向成功。

第二节 梦想是成功的前提

一、俞敏洪演讲谈梦想

北京新东方的校训是："追求卓越，挑战极限，从绝望中寻找希望，人生终将辉煌！"

北京新东方教育科技（集团）有限公司董事长兼总裁俞敏洪在一次大学生创业高峰论坛中的演讲，让与会者很受启发和鼓舞。他演讲的题目是："成功总是偏爱那些执着于梦想的人"。他结合自己的创业历程，讲了徐小平、王强、马云等人的梦想，这个演讲对每一个梦想实现事业成功的人一定有帮助。

下面是俞敏洪演讲的部分内容：

"马云跟我有很多相似的经历，昨天我还在他的公司待了整整 6

个小时。大家知道在中国企业家中，在中国普通人中，你要找到长得像马云那样的人几乎是找不出来了。刚才王利芬说马云是'小人'，其实不是他'心眼小'，是他人小心大。马云的个头是小的，身体怎么吃都不长肉，怎么打扮都像'外星人'。而且马云跟我一样经历了很多人生失败，但是他比我醒悟得早，我是后来开始做了新东方以后，并且有了徐小平和王强的鼓励，才从自卑中摆脱出来。我的自卑延续了整整10年，直到我从北大出来做了新东方开始有了钱，最后发现我有'能耐'居然把徐小平和王强从美国非常优越的工作岗位上拉回来，并与我一起来创业的时候，我开始对自己有了深刻的内心的认可。就像我刚才描述领导力一样，我对自己有特别的领导力有了认可，而且顽固地坚持了我的特别领导力，否则我可能做成新东方以后，以老板的身份来对徐小平、王强'发号施令'：'你们这帮哥们当初在大学时欺负我，现在总算到了我的手下了，我非要侮辱一下你们不可。'当然如果我真这么想的话，那就没有后来的新东方团队，也就不可能有新东方的存在，更不可能有新东方的上市，到今天我们一定形同路人。

　　"我再讲马云。马云跟我有相似的经历，我们大学都是学英语的，而且我们两个人高考都考了三年，马云比我考得还要差，所以我比较可以断定马云在智商上可能还要比我差一点。因为马云第三年考上的是杭州师范学院的专科，同学们，我第三年考上的可是北京大学的本科！

　　"所以你可以想象马云当时一个20岁的心灵，当他走向师范大学的时候，他的内心一定不是充实和坚强的，所以马云自己说他走遍杭州师范学院的校园要找出一个男生比他长得更加难看，这样才能奠定他不自杀的基础。结果找遍杭州师范学院一个都没有找到。那是一种什么样的心灵折磨。但是很有意思的是，马云说他得到了一句话，这句话叫作：男人未来的成就和他的长相成反比。后来我就开始查这句话，搜遍了整个'谷歌'和'百度'，都是马云说，就是没有别人说。你可以感觉到一句话也能产生巨大的力量。

　　"我跟徐小平一起演讲的时候，我们讲的一万句话中，只要有一句话能打动现场的某一个人，这个人的心灵被我们打动，唤醒了他曾经的梦想，从此坚持自己内心的追求，我就觉得我们的使命完成了。我们不期望一堂讲座把现场的六千多名同学全部都唤醒，但是你们中坐着的肯定会有一个'马云'、有一个'李彦宏'、有一个'徐小平'、有一个'俞敏洪'，这些同学可能恰恰就坐在你们中间，被我们几句话唤醒了，从此执着于自己的梦想，执着于自己的内心，再也不去关注外界的任何眼光和别人对你的看法，也许你就成功了。

"马云所做的事情就是这样，从此以后他就下定决心，必须四年之内在杭州师范学院变成一个能够出人头地的学生，从此他积极参加学校的各种活动，主动帮助同学来策划各种各样的活动，主动参加学生会干部的竞选，并且给自己定了一个目标：在大学的时候一定要在杭州师范学院和最美的女生谈一场恋爱。这些目标在他大四的时候全部实现了。马云大学毕业以后，相信自己只要坚持这种梦想的力量，只要坚持自信的力量，他就一定能干出惊天动地的大事来。马云在20世纪90年代下海后，干了三个创业公司没有一个成功，但是他坚信他能成功，他把自己的梦想和激情在自己的小团队里传递给合伙人和创业者，但当时他们谁都不相信马云所说的话，而马云却依然相信自己！昨天马云在讲未来十年的打算，我们依然不相信他能够实现，但是他说他能够实现。而他身上真的有实现的力量。

"这就是力量的感染力，就是梦想的感染力。所以，同学们，对于你们来说，要学的话不应该学我，要学马云和徐小平，因为徐小平天生盲目地自信，这个很伟大，他从来没有自卑，也没有怕。马云是什么，是醒悟过来的快速自信，但是俞敏洪是经过十年的绝望和痛苦挣扎才醒悟的，我醒悟得太晚了，你们可以醒悟得更早。当然自信绝对不是说，你什么都没有就是自信，自信要有基础，要点点滴滴去实现自信的力量。

"所以同学们，你们有没有发现，你今天做的事情跟未来想要的事情立刻挂钩是不可能的，有这样挂钩能力的人有，但并不多。包括徐小平当初的音乐梦想跟今天也没有挂钩。徐小平做梦也不会想到作为一个音乐人，最后能够成为中国乃至世界上现在最有名的天使投资人之一！"

二、梦想与年龄无关

（一）任正非 43 岁开始创业

1987 年，任正非集资 2.4 万元注册了华为技术有限公司（以下简称"华为"），成为香港康力公司的 HAX 模拟交换机的代理。

2013 年，华为超过全球第一大电信设备商爱立信，在《财富》世界 500 强排行榜通信设备类中排第 315 位。2016 年，华为提升了近二百名，位居第 129 位。任正非在短短 26 个年头里，创造了全球企业都未曾有的历史。华为被称为值得尊敬的民族企业。

截至 2016 年底，华为有 17 万多名员工，华为的产品和解决方案已经应用于全球 170 多个国家，服务全球运营商 50 强中的 45 家及全球 1/3 的人口。

2018 年 2 月，沃达丰和华为完成首次 5G 通话测试；华为研发的 5G 技术成为全球 5G 技术的领跑者，同时也达到了商业上的市场领先水平。

2018 年华为率先完成了 5G 商用芯片的终端和发布，这在国际上同行业里遥遥领先。

2018 年 7 月 10 日，华为在国家知识产权局 2018 年上半年发明专利授权量排名中获得第一名，共有专利授权量 1775 件。

2019 年 3 月 19 日，世界知识产权组织发布的年度报告显示，华为的专利申请量在企业中位居全球第一。

（二）屠呦呦 85 岁获得诺贝尔奖

屠呦呦，女，汉族，中共党员，药学家。1930 年 12 月 30 日生于浙江宁波，1951 年考入北京大学，在医学院药学系生药专业学习。

1955 年，她毕业于北京医学院（今北京大学医学部）。毕业后曾接受中医培训两年半，并一直在中国中医研究院（2005 年更名为中国中医科学院）工作，其间晋升为硕士研究生导师、博士研究生导师，现在是中国中医科学院的首席科学家，中国中医科学院终身研究员兼首席研究员，青蒿素研究开发中心主任，药学家，诺贝尔生理学或医学奖获得者。

屠呦呦多年从事中药和中西药结合研究，突出贡献是发现抗疟药青蒿素。1972 年她成功提取到了一种分子式为 $C_{15}H_{22}O_5$ 的无色结晶体，命名为青蒿素。2011 年 9 月，她因为发现青蒿素，一种用于治疗疟疾的药物，挽救了全球特别是发展中国家的数百万人的生命而获得拉斯克奖和葛兰素史克中国研发中心"生命科学杰出成就奖"。2015 年10 月，屠呦呦获得诺贝尔生理学或医学奖，理由是她发现了青蒿素，这种药物可以有效降低疟疾患者的死亡率。她成为首获科学类诺贝尔奖的中国人。

屠呦呦是第一位获得诺贝尔科学奖项的中国本土科学家、第一位获得诺贝尔生理或医学奖的华人科学家。2017 年 1 月 9 日，屠呦呦获得 2016 年度国家最高科学技术奖。2018 年 12 月 18 日，党中央、国务院授予屠呦呦同志改革先锋称号，颁授改革先锋奖章。

（三）王德顺 79 岁走上了 T 台

"50 岁进健身房开始健身，57 岁重回舞台，70 岁开始练腹肌，79岁走上了 T 台，今年 80 岁了，我还有梦想。"说这话的人就是王德顺。

王德顺，1936 年出生于沈阳，人体艺术大师、电影演员。1960年，王德顺开始做话剧演员。1985 年，王德顺开始研究形体哑剧。1987 年，王德顺将中国的哑剧带上世界哑剧舞台；1993 年，王德顺创造"活雕塑"。2003 年王德顺参演何平执导的《天地英雄》；2008年王德顺参演张新建执导的《闯关东》；2012 年王德顺参演张扬执导的《飞越老人院》；2014 年王德顺参演董阿成执导的电影《判若云泥》，并入围萨兰托电影节；2015 年王德顺参演陈正道执导的《重返20 岁》；2015 年 3 月 25 日，中国国际时装周在北京 798 艺术中心举办，79 岁的王德顺身材没有走样，精神矍铄，其光膀走秀的图片爆红网络。

三、怀抱梦想走向成功

1. 少年包拯学断案

包拯包青天，自幼聪颖，勤学好问，尤喜推理断案，其父与知县交往密切，包拯从小耳濡目染，学会了不少的断案知识，尤其在焚庙杀僧一案中，包拯根据现场的蛛丝马迹，剥茧抽丝，排查出犯罪嫌疑人后，又假扮阎王，审清事实真相，协助知县缉拿凶手，为民除害。他努力学习刑律法理知识，为长大以后断案如神、为民申冤打下了深厚的理论实践基础。

2. 唐伯虎潜心学画

唐伯虎是明朝著名的画家和文学家，小的时候在画画方面显示了超人的才华。唐伯虎拜师在大画家沈周门下，学习自然更加刻苦勤奋，掌握绘画技艺很快，深受沈周的称赞。不料，由于沈周的称赞，使一向谦虚的唐伯虎也渐渐产生了自满的情绪，沈周看在眼中，记在心里，一次吃饭，沈周让唐伯虎去开窗户，唐伯虎发现自己手下的窗户竟是老师沈周的一幅画，唐伯虎非常惭愧，从此潜心学画，终于成长为明朝著名的画家。

3. 杨禄禅陈家沟拜师学太极

杨禄禅受到乡里恶霸的欺负，他不甘心受辱，一个人离开了家，到陈家沟拜师学艺。拳师陈长兴从不把拳法传外人，对杨禄禅也不例外。不过，杨禄禅的执着精神终于感动了陈长兴，杨禄禅终于学到了拳师陈长兴的拳法，惩治了恶霸。杨禄禅后来开创了杨式太极拳。

4. 屈原洞中苦读

屈原小时候不顾长辈的反对，不论刮风下雨，天寒地冻，躲到山洞里偷读《诗经》。经过整整三年，他熟读了《诗经》305篇，从这些民歌民谣中吸收了丰富的营养，终于成为一位伟大的诗人。

5. 司马光警枕励志

司马光是个贪玩贪睡的孩子，为此他没少受先生的责罚和同伴的嘲笑，在先生的谆谆教诲下，他决心改掉贪睡的坏毛病。为了早早起床，他睡觉前喝了满满一肚子水，结果早上没有被憋醒，却尿了床，于是聪明的司马光改用圆木头作了一个警枕，早上一翻身，头滑落在床板上，自然惊醒。从此他天天早早地起床读书，坚持不懈，终于成为一代著名的政治家，并完成了《资治通鉴》这部巨著。

6. 玄奘苦学佛法

玄奘是唐代一位高僧，为了求取佛经原文，玄奘从贞观三年八月离开中国长安，万里跋涉，西行取经，终于到达印度，历时十七年，著有《大唐西域记》，为佛教的传播和人类进步、世界文明的发展做出了伟大的贡献。

7. 岳飞苦练学枪

民族英雄岳飞生逢乱世，自幼家贫，在乡邻的资助下，拜陕西名师周桐习武学艺，期间，目睹山河破碎，百姓流离失所，萌发了学艺报国的志向，克服了骄傲自满的情绪。寒暑冬夏，苦练不辍，在名师周桐的悉心指导下，终于练成了岳家枪，并率领王贵、汤显等伙伴，加入到了抗金救国的爱国洪流中。

第三节　目标是成功的灯塔

有人做过一个调研：如果从事同一件事，为什么一般人会失败，只有少数人取得成功？经过数据分析，其原因与目标有很大的相关性。

有人做过这样的统计，没有成功的人与目标的相关因子有关，例如：缺乏目标；目标没有写下来；目标不明确；目标没有设定期限；时常更改目标；目标太多；缺乏核心目标；忘了设定短期目标、中期目标和长期目标等。可见，目标对于成功具有非常重要的作用。

一、选择比努力更重要

（一）学会选择

有两只蚂蚁想翻越一段墙，寻找墙那边的食物。一只蚂蚁来到墙脚就毫不犹豫地向上爬去，可是当它爬到墙高的大半时，由于劳累、疲倦而跌落下来。但它不气馁，一次次跌下来，又迅速地调整一下自己，重新开始向上爬去。另一只蚂蚁观察了一下，决定绕过墙去，很快地，它绕过墙来到食物前，开始享受起来。

这时，第一只蚂蚁仍在不停地跌落下去又重新开始。

很多时候，选择比努力更重要。发展的速度除了取决于努力、坚持、勇敢以外，更需要去选择正确的方法。也许选择了一个正确的方法，发展速度会更快。

（二）选择最容易实现的目标

不久前，巴黎一家现代杂志刊登了这样一个有趣的竞答题目：
"如果有一天罗浮宫突然起了大火，而当时的条件只允许从宫内众多
艺术珍品中抢救出一件，请问：你会选择哪一件？在数以万计的读者
来信中，一位年轻画家的答案被认为是最好的。他的答案是：选择离
门最近的那一件。

这是一个令人拍案叫绝的答案，因为罗浮宫内的收藏品每一件都
是举世无双的瑰宝，所以与其浪费时间选择，不如抓紧时间抢救一件
算一件。

成功的最佳目标不是最有价值的那个，而是最可能实现的那个。
目标越大，得失越大，挫折感也就越大。放弃那些大而美丽的目标，
重点放在伸手可及的眼前。

（三）选择不同，结果不同

美国人、法国人、犹太人，这三个人即将被关进监狱三年，监
狱长说可以答应他们每个人一个要求。美国人爱抽雪茄，要了三箱雪
茄。法国人最浪漫，要了一个美丽的女子相伴。而犹太人说，他要拥
有一部与外界沟通的电话。

三年过后，第一个冲出来的是美国人，他嘴里、鼻孔里塞满了雪
茄，大喊道："给我火，给我火！"原来他忘了带火了。

接着出来的是法国人。只见他手里抱着一个小孩子，美丽女子手
里牵着一个小孩子，肚子里还怀着第三个。法国人正愁眉苦脸地准备
着如何让孩子们长大成人。

最后出来的是犹太人，他紧紧握住监狱长的手说："感谢你让我
拥有一部电话，这三年来我每天与外界联系，我的生意不但没有停
顿，反而增长了200%，为了表示感谢，我送你一辆劳斯莱斯！"

什么样的选择决定什么样的生活，什么样的目标导致什么结果。
今天的生活现状是由三年前我们的目标决定的，而今天我们的目标
将决定我们三年后的生活。难怪有人说，目标永远是你将来生活的
底片。

二、有目标更容易成功

（一）没有目标就不知道去哪儿

白龙马随唐僧西天取经归来，名扬天下，被誉为"天下第一马"，众驴马羡慕不已。于是很多想要成功的驴马都来找白龙马，询问为什么自己一直努力却一无所获？

白龙马说："其实我去取经时大家也没闲着，甚至比我还忙还累。我走一步，你也走一步，只不过我目标明确，十万八千里我走了个来回，而你们在磨坊原地踏步而已。"众驴马愕然。

通常，我们的悲剧不是无法实现自己的目标，而是不知道自己的目标是什么。成功不在于你身在何处，而在于你朝着哪个方向走，并能够坚持下去。没有明确的目标就永远不会到达成功的彼岸。

（二）有目标更容易成功

马拉松比赛正在进行着，进行到 5000 米以后，有两个人逐渐地甩开了后面的人，跑到了前面。

长时间的奔跑，已经使他们的体力消耗很大了，但是他们依然坚持着向前跑。这时的天气很不好，雾很浓，几十米内几乎看不清东西，后来天空又渐渐地飘起了小雨，又给比赛增加了难度。

跑在最前面的一个人，依然在拼命地跑着，他不管雾有多大，也不去理会，但他却担心会被脚下的雨水给滑倒，他始终注视着脚步下不远的地方。跟在他后边的另外一个人却昂首阔步，他在注视着目标，他心里在不停地默念着终点、终点！我就要到终点了。

两个人的体力都支持不住了，他们仅相差几米远。

后来跑在最前面的人终于累倒在地上起不来了。

第二个人也感觉快要趴下了，但是他却猛然发现终点就在他前面的几十米处，透过迷雾，他隐约可以看见终点处摆动的旗帜。所以，他猛然又增添了一种动力，顽强地最先跑到了终点。

第一个人因为没有看见目标，所以在即将成功的时候失败了。第二个人，因为看到了目标，所以顽强地跑到了终点，这就是目标对于成功的重要性。

（三）细化自己的目标

有人做过一个实验：组织三组人，让他们分别步行到十公里以外的三个村子。

第一组的人不知道村庄的名字，也不知道路程有多远，只知道跟着向导走就行了。这些人刚走了二三公里就有人叫苦，走了一半时有人几乎愤怒了，他们抱怨为什么要走这么远，何时才能走到。有人甚至坐在路边不愿走了，越往后走他们的情绪越低落。

第二组的人知道村庄的名字和路段，但路边没有里程碑，他们只能凭经验估计行走的时间和距离。走到一半的时候，大多数人就想知道他们已经走了多远，比较有经验的人说："大概走了一半的路程。"于是大家又簇拥着向前走。当走到全程的四分之三时，大家情绪低落，觉得疲惫不堪，而路程似乎还很长。当有人说："快到了！"大家又振作起来加快了步伐。

第三组的人不仅知道村子的名字、路程，而且公路上每一公里就有一块里程碑。人们边走边看里程碑，每缩短一公里大家便有一小阵的快乐。行程中他们用歌声和笑声来消除疲劳，情绪一直很高涨，所以很快就到达了目的地。

通过这个故事，我们不难理解：如果我们清晰地了解行动的确切目标和进行速度，就会自觉地克服一切困难，努力达到目标。目标设计的越具体越细化越容易实现。

（四）学会分解目标

1984 年东京国际马拉松邀请赛中，一位名不见经传的运动员获得了世界冠军，有很多人都感到难以置信。但两年后的意大利国际马拉松邀请赛中，他再次获得冠军。

马拉松赛是体力和耐力的运动，只有身体素质好又有耐性的人才有望夺冠，爆发力和速度都是次要因素。

这位运动员又是怎样获得成功的呢？在接受采访中他这样说："每次比赛前，我都要乘车把比赛的路线仔细看一遍，并把沿途比较醒目的标志画下来，比如第一个标志是一棵大树；第二个标志是银行；第三个标志是一座红房子……这样一直画到比赛的终点。

"比赛开始后，我就以百米的速度奋力冲向第一个目标，等到达到第一目标后，又以同样速度向第二个目标冲去。40多公里的赛程，就被我分解成这么几个小目标轻松跑完了。"

这位运动员成功的奥秘就在于将最终目标分成几个小目标，在实现每一个小目标中以最饱满的激情和动力来完成，从而达到最后的胜利。

生活中，我们之所以半途而废，其原因往往不是难度较大，而是总觉得成功离我们太远。确切地说，我们不是因为失败而放弃，是因为倦怠而失败。

三、适合自己的才是最好的

《伊索寓言》中有一则关于乡下老鼠和城市老鼠的故事：城市老鼠和乡下老鼠是好朋友。有一天，乡下老鼠给城市老鼠写了一封信："城市老鼠兄，有空请到我家来玩。在这里，可享受乡间的美景和新鲜的空气。过着悠闲的生活，不知意下如何？"

城市老鼠接到信后，高兴得不得了，立刻动身前往乡下。到那里后，乡下老鼠拿出很多大麦和小麦，放在城市老鼠面前。城市老鼠不屑地说："你怎么能老是过这种清贫的生活呢？住在这里，除了不缺食物，什么也没有，多么乏味呀！还是到我家玩吧，我会好好招待你的。"乡下老鼠于是就跟着城市老鼠进城去。

乡下老鼠看到那么豪华、干净的房子，非常羡慕。想到自己在乡下从早到晚，都在农田里奔跑，以大麦和小麦为食物，冬天还得在那寒冷的雪地上搜集粮食，夏天更是累得满身大汗，和城市老鼠比起来，自己实在太不幸了。

聊了一会儿，他们就爬到餐桌上开始享受美味的食物。突然，"砰"的一声，门开了，有人走了进来。他们吓了一跳，飞也似的躲进墙角的洞里。

乡下老鼠吓得忘了饥饿，想了一会儿，戴起帽子，对城市老鼠说："乡下平静的生活，还是比较适合我。这里虽然有豪华的房子和美味的食物，但每天都紧张兮兮的，倒不如回乡下吃麦子来得快活。"说罢，乡下老鼠就离开都市回乡下去了。

不同个性、习惯最终会使彼此回归到自己所熟悉的架构里。我们在构筑自己的目标时，也要充分考虑自己的个性和习惯。

四、专注并实现目标

从前，有一只贪狗经常到寺院里去寻食物。当地有两座寺院，一座在河水的东岸，另一座在河水的西岸。贪狗听到东岸寺院僧人开饭的钟声，便去东岸寺院去讨食；听到西岸寺院僧人开饭的钟声，又去西岸寺院去讨食。

后来，两座寺院同时鸣钟开饭，贪狗渡河去讨食，当向西游去时，唯恐东岸寺院的饭食比西岸寺院的好，则回头向东游去；游了一会儿又怕西岸寺院的饭食比东岸寺院的好，则又转回头向西游去。就这样它一会儿向西游去，一会儿又向东游去，最后浑身无力，活活地淹死在河水中。

没有大到不能完成的梦想，也没有小到不值得设立的目标，只有朝着确定的目标行动，才能有成功的希望。只有专注投入地做好一件事，才不至于目标太多让你花了眼，到头来一事无成。

第四节　为自己工作

一、别留下遗憾

有位老木匠准备退休，他告诉老板，说要离开建筑行业，回家与妻子儿女享受天伦之乐。老板舍不得他这位好工人走，问他是否能帮忙再建一座房子，老木匠说可以。

老木匠每天都在想着要早一点退休，所以没有选用最好的材料，也没有使用最好的技术。当房子建好的时候，老板把该房门的钥匙递给老木匠，说："这房子送给你，是我送给你的退休礼物。"

老木匠退休前建房，因为没有尽心尽力而留下遗憾，这个简单的故事蕴含着深刻的道理。

第一，做任何事情都要善始善终。如果故事中的老木匠能够一如既往地认真对待工作，也就不会导致缺憾。

第二，工作态度要端正。老木匠一心想着早点退休享受天伦之乐；老板的想法是体恤老木匠长期的辛苦劳作，赠房表示感谢。故事中的老木匠并不知道老板让他建房的目的，以致产生遗憾。

二、勇敢担当责任

一个人觉得生活很沉重，便去见哲人，寻求解脱之法。哲人给他一个篓子背在肩上，指着一条沙砾路说："你每走一步就捡一块石头放进去，看看有什么感觉。"那人照哲人说的去做了，哲人便到路的另一头等他。

过了一会儿，那人走到了头，哲人问有什么感受。那人说："越来越觉得沉重。"哲人说："这也就是你感受生活越来越沉重的道理。当我们来到这个世界时，我们每个人都背着一个空篓子，然而我们每走一步都要从这个世界上捡一样东西放进去，所以才有了越走越累的感受。"那人问："有什么办法可以减轻这沉重吗？"哲人问："那么你愿意把工作、爱情、家庭、友谊等哪一样拿出来呢？"那人不语。

读完这个故事，体会到人生没有如果，只有后果和结果，过去的不再回来，回来的不再完美。

面对生活的沉重，不同的人选择了不同的态度：

有人选择逃避，这是弱者的表现，因为逃避沉重就是逃避责任；

有人选择忍受，虽然看似没有逃避，但却反映出一种被动，一种无奈的心态，这当然也不是正确对待生活的应有的态度；

有人选择承受，境界要比前者高了一些，但同样有被动的色彩；

有人选择"享受沉重"，这是一种积极的、主动的、乐观的人生态度。

沉重并快乐着，这就是生命的真谛。

三、能力助你走向成功

某商场要招考一名收银员，几经筛选，最后只剩三位女士有幸参加复试。

复试由老板亲自主持，第一位女士刚走进老板办公室，老板便递给她一张百元钞票，并命令她到楼下买包香烟。这位女孩心想，自己还未被正式录用，老板就颐指气使地命令她做事，因而感到相当不满，更认为老板故意伤害她的自尊心。因此，老板丢出来的钱，她连看都不看，便怒气冲冲地掉头离开。她一边走，一边还气呼呼地咒骂："哼，他凭什么支使我，这份工作不要也罢！"

第二位女孩一进来，也遇到相同的情况，只见她笑眯眯地接了钱，但是她也没有用它去买烟，因为钞票是假的。由于她失业许久，急需一份工作，只好无奈地掏出自己的一百元真钞，为老板买了一包烟，还把找回来的钱，全交给了老板。

不过，如此尽职卖力的第二位面试者，却没有被老板录用。因为，老板录用了第三位面试的女士。

原来，第三位女孩在接到钱时，就发现钱是假的，她微笑着把假钞还给老板，并请老板重新换一张。老板开心地接过假钞，并立即与她签订合约，放心地将收银工作交给她。

三位面试者有三种截然不同的应对方式：

第一个面试者的心态，是多数老板最害怕的类型，毕竟，只会用情绪来处理事情的人，谁也不敢将工作托付给她。

第二位面试者的处理方式，则是最不专业的表现，虽然委曲求全的人比较有敬业精神，但万一真的遇到重大问题，老板需要的不是员工的委屈与退缩，而是冷静与理性的处理能力。

第三位面试者成功了，因为在这件小事上，她充分表现出责任心和专业能力。

四、快乐工作

有这样一个故事，名字是《砌墙工人的命运》：三个工人在砌一堵墙。有人过来问："你们在干什么？"

第一个人没好气地说："没看见吗？砌墙。"

第二个人抬头笑了笑，说："我们在盖一幢高楼。"

第三个人边干边哼着歌曲，他的笑容很灿烂、很开心："我们正在建设一个新城市。"

十年后：第一个人在另一个工地上砌墙；第二个人坐在办公室里画图纸，他成了工程师；第三个人呢，是前两个人的老板。

这个故事告诉人们：微笑决定命运，热情开朗的人，一定能够取得成功；对人生的感受往往取决于人们透视人生的角度；如果你想幸福、想成功，那么就应该多以阳光的心情看人生。

五、做好自己

客厅中一架巨大的座钟滴答滴答地响着。在一个夜里，突然听见一阵啜泣声，于是客厅的家具们到处寻找声音的来源，原来是座钟的秒针在饮泣。秒针哭着说："我好命苦啊！每当我跑一圈时，长针才走一步，我跑 60 圈时短针才走 5 步。一天我须要跑 1440 圈，一星期有 7 天，一个月有 30 天，一年有 365 天……我如此瘦弱，却需要分分秒秒地跑下去，我怎么跑得动呢？"

旁边的台灯安慰它说："不要去想还没来到的事情，你只需一步一步地往前走，你将会走得轻松愉快。"

这个故事告诉我们：有的人就像秒针一样喜欢抱怨，要知道社会就如同一部机器，每个人都是一个零件，每个人都有自己的分工，对于整部机器而言，每个零件都很重要，都缺一不可。

无论在生活还是工作中担任什么样的角色，只要是自己分内的工作，就应当尽力把它做好。再小的事、最不起眼的小角色，也有它存在的价值和意义。

其实，每个岗位都承担着一定的社会职能，都是不同的人在社会分工中所获得的扮演角色的舞台。每个人不仅通过工作岗位获取生活来源，而且还能够履行社会职能，获得他人的认可和尊重。

人只有热爱自己的岗位工作，才能释放出自己的全部激情，成就一番事业。

六、爱岗敬业是成功的前提

（一）邮政大臣从刷马桶做起

某国有一位邮政大臣，她是为数很少的女性大臣。然而有谁能想象得到，她的事业起点却是从喝厕所水开始的呢。

她的第一份工作是在帝国酒店当白领丽人，在受训期间负责清洁厕所，每天都要把马桶抹得光洁如新才算合格。可是自出娘胎以来，她从未做过如此粗重的工作，因此第一天伸手触及马桶的一刻，几乎呕吐，甚至在上班不到一个月时便开始讨厌这份工作。有一天，一名与其一起工作的前辈在清洁马桶后居然伸手盛了满满一杯厕所水，并在她面前一饮而尽，理由是向她证明经他清洁过的马桶干净得连其中的水也可以饮。此时，她方发现自己的工作态度有问题，根本没资格在社会上肩负起任何责任，于是对自己说："就算一生要洗厕所，也要做个洗厕所最出色的人。"这次经历成为她日后做人、处事精神力量的源泉。

（二）把老板的事当作自己的事

一个英国人和一个犹太人一同去找工作，两个人同时走进一家公司去应聘。由于这家公司规模很小，工作也很累，工资又不高，那个英国青年不屑一顾地走了，而犹太青年却高兴地留了下来。两年后，两个人在街上不期而遇，犹太青年已经变成了一名老板，而那个英国青年还在寻找工作。

其实，那个英国青年并非不想工作，只是他眼睛盯着的是那种薪水高、又舒适轻松的工作，而不是薪水低、又脏又累的工作，所以他想找的工作总是在明天。这也就是问题的答案。

每个岗位都承担着一定的社会职能，只要你在工作岗位上充分发挥自己的聪明才智，你一定会取得成功的。

人生最大的挑战，实际上不是突然的灾变和改变命运的选择，而是日复一日、年复一年、平淡而又极其平凡的工作生活，要想在旷日持久的平凡中感受到工作的伟大，在重复单调的过程中享受到工作的乐趣，那就必须爱岗。

一个人一旦爱上了自己的职业，他的身心就会融合在工作中，就能在平凡的岗位上做出不平凡的事业，实现卓越。

第五节　成功是战胜自己的过程

一、学会处理情绪

人总有情绪低落的时候，也许因为一个人，也许因为一件事，让你久久不能释怀。情绪的低落，影响生活，也会影响日常的工作、学习。当你感觉你正在被一些问题所困扰时，不妨试着照下面的方法做做，也许会有所帮助。

（一）对于不能改变的事，全心地接受它

当人处于低潮时，对任何事情都提不起兴趣。总是想着那些伤心的事情。所以，要想摆脱这种情绪，首先应该让自己不要总是去想这些问题，要转移注意力。

有时候，一些事情是人们无法改变的。既然已经成为事实，不要总想着如何再让它变为虚无，要尝试去接受，去面对现实。一个人不可能改变全世界，事物不会因你而改变。我们所能做的，就是适应这个世界。这就是所谓的"物竞天择，适者生存"。要想让自己开心，首先就要让自己不那么极端，不去钻牛角尖。

（二）生活要简单而有情趣

不要总是对现在的生活不满，不要总是和别人去攀比。你的生活，应该有你的精彩。有时候，幸福的生活不是用大把的票子堆起来的。

（三）原谅别人就当作原谅自己

宽容是一种美德，是对犯错误的人的救赎，也是对自己心灵的升华。不要总是想着对方如何得罪了你，给你造成了多少的损失。想想对方是不是值得你发火。他是故意的还是无心的？平日待你如何？给对方一个机会，就是给自己一个机会。对于一些人，原谅，远远要比惩罚来得有效。也许只是一时的失误，也许只是一闪而过的歪念。人总有犯错误的时候，不要过于苛刻。

（四）相信人是可以改变的，若要改变别人，需先试着改变自己

不要总是认为江山易改，本性难移。有时候，只要有信心，人是可以改变的。或许是为了友情，或许是为了爱情，又或许是为了亲情。要用发展的眼光看待他人。尤其是对于相爱的人。也许你无法容忍对方的一些毛病，如果你要是爱着对方，就给他机会去改变。但是，严格要求对方的同时，也要严格要求自己，对于自己的一些为对方所不能容忍的毛病，同样应该加以改正。永远不要严于待人，宽于待己。这样做会让对方伤心，失望。

（五）确信任何痛苦和逆境都是有意义的，并且尽量去找出它们的意义

你现在所受到的痛苦，不是毫无意义的。人生十之八九是不如意事，人一辈子会碰上许许多多的痛苦，这是我们无法避免的。痛苦可以让人颓废，也可以激发人的斗志。痛苦磨炼了人的意志，让人们不会轻易地被困难所打倒。

（六）不要求全，部分的美也是美

追求完美的人生，是每个人的梦想。但是，这种完美真的存在么？我们穷尽一生，只是为了追求那完美的一刻，值得吗？每个人都有缺点，每件事都会有不足。看人看事，先看到其美好的一面，如果你认为这个人值得你去付出，你一定可以容忍对方的缺点。不要把目光总盯在丑恶的方面，那样你永远找不到快乐，永远不会有好的心情。

（七）拒绝那些毁灭的情绪盘踞心头

有时愤恨、忧伤、焦虑、内疚、自怜等情绪会在心头萦绕。人都是有恶念的，也许只是一瞬间的想法，不必为自己有这种恶念而恐慌。人的思想是复杂的，不是只有善念，有时一些恶念，还可以帮助人发泄心中不满。比如被人欺负，你可以幻想自己把他痛打一顿等等。这都是可以的，关键是要能控制住自己的恶念，不让它左右自己的行为，所以恶念不可怕，只要运用得当，反可以帮人疏导压力。

（八）对原来引起你某种不良情绪的刺激，试作不同的解释

有时候对同一件事，因时间的改变会有不同的解释：当时对你来说是很痛苦的一件事，过一段时间之后，你也许会有另一番见地。尝试从不同的角度看问题，你也许会发现，痛苦并不像你想象的那样真实。

（九）不强求，不后悔，凡事试着顺其自然

一个成熟的人，应该勇于对自己做过的事情负责。对于自己做过的事情，不要后悔，因为这是你自己的选择。这样的选择，是被当时的你所认可的，因此，你没有理由去后悔。不要总是想着：也许我不那样做，就不会有现在这样的后果了。

要知道，不要以同一个结果去比较不同的选择，也许另外一个选择导致的结果比现在还糟糕。既然选择了，就不要后悔。只要自己尽力了，其他的一切，就让他自然发展吧。

有些事只要自己努力去做了，收获是水到渠成的。不要总是想着自己会得到什么样的结果，用心去欣赏自己努力的过程，那才是你最应该记住的。

（十）学习在日常生活之中，享受一般人视为平凡的事物

不要总是幻想会遇到什么新奇的事情。这不是童话的世界。这个世界是现实的，是残酷的，也是美好的。往往越平凡的事，越能带给人震撼。

二、让自己去成长

当你发现自己不再盲目地喜欢和一群人混在一起，开始尊重自己的意愿做自己需要做的事，开始安排自己的种种计划，规划自己的方向，独处也就变得充满意义。

（一）成长标志

当你面对很多选择时，不再犹豫不定，脑中会很快地闪过三个以上选择某种选项的必要原因。这说明你有了自己独立的思想，开始学着镇定理性地思考问题。

当你开始觉得时间明显地不够用，渐渐觉得睡懒觉、逛街等是相当浪费时间和金钱的时候，这说明你学会了合理安排时间。

当你在上网或阅读时，会把侧重点从一味地关注娱乐杂谈转移到新闻国事。

当你在饮食上越来越重视食物的质量时，养生之道的念头就会闯入脑海，并学着坚持吃早餐，每天坚持锻炼身体。

当你再次被人问到爱情、友情、亲情三者的分量时，首先想到的会是家中的父母。

当你再遇到不顺心的事情时，不再是用哭闹来解决问题，明白能改变现状的只有行动。

当你开始重视自己的朋友、爱人，并且会真诚相待。

当你开始学会让自己快乐，让周围的人快乐，绝对比拥有金钱有价值。

当你在面对得与失、去与留的问题上，大度与开怀地让复杂的事情变得简单，简单的事情变得富有意义。

当你任何时候都不与老人与小孩子计较。

当你学会尊重每个人。

当你拥有健全平和的心态，正确地树立前进的目标，让生活不在沉重的氛围里度过，不会把自己搞得太累。

当你自信地生活，不以物喜，不以己悲，并淡忘仇恨。

你会慢慢地发现，自己已经长大、成长了。

（二）拥有智慧

大千世界，芸芸众生。纵观历史长河，我们会发现：古今成功者成功的关键在于能够学习、成长和发展，在于拥有成功的智慧。

学习、成长和发展能够使你在应对困难时，思维清晰、反应敏捷，能够做出最佳的分析判断，从而战胜困难，赢得成功。

大家都熟悉《三国演义》中的空城计，司马懿15万大军兵临城下，只有几千人马的诸葛亮却敢大开城门，临危不惧、自己稳坐在城楼上心平气和、安然弹琴，且琴声流畅稳健。司马懿怀疑城中有埋伏，不敢贸然进兵。最终司马懿不得不撤军。

为什么诸葛亮能够一反常态，大开城门，稳坐城楼弹琴？是因为诸葛亮特别了解司马懿多疑的性格，所以诸葛亮在危急时刻能够迅速定下空城计，并成功退敌。

（三）创新成功

一位裁缝在做一件高级裙子时，由于吸烟不小心，在裙子上烧了一个窟窿，使它成了一件废品。不得已之下，他大发奇想：如果在裙子上再剪出一些大大小小的窟窿，并饰以金边，岂不更美。裁缝把这种裙子取名"金边凤尾裙"，结果这种裙子卖得很好，不少女士上门求购。

高级裙子上烧了一个窟窿，本应成为一个废品。既然裙子烧了一个窟窿，何不再多烧几个窟窿，做成金边凤尾裙。这就是智慧的力量，这就是创新，正是由于智慧的力量，裁缝才能化困境为顺境。

高档的裙子被一个小小的烟头烧出了一个窟窿，你或许会咒骂那烟头毁了你艺术作品，或许你会终日想着如何把它复原到起初无瑕的完美而再无新作诞生……可是这位裁缝就不一样，复制几个，饰以金边，一条"金边凤尾裙"，让这裁缝取得了更高的成就。

（四）忘我精神

忘我，是一种精神的执着。当失聪的德国维也纳古典乐派代表人物之一，欧洲古典主义时期作曲家路德维希·凡·贝多芬用他那双灵巧的手在黑白键上敲出激情，弹出爱意，追求自由，呼唤光明，高扬达观的风帆，保持激昂的心态时，他是忘我的。他完全陶醉了，他完全痴迷了，他也许听不到，但他又分明"听"到了。他震撼着自己，也震撼了全世界。

荷兰后印象派画家、艺术家文森特·凡高疯狂地涂抹着向日葵，忘我地燃烧激情，创造出了令世人炫目的艺术珍品。

苏轼潇洒地拄着拐杖，一蓑烟雨任平生，宜雨宜晴，且啸且吟，赫然登上了文学殿堂的最高峰。

杂交水稻之父袁隆平沉静地徜徉田间，日晒雨淋，视若等闲，潜心科研，不断实践，竟然使自己的名字响彻寰宇，用自己的成果惠及世界！

在你渴望成功的过程中，不要因别人或环境的影响而放弃自己的梦想。要想在这个变动的世界中获得重大胜利，你一定要拥有那些伟大拓荒者的精神。这种精神，会成为你生存的血液，前进的动力。

（五）成功信条

每一个成功者，都会有成功的信条。大多数成功者都具有如下信条：拥有一个核心目标；当有了明确的核心目标之后，还要有一个非常具体、详细、合理的计划来完成；成功者每一分、每一秒都在做最有生产力的事情，其他的事情全部授权出去；成功者集中在一个目标、一件事情上，直到他成功为止；成功者永远跟成功者学习，跟世界最顶尖的人士学习；成功者掌握资讯，每一份资讯他都要立刻获取；成功者拥有大量的人脉；成功者把焦点集中在付出和顾客的需求上；成功者做事习惯物超所值十倍以上；成功者非常会销售，他们每一天都在销售；成功者都是付出者；成功者非常重视他的身体健康与他的情绪；成功者比别人更努力；成功者每一天都在进步；成功者都是阅读者；成功者行动的次数比任何人都要多；成功者百分之一万地想念他们所做的事情；成功者善于研究竞争对手；成功者拥有一个崇高的使命；成功者绝不放弃。

第六节　成功是执着的追求和热爱

一、做正确的事

（一）效率与效能的区别

现代管理学之父彼得·德鲁克（其祖籍为荷兰，后移居美国）曾在《有效的管理者》一书中简明扼要地指出："效率是以正确的方式做事，而效能则是做正确的事。效率和效能不应偏废，但这并不意味着效率和效能具有同样的重要性。"

"当然希望同时提高效率和效能，但在效率与效能无法兼得时，首先应着眼于效能，然后再设法提高效率。"这是多么经典的论述。

彼得·德鲁克提出了两组并列的概念：效率和效能，正确做事和做正确的事。

（二）做正确的事与正确做事的区别

在现实生活中，无论是企业的商业行为，还是个人的工作方法，人们关注的重点往往都在于前者：效率（即正确做事）。但实际上，第一重要的却是效能而非效率，是做正确的事而非正确做事。

正如彼得·德鲁克所说："对企业而言，不可缺少的是效能，而非效率。"

"正确地做事"强调的是效率，其结果是让工作更快地朝目标迈进；"做正确的事"强调的则是效能，其结果是确保工作坚实地在正确的方向上朝着目标迈进。

换句话说，效率重视的是做一件工作的最好方法，效能则重视时间的最佳利用，包括做或是不做某一项工作。

麦肯锡公司是世界级领先的全球管理咨询公司（美国芝加哥大学商学院教授詹姆斯·麦肯锡），麦肯锡卓越工作方法的最大秘诀就是，每一个麦肯锡人在开始工作前必须先确保自己是在"做正确的事"。

"正确地做事"与"做正确的事"有着本质的区别。

（三）"做正确的事"与"正确地做事"的关系

"正确地做事"是以"做正确的事"为前提的，如果没有这样的前提，"正确地做事"将变得毫无意义。

首先要做正确的事，然后才存在正确地做事。

试想，在一个工业企业里，员工在生产线上，按照要求生产产品，其质量、操作行为都达到了标准，他是在正确地做事。

但是如果这个产品根本就没有买主，没有用户，这就不是在做正确的事。这时无论他做事的方式方法多么正确，其结果都是徒劳无益的。

正确做事，更要做正确的事，这不仅仅是一个重要的工作方法，更是一种很重要的管理思想。

任何时候，对于任何人或者组织而言，"做正确的事"都要远比

"正确地做事"重要。

对企业的生存和发展而言，"做正确的事"是由企业战略来解决的，"正确地做事"则是执行问题。

如果做的是正确的事，即使执行中有一些偏差，其结果可能不会致命；但如果做的是错误的事情，即使执行得完美无缺，其结果对于企业来说也肯定是灾难。

病人到医生的办公室说："我有一点发烧。"

他会告诉医生自己的症状：嗓子痛、头疼、鼻子堵塞等。但医生不会马上就相信病人的结论，而是翻开病历，问一些探究性的问题，然后再作出自己的诊断。

病人也许是发烧，也许是感冒了，还可能得了什么更严重的病，但医生不会仅靠病人自己的判断进行诊断。

做事之前，先要思考是不是正确的事。做正确的事情永远比正确地做事重要。如果在错误的事情下努力，也许越努力会错得越离谱。

创新工场董事长兼首席执行官李开复说："做正确的事就是在决定去做一件事情之前，必须首先考虑到这件事情是否是正确的，做这件事情会有什么样的后果，是否可以达到预期的效果，我们的资源是否可以支持我们完成这件事情，简言之，就是我们必须首先明确做这件事情的正确性和可行性。也就是说要保证你的方向没有偏差。"一个人，一个团队，在正确的时候，和正确的人一起为正确的理由，努力取得正确的结果，才会拥有一趟赏心悦目的旅程。

（四）战胜了自己就会战胜一切

一个登峰造极的勇者到了最后已经无人能及，但却有可能难以超越自己。李开复认为成功的模式就这样简单地摆在我们面前，那就是坚持做自己认为对的事情，直到战胜自己，你也就到了人生的顶峰。

其实人在开始做一件事情之前，大脑会设计出多种的方案供自己选择，通常你会认为你会选择正确的方案，可结果不一定会这样。

只有少部分或者是极少的人能选择正确的方案，大部分人会去选择省时省力又不太影响自己的方案，而这样的方案却不一定是正确的。

不论是谁都会有不顺心、坏运气的时候，但你千万不要被别人的嘲弄、讽刺、卑鄙的评论所吓倒。

李开复一路走来，风光无限，成功使他在众人艳羡的目光中走得更远。在事业的征途中，任何人都会遭遇坎坷艰难的岁月，只不过，其他人往往在中途放弃，而李开复一路坚持，卧薪尝胆也好，矢志不渝也好，总之，他笑傲江湖的风光背后就是他"只要决定的事，就会倾注全力去做"。

对于你想做的事情，热爱的事情，只要你努力奋斗，即便是失败了，你也是一个伟大的失败者。许多人正是在失败之后，发现了自己真正的才干，使自己的潜力得以爆发。所以，失败时，不要气馁，不要轻易放弃自己的梦想，要愈挫愈勇。

二、热爱与执着

（一）在矛盾中前行

喜欢一件事怎样才能做好它？不喜欢的事情很难做得好。孩童时代，学习和玩耍是一对矛盾，大多数同学喜欢玩耍，学习被认为是一件痛苦的事情。

年龄稍大一点的时候，把家长安排的一些活干完后，剩下的时间就去玩，随心所欲。

偶尔，家长让做的事居然挺有趣，但通常情况下，都不愿意干活，能够一直玩下去会有多好。

而玩也会有不开心的时候，比如摔倒受伤、玩耍中被打等。

我们大多数人从小受到的教育是学习为国家做贡献，将来有个好工作，能够成家立业，过上幸福生活。

工作后，仍然需要不断钻研，所谓"天将降大任于斯人也，必先苦其心智，劳其筋骨"。所以，人们不得不强迫自己做这些工作。

（二）做喜欢的工作

一方面，"做你喜欢做的事"并不意味着你做此时此刻最想做的事，即便是爱因斯坦也会有想喝咖啡的时候，但他会告诫自己先完成手头的工作。

要想知道一个人是否喜欢他正在做的事，就看他会不会无偿地工作，即使不得不做另一份工作以求生存。

找到自己爱干的工作是很难的。大多数人做不到的事肯定很难，所以，不要低估它的难度，同时，也不要因为暂时没有找到而气馁。

另一个经常听到的说法是，不能每个人都做自己喜欢的事，总得有人做令人讨厌的工作。因为大多数人在不喜欢的岗位上，做着不喜欢的事情，所以成功的人只占少数。

每个人都可以做他喜欢做的工作。人首先要生存，做自己喜欢的工作有时在短时间内会很难赚到钱。这时有两条路可以走：

一是成长渐进法：随着能力的增强、名气的增大，逐渐放弃不喜欢的工作，选择喜欢的工作。

二是齐头并进法：做不喜欢的工作赚钱，以便为做自己喜欢的事情做准备。

成长渐进法更常用，工作做得好的人一般选这种方法。年轻的建筑师开始时不得不什么活都干，等到他做得很好之后就可以挑选项目了。这种方法也有不好的地方，就是太慢，而且不确定，即使是终身聘用也无法做到真正的自由。

选择哪条路，是要经历一番思想斗争的。找到喜欢做的工作很难，大多数人都没能做到这一点。即使能做到，也要等到三四十岁。但是，只要有这个愿望，就很可能会实现。

如果知道自己会喜欢这个工作，就胜利在望了；如果知道自己具体爱做什么工作，就已经能确保实现这个目标了。但是你有没有想过：到底该怎么去做，才能获得成功呢？

（三）雷军的成功让我们看到了什么

小米科技有限责任公司创始人、董事长兼首席执行官雷军（1969年12月16日生于湖北省仙桃市，中国大陆著名天使投资人）已经告诉了人们答案，那就是做自己喜欢做的事情。雷军之所以能成功创办小米公司，那是因为他做了一件发自内心喜欢的事情。

人们都是这样。假如你喜欢烧菜，那就开一间餐馆；假如你擅长跳舞，那就去学跳舞；假如你喜欢设计衣服，说不定你以后会拥有一家服装连锁店……

想成功吗？最快的方法是做你喜欢做的事，然后全力以赴。

对于雷军而言，只有做自己喜欢的事，才会有激情，有动力，不管这件事多累、多难，对他来说都是一种享受。

在刚刚大学毕业的时候，雷军被分到了北京一家研究所，于是他带着梦想来到了北京。可是到了北京之后，他发现研究所的工作枯燥至极，他丝毫提不起兴趣，他知道自己的爱好一直在计算机方面。

后来，他离开研究所做了程序员，他的热情瞬间被点燃了，他工作十分投入，几乎每天都在不停地写程序、做代码。他曾一再强调要想写好程序，就一定要喜欢它，不然就赶快转行。

在北京金山软件公司拼搏的 16 年里，很多人都觉得他十分辛苦，但他却认为自己乐在其中。

那时，有人把雷军这种工作狂状态形容成三个"最不"：最不爱吃饭，最不爱睡觉，最不爱回家。

在一次采访中，有个记者针对这三个"最不"问他："听说你是金山最不爱睡觉、最不爱吃饭、最不爱回家的人，最近更是凌晨 3 点下班回家，早上 8 点开会。在这样连续几个月睡眠不足的日子里，你还能有快乐工作的感觉吗？"

雷军的回答是这样的："我把别人用来睡觉的时间完成工作，我很快乐，我很享受这种生活。我把企业的需要变成个人的爱好，企业需要你不睡觉就不睡觉，企业需要你不吃饭就不吃饭。"

正是因为做自己喜欢做的事，雷军才会如此投入，因为喜欢，才有充沛的精力；因为喜欢，才愿意克服所有的困难；因为喜欢，才能够不断发掘出自己的内在潜能……假如因为一些因素，一直在做自己不喜欢的事，那么你就无法投入其中。

（四）孙翔因为喜欢才成功

孙翔在读大学时是一位十分优秀的学生。大学毕业后，他没有听父母的劝阻，毅然决然地去了深圳。

到了深圳之后，他为了找工作奔波了很长一段时间，总是碰壁。

在和同学网上聊天的时候，他得知几位做销售的同学一个月就挣了不少钱，于是心动了，完全没想这份工作是否适合自己，就随便找了一家公司干起了销售。

可惜辛辛苦苦跑了好几个月，不仅没有攒到钱，自己手里的钱也快花光了。

他跟同学诉苦，同学告诉他："其实，要说能力，你比我还要强许多，就是你这个性格不太适合做销售，你应该考虑一下自己喜欢的工作是什么，那样兴许会好一些……"

可惜这番话孙翔压根就没听进心里。他辞了销售工作之后，他又听从别人的建议尝试了很多不同的岗位，可没有一个干得长久的。

去年秋天，已经29岁的孙翔手里没存下一分钱，看看当初跟自己一起毕业的同学都小有所成，买了房子成了家，自己心中别提多苦涩了。

他想了很久，吸取了前几次的教训，不再盲目地去追逐别人口中的"好工作"了，他开始根据自己的兴趣和特长来找工作。他凭借自己的中文系本科学历和深厚的文字功底，应聘到一家大型杂志社去做编辑。

相比以前的职位，这份工作薪水不高、工作量大，但他却做得非常开心，工作起来得心应手。

几个月下来，他以突出的表现令领导刮目相看，很快，就升职加薪，当上了主管。

当上主管的孙翔，在跟朋友谈到自己这些年频繁找工作和换工作的经历时，感慨地说："都是一开始想得太好了，总是想挣大钱，还希望舒适，所以才吃尽了苦头，走了那么多的弯路。其实应结合自身条件，依据自己的爱好和特长去选择适合的事来做。只有发自内心地喜欢这一份工作，并且有足够的能力去做好它，这样才会有发展。不管什么东西，都是适合自己的才是最好的。"

孙翔一开始不明白的道理，在经历了无数次的挫折之后，终于想明白了：只有做自己喜欢的事，才会有发展。

在生活中有很多人跟孙翔一样，为了高薪，为了舒适，渐渐迷失了自己，选择了自己不喜爱的工作，如此一来，反而耽误了自己的前程。

（五）喜欢与执着

为什么说做自己喜欢做的事才能成功呢？因为"喜欢"一词包含了你难以表述的发自内心的热爱。

试想一下，如果你热爱一样东西，当你面对它时，内心一定是激动不已！

就像雷军创造小米手机，在创造的过程中，雷军的内心是激动的、雀跃的。在这世上，没有人不想成功，但你要知道，成功是有条件的，并不是想做什么事或只要拼命去做就能成功的。关键是要发自内心地喜欢自己做的这件事，发自内心地热爱它。

唯有如此，你才能脚踏实地、专心致志地为这件事付出自己全部的心血和汗水，最后和雷军一样，开启属于自己的成功之门！

认真可以改变一个人的性格，而执着则可以改变一个人的命运。任何人的成功都很难说是一种意外，那一定是背后几年乃至几十年的积累。越来越多的人不再相信"一夜成名"的传说；相反更愿相信"机会只偏爱有准备的人"是一个永远不变的真理。

执着的人是对自己有清醒认识的人，他们对自己所追求的理想有清醒的认识，这或许是基于一种热爱与兴趣，或许是基于一种永不服输的精神。总之他们对自己所从事的事业做出了选择，无论道路有多艰难，永不放弃。

人需要在多少岁为自己的未来做出一种选择？而又需要在何时为自己的这种选择做出执着的决定？这是一种智慧。有的人执着于自己缥缈的理想，一辈子都不会成功。就像努力了不一定会成功而成功必须付出努力一样，执着地去做一件自己认为对的事情，这已是我们成功的前提。

执着也许不像人们想象的这么宏观，执着是一种习惯、是一种性格，执着显示的是一个人的态度，而态度决定人生。

（六）永不放弃与坚守

一个人事业的成功除了源于诚信、正直的做人习惯外，更源于对事业永不放弃与坚守。著名的南非黑人领袖曼德拉就是认准了目标绝不言放弃的人，他的成功就是因为他有着超人的意志和毅力。

曼德拉出身于滕希人王族。他的父亲是滕希人大酋长的首席顾问，他的父亲和大酋长的意愿是要把曼德拉培养成酋长。在他 22 岁时，曼德拉知道了自己要被培养为酋长时，他逃跑了。因为他已下定决心绝不做压迫民族的事，所以拒绝将来担任酋长。他梦想成为一名律师，对他的这一梦想的形成影响极深的是他在约翰内斯堡的日子。在这个城市里，他看到了白人和黑人生活的鲜明对照。白人生活在宽阔的市里，到处是繁荣兴盛的景象；可是非洲"土著人"却被限制在许多"郊区土著人乡镇"和城市贫民窟里，这里居住拥挤，条件极差，还不断地受到警察的搜查与骚扰。

黑人严峻的生存环境和被曼德拉称为"疯狂的政策"的种族隔离，使曼德拉开始了为黑人解放而进行斗争。曼德拉参与"青年联盟"，领导全国蔑视运动，组织黑人进行对白人的斗争。

1952 年，曼德拉因领导全国蔑视种族隔离制度而被捕入狱。获释后，他继续坚持斗争，并多次被捕。1962 年，他以莫须有的"叛国罪"被判终身监禁。面对监禁，他说："在监狱中受煎熬与监狱外相比算不了什么。我们的人民正在监狱外受难，但是光受难还不够，我们必须斗争。"他没有妥协，没有退缩，在狱中坚持斗争。他拒绝南非当局提出的释放条件：只要放弃斗争就给他自由。他说："我的自由同南非黑人的自由是一体的。"

曼德拉，曾被南非当局监禁 28 年，但他对理想的追求矢志不渝。他以非凡的经历，传奇的色彩，顽强的意志，超人的魅力，成为南非黑人民族解放的象征，为全世界人民所瞩目和尊敬。

对于所爱事业的执着与绝不放弃，不仅是对一个人意志的考验，更是一个成功者所必需的卓越习惯。正是这种卓越习惯，让人们能够以顽强的意志和力量，战胜各种各样的困难，直到胜利达到目的。

（七）巧妙应变

巧妙应变的习惯是成功的最好保证。失败和成功之间并没有多远，有时只是被一扇若隐若现的门隔开，而巧妙应变的习惯就是打开这扇门的一把金钥匙。

死守着过去经验的人，难免会碰大钉子。万事万物都在变，认识事物、改造事物的方法也在变。今天适用的方法，明天不一定适用；此地适用的方法，彼地不一定适用。如果一个人缺乏灵活应变的能力，那么可以肯定，世界上任何有效的成功方案，对他都不会有用。

美国的福特一世曾重用库兹恩斯以流水作业法使生产标准化、高速化，生产效率提高了几倍，福特本人也成了汽车大王。但他自以为方法学到了手，于1913年辞退了库兹恩斯。结果，到1945年，福特公司几乎到了不可收拾的地步。后来，福特二世改变领导方法，又使企业有了新生。1962年，福特二世又自以为是，说自己已经"毕业"了，不愿再有所改进。结果企业不断亏损，以致奄奄一息。事实说明，在任何成功的道路上都没有金科玉律可言，而是要你凭机智和智慧敏锐地探知变化，灵活地改变方法，而不是因循守旧，抱残守缺。

卡来·托马斯克是一个法国人，他在乡下开了一家小杂货店，储存了各种货物，但平时他的东西卖得很慢，生意不是太好。他向伦敦订了40磅靛青，这就足以让他卖上几年的了。但可怕的是，卡来·托马斯克把订单写错了，他把"40磅"靛青写成了"40吨"靛青。因为对方知道卡来·托马斯克是个非常讲信誉的人，于是就发了40吨靛青给他。

面对堆积如山的靛青，卡来·托马斯克简直被惊呆了。整整一个星期，他都无法从这个现实中走出来，他只好头昏脑胀地在地上走来走去。

有一天，一位衣衫整洁的推销员找到了卡来·托马斯克住的地方，对他说，伦敦的公司知道他们自己犯了个错误，他就是被派来处理此事的，他们要运回已经发出的靛青，并且将付给卡来·托马斯克运费。卡来·托马斯克心想："如果这件事没有什么变故的话，为什么对方会派人来专门处理此事？"于是，卡来·托马斯克坚持说，是他自己愿意这么做的，并没有弄错。

那个推销员用了各种各样的方法，试图与卡来·托马斯克谈谈，但是卡来·托马斯克都巧妙地推脱了。可怜的推销员的确是遇到了一个高手，他提出的又一个价钱也被卡来·托马斯克拒绝了。最后这个推销员完全失去了自制力，他不得不把公司给他的指令和盘托出，他有些愤怒地说："喂，你这顽固不化的老头儿，5000英镑，我最多能给这个价！"卡来·托马斯克平静地接受了。

原来事情是这样的：当年西印度群岛的军队需要蓝色颜料来染军服，迫切需要购买大量的靛青。

卡来·托马斯克之所以发了一笔财，是因为其非凡的应变力。如果一个人有了适时而变的能力与习惯，他就具备了成功所必需的品质和条件。这种品质和条件，就如同一个加油站，总是能源源不断地给你前行的步伐注入无尽的动力。

（八）专注的力量

专注是一种不可小视的力量。

专注是把意识集中在某个特定欲望上的行为，并要一直集中精力，坚持找到实现这个欲望的方法，直到成功地将它付诸实施为止。

专注是一种不可小视的力量，它会在你实现成功的过程中，起到不可估量的作用。

中国古代的铸剑师为了铸成一把好剑，必须在深山中潜心打造十几年，有道是："十年磨一剑"。专注能够保证最大限度地提高工作效率，为了专心做好一件事，必须远离那些使你分散注意力的事情，集中精力选准主攻目标，专心致志地从事你的事业，这样才可能取得成功。

美国学者约瑟夫·格鲁尼在写给他儿子的信中说："无论做什么事，不管是学习、工作还是游戏，你都需要全身心地投入。你一定要记住，做事情不能三心二意，更不要见异思迁。"从这些事例中我们不难看出，全神贯注正是他们取得成功的秘诀。养成全神贯注的好习惯，成功自然会眷顾你，因为全神贯注会使人拥有无比强大的进取之心。

英国政治活动家爱德华·利顿说："有很多人看到我每天忙忙碌碌，事无巨细全都顾及，并且还有时间研究学问，他们都好奇地问我：'你怎么有那么多的时间去做那么多的工作呢，难道你有什么分身之术吗？'我的答案很可能出乎他们的意料，那就是：我之所以能做到这一点，是因为我从来不同时做好几件事。一个能够从容地安排好工作的人，他肯定不会让自己过分劳累；也就是说，如果他在今天疲于奔命的话，那么明天他必定十分的疲劳和困倦。这样一来，明天他便不得不减缓工作节奏，结果就是得不偿失。我认为真正专心致志地学习是从步入社会之后开始的。到现在为止，我觉得自己在生活阅历和知识的积累方面，跟大多数人相比，毫不逊色。在政界和各种各样的社会事务中，我也收获很多。除此之外，我还出版了大约六十卷著作，其中许多课题是需要深入研究的。其实我每天用来研究、阅读和写作的时间并不多，每天最多不超过 3 个小时，在国会开会期间，甚至 3 个小时也没有。我之所以有所成就，主要是我能够全神贯注地工作。"

全神贯注，专心致志，你就会攻无不克，战无不胜。世界上许多有成就的人都是些资质平平的人，他们之所以成功，就是因为他们往往能够专注于某一领域的某一事业，并长期耕耘不辍。如果你也有梦想却资质平平，那你就努力培养自己专心致志的习惯吧！

三、付出与奉献

（一）吃亏与奉献

奉献，如同清晨初升的太阳，山间流动的清泉，宽广无边的田野，奔腾不息的江河。它能使不可能成为可能，使世界变得更加美好。奉献的同时也是收获，即如果你播种奉献的种子，那么，奉献之果必会循环回报给你。而且，你奉献越多，得到就越多，它能使你的财富增值。

只要我们将自己奉献给他人，爱对我们而言便是唾手可得的。我们的爱给予他人，我们会因此得到更多的爱。生活中有很多人在无私奉献，用大多数人的话说，他们在干吃亏的"买卖"，但就是这种"吃亏"的奉献精神却为自己谋来了不可估量的巨大精神和物质财富。

一个人如果能够不断地独善其身并兼济天下，那他就明白了人生的真谛，那种精神不是金钱、名誉、赞美所能比拟的。只有拥有奉献精神的人才会取得真正的成功，而奉献也正是一个人成功价值的最好表现。下面，让我们先来看看这样一个故事。

传说，古代有一位公主患重病，危在旦夕。国王公告天下：谁要是能治好公主的病，不仅将公主嫁给他，还立他为王位继承人。有住在远方的兄弟三人，老大用他的千里眼，看到了这个公告，老二有日行千里的飞毯，而老三仅有一个可包治百病的苹果。于是，兄弟三人坐飞毯来到皇宫，合力治好了公主的病。

到了论功行赏时，国王犯难了，因为救公主，兄弟三人都有功劳，但公主只有一个，把她嫁给谁好呢？经过反复思考，最后，国王决定把老三招为驸马。国王的理由是，老大的千里眼、老二的飞毯用过一次后，东西还在，而老三仅有的一个苹果被公主吃掉后，就不复存在了。国王的决定应该说是合理的，因为奉献越多，收获越大。苹果只有一个，只有懂得奉献的人，才是最能发挥它价值的人。

（二）为别人着想

下面同样是一个很有意思的故事。

在某公司，曾有一批同年被录用的大学毕业生，他们都被安排在销售第一线。销售员是按比例提成的，这一批毕业生都使出了各自的拿手好戏，最后领到的奖金也都差不多。

几年后，公司销售部经理被提拔到决策层，那么，谁来担任新的销售部经理呢？就在大家互相猜测时，公司召集所有的销售员开会，并推荐小刘作为候选人，征求大家的意见。小刘的业绩与其他同事相比并不是最突出的，但小刘曾两次配合公司工作，主动把自己开拓出来的市场让给两位同事，使两个长期分居的家庭得以团聚，也使公司的销售员队伍得以稳定。当公司负责人将这一点公之于众时，不仅那两位同事心服口服，其他同事也拍手鼓掌，百分之百通过。

通过上面的故事可以看出，奉献越多，收获越大。在我们日常的工作中，很多人都是在政策允许的范围内尽可能地为自己争取利益，这是无可厚非的。但是对于一个胸怀大志者来说，他往往更具全局观念，在关键时，总比别人付出得多一些，做得更好一些。他不一定要刻意为之，但早晚一定会被领导和同事们看到；他不一定总是能像故事中的老三和小刘那样得到最好的回报，但只要他能坚守这种奉献精神，就一定会遇到赏识他的人。

（三）你怎样对待世界，世界也将怎样对待你

你怎样对待世界，世界也将怎样对待你。只有走入人心灵的深处，才能真正体会心灵的美好；只有懂得奉献与付出的人，才能感受关怀、获得幸福。

有一首歌唱得好："只要人人都献出一点爱，世界将变成美好的人间。"是啊，如果人人都能献出一点爱的话，那么，这个世界还愁变不成美好的人间吗？

懂得奉献精神，经常使人创造奇迹。因为有了这种奉献精神，可以让人达到新的人生高度。有了不怕付出、乐于奉献的精神，就可以激发出让人难以置信的能力，从而改写一个人的命运，甚至使一个身无分文的人成为传奇人物。

1933 年，经济危机笼罩着整个美国，大小企业纷纷破产，有些尚存的企业也是如履薄冰，小心翼翼。而就在这种危机重重的时刻，哈里逊纺织公司发生了一起大火灾，整个工厂沦为一片废墟。3000 多名员工回到家里，悲观地等待着老板宣布破产和失业风暴的来临。员工在漫长的等待中，收到了老板的第一封来信。信件没提任何条件，只通知大家在每月发薪水的那天，照常去公司领取这个月的薪金。

在整个美国一片萧条的时候，能有这样的消息传来，员工们大感意外，他们纷纷写信向老板表示感谢。老板亚伦·傅斯告诉他们，公司虽然损失惨重，但员工们更苦，没有工资他们就无法生活。所以，只要他能弄到一分钱，也要发给员工。

3000 名员工一个月的薪水该是多么大的一笔款项呀！纺织公司已经化成一片废墟，别说是处在经济萧条时期，就是在经济上升时期也很难恢复元气。既然恢复无望，亚伦·傅斯还要掏自己的腰包给已经没有工作的工人发工资，那不是愚蠢的行为吗？当时，曾有人劝傅斯：你既不是慈善机构，也不是福利机构，这时候，你不赶紧一走了之，却还犯傻给工人发工资，真是疯了。

一个月后，正当员工们为下个月的生计犯愁时，他们又收到老板的第二封信，信上说再支付员工一个月的薪水。

员工们接到信后，不再是意外和惊喜，而是感动得热泪盈眶。在失业席卷全国、人人生计无着、上着班都拿不到工资的时候，还能得到如此的照顾，谁能不感激老板的仁慈与善良呢？第二天，员工们陆续走进公司，自发地清理废墟，擦洗机器，还有一些员工主动去南方联系中断的货源、寻找好的合作伙伴。3个月后，哈里逊公司重新运转了起来，这简直就是一个奇迹。这个奇迹是由员工们使出浑身解数，恨不得每天24小时全用在工作上，日夜不停地奋斗创造出来的。

就这样，亚伦·傅斯用他的奉献精神，使自己的事业起死回生，然后又蒸蒸日上。这个公司后来成为美国最大的纺织公司，分公司遍布五大洲60多个国家。

"奉献"在你与他人之间不停地循环运转，使所有人都得到你"奉献"的实惠。而且，你奉献越多，得到就越多，它能使你的财富增值。

凡是真正的成功者，都是乐于奉献的人，他做这一切都不为获利，只求竭尽全力做好。

（四）爱是成功的法宝

安德鲁·卡耐基（出生于苏格兰，美国实业家、慈善家，卡耐基钢铁公司的创始人，被世人誉为"钢铁大王"，被世人誉为"美国慈善事业之父"）他总共捐资1200万美元，兴办图书馆3500座。把自己一生的资产捐给了图书馆；约翰·戴维森·洛克菲勒（美国实业家，慈善家），是19世纪第一个亿万富翁，被人称为"石油大王"。洛克菲勒一生总共捐助了约5.5亿美元于慈善事业，主要是用于教育和医药领域，他把赚到的钱通过设立基金会和建造大学的形式都捐了出去。

以上这些世界级的富翁都有伟大的奉献精神，他们用奉献表现出了自己的成功价值，使国家、世界都受益。透过无私的奉献，他们得到的是恒久的成就感。这样的人，才是真正的成功者。

在生活中，我们每个人都可以奉献爱心。当别人碰上了困难，你要伸出援助之手去帮助他，哪怕只是微薄之力也好，只要尽了一己之力，即使微不足道，也会有很大的意义。因为这可能会让他人感到人间的温暖，重新振作起来，对人生充满希望。千万不要袖手旁观，要知道，一句暖人心扉的话，一份富有爱心的赠予，都是奉献。它不在多少，而在于你做了没有。

你要相信，每个人与生俱来都有成为成功者的潜质，只要迈出那奉献的一步，你就能向成功的方面改变自己的人生，就算一时看不到成果，但以后必定能使你走向成功。

第四章

从心理学视角看
健康之本

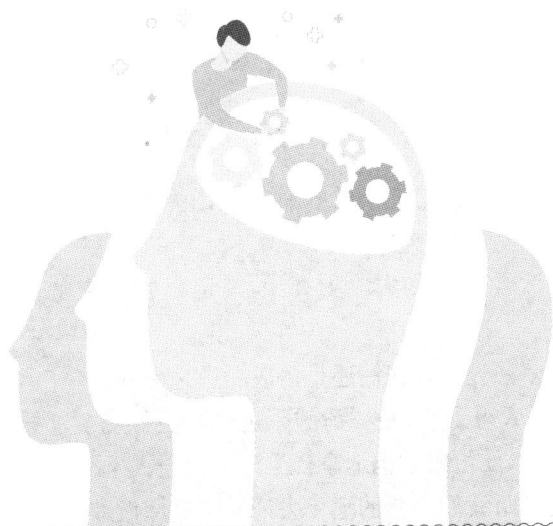

第一节　健康概述

一、健康的重要性

古罗马大诗人维吉尔说："健康是最大的财富"。这句话我们还可以这样理解，别捡了金钱的芝麻，丢了健康的西瓜。西方流传着这样一个公式：W=H+H，汉语这样翻译：财富 = 健康 + 快乐。这个公式虽然有点绝对，但从一个侧面让我们看到了健康的重要性。没有了健康和快乐，就没有财富。

有这样一个寓言故事：

一名妇女发现三位蓄着花白胡子的老者坐在自家门口，她不认识他们，就说："我不知道你们是什么人，但各位也许饿了，请进来吃些东西吧。"

三位老者问道："男主人在家吗？"

她回答："不在，他出去啦。"

老者们答道："那我们不能进去。"

傍晚时分，妻子在丈夫到家后向他讲述了所发生的事。丈夫说："快去告诉他们我在家，请他们进来。"

妻子出去请三位老者进屋。但他们说："我们不能一起进屋"。其中的一位老者指着身旁的两位解释："这位的名字是财富，那位叫成功，而我的名字是健康。"接着他又说："你现在回去和丈夫商量一下，看你们愿意我们当中的哪一个先进去。"

妻子回去将此话告诉了丈夫。丈夫说："请财富进来吧！我们需要……"

妻子却不同意："亲爱的，我们还是请成功进来更妙！"

他们的女儿在一旁听到后说："请健康进来不更好吗？这样一来我们一家人身体健康，就可以幸福地享受生活，享受人生了！"

丈夫对妻子说："听我们女儿的吧，去请健康进屋做客。"

妻子出去问三位老者："敢问哪位是健康？请进来做客。"健康起身向她家走去，另外两人也站起身来，紧随其后。

妻子吃惊地问财富和成功："我只邀请了健康，为什么两位也随同而来？"

两位老者道："健康走到什么地方我们就会陪伴他到什么地方，因为我们根本离不开他，如果你没请他进来，我们两个不论谁进来，很快就会失去活力和生命，所以，我们去哪里都会和他在一起的！"

听完这个故事，你对健康是怎样理解的？

在西方有这样一句谚语："有健康的人，便有希望；有希望的人，便有一切。"

二、健康的决定因素

健康的决定因素有四个：遗传占 15%；外界环境因素占 17%；医疗条件占 8%；个人生活方式占 60%。

遗传、外界环境、医疗条件不是我们所能够左右的，唯一我们能够做到的就是改变我们的生活方式。保持良好的生活习惯对于身体健康至关重要！

第二节　情绪影响健康

传统中医认为：人的"七情"与健康有密切的关系。喜、怒、忧、思、悲、恐、惊是人的七种情绪，这七种情绪与人的脏腑直接相关。中医认为，心在志为喜，肝在志为怒，脾在志为思，肺在志为忧，肾在志为恐。不同的情绪可直接影响人的不同脏器，从而影响人的健康状况。

一、50% 以上的疾病由情绪所致

二十世纪中叶，耶鲁大学门诊部一篇论文中显示，到医院就诊的病人中有 76% 的人患有情绪性疾病。

美国学者 krupp 通过临床观察，发现约有 50% 的求医者，其症状与心理因素相关。近年美国要求治疗的病人中，约 60% 是那些声

称有躯体不适而实际上无躯体疾病的人，一般皆有焦虑苦恼的情绪障碍，其中 90% 的病人可通过心理治疗恢复健康。情绪性疾病可以因生理症状来诊，也可以因心理症状看病。

情绪大体上是通过自主神经和内分泌系统对人体产生生理上的影响。常见的神经作用是肌肉紧张，不论是腿部、血管壁，还是胃部的肌肉紧张都会引起疼痛。因此，情绪性肌肉紧张会引起后颈、胃、结肠、头皮、血管和骨骼肌的疼痛，会造成类似溃疡的剧痛、类似胆结石的绞痛、常见的头痛、偏头痛；另一种情绪的后果是引起皮肤性疾病。

二、不良情绪会让你患上不同疾病

当人的情绪发生变化时，往往伴随着一系列生理变化。比如恐惧会让人瞳孔变大、口渴、出汗、脸色发白；而情绪低落或过度紧张时，人会越来越讨厌自己的长相，觉得怎么穿、怎么梳妆都不顺心，然后就会发现自己头发爱出油、鼻翼出油、心烦冒汗，甚至下体分泌物异常或有味。

恐惧、焦虑、内疚、压抑、愤怒、沮丧……每个人的身体里，都有一张关于情绪的地图。研究指出，70% 以上的人会遭受到情绪对身体器官的"攻击"。目前与情绪有关的病已达到 200 多种，在所有患病人群中，70% 以上都和情绪有关。

不同的情绪对应着不同的身体疾病。比如恐惧、焦虑会导致腹部疼痛；批评、内疚引发关节炎；压抑导致哮喘；经常愤怒的人容易有口臭，还爱发生脓肿；恐惧会引发晕车和痛经。

（一）不良情绪导致痉挛性疼痛

你有没有发现，我们大哭或者用力后，身体肌肉紧张的那部分就会出现疼痛。你可以试一下，用力握紧拳头，你会发现，开始的时候并不感觉疼痛，但是过一会儿，握紧拳头时所造成的肌肉紧张会让你感到越来越疼。

研究显示，头颈部疼痛和肩部疼痛，85% 是由于情绪性肌肉紧张造成的。"这事真让我头疼""这事真让我脖子疼"还是有一定道理的。

（二）不良情绪导致"假性器官疼痛"

1. 导致食道痉挛

"我害怕的心都蹦到嗓子眼了"，有时可以听到这句话。经常生气的病人会诉说，嗓子里有肿块，吞咽东西就有噎住不能下咽的感觉。其实，那不是肿瘤，而是食道最上边的肌肉情绪性紧张造成的，让人觉得像是一个肿块。

2. 导致胃痉挛

很多人都有这样的经验：一遇到紧张焦虑的状况就会胃疼或腹泻，压力大的时候根本吃不下饭。司机、警察、记者、急诊科医生等患胃溃疡的比例最大。

胃是最能表现情绪的器官之一。如果我们的情绪很好，我们的胃口就会很好；当我们不顺心的时候，就感觉没有胃口，甚至胃肠道疼痛。在所有的心身疾病中，胃肠疾病是排名第一位的，比如胃溃疡和十二指肠溃疡，全球约有 10% 的人一生中患该病。

3. 导致结肠痉挛

结肠是心情的一面镜子，某种情绪可能会让结肠的一部分紧张，该部分结肠就会反映出那种特定的情绪；有的病人生气后，腹部膨胀，全鼓起来，类似气肿一样。

4. 导致胆囊结石、肾痉挛、阑尾炎等症状

人有时会表现出胆囊结石和肾痉挛的疼痛症状；有的病人生气后不停地打嗝；有的表现为阑尾炎样的疼痛感……

（三）不良情绪导致神经、精神、心理失常

1. 大喜过度患精神失常

精神科专家表示，不管是正面情绪还是负面情绪，长时间处在某种情绪中不能自拔，就会对健康产生不利影响。

明朝有个农民子弟李大谏突然考中了举人，第二年，又接着考中了进士。其父心情激动，大笑不止，竟然得了狂笑病，10 年不愈。

李大谏为父亲多方求医诊治无效。有个太医得知病情就派人去告诉他父亲说："你儿子在州府突然病逝了。"李父惊得魂不守舍，泣不成声。

这时太医又派人告诉李父："你儿子被太医救活了。"李父又转悲为喜，历时 10 年的狂笑病也好了。

范进屡考不中，年近半百之后突然考中，暴喜之际，突然昏倒，继则到处乱跑，狂呼乱叫，所以众人都说："新贵人欢喜疯了！"他岳父故意说他没中，并打了他一记耳光。范进神志突然清醒了。

2. 情绪郁闷患抑郁症

有个巡抚，因情绪抑郁，整日闷闷不乐，难以自拔。医生看后，对他轻声说道："大人，您患的是'月经不调'症！"巡抚当即捧腹大笑，又连续数日暗自发笑。此后，抑郁症不治而愈。

现代心理医学证明，对于精神性疾病，用调节情绪的心理疗法，可转换大脑的刺激信息，促使大脑皮质的兴奋灶转移，而使理智恢复正常。

3. 危机事件后患神经症

金元时代名医张子和曾用"喜胜悲"的情绪疗法，治愈一例"心下结块"的患者。那患者因妻子被盗贼杀害而悲恸过度，心下结一肿块，胀痛不止，百药无效。张子和用滑稽动作和风趣语言逗得患者欢笑不止，数日后，结块消散，病去体安。

现代医学证实，过度悲伤会引起中枢自主神经功能紊乱，导致消化功能障碍、内分泌减少，使胃肠充气。而大笑可促使中枢自主神经兴奋，胃肠功能恢复，气血通畅。

4. 受惊吓后患惊恐障碍

有位妇人因家中被劫财而惊得不省人事，以后每听到响声就魂飞魄散。名医张子和让人握住病人的双手，用木棒在茶几上突然猛击，待她惊魂稍定时又再次猛击，反复数次后，病人逐渐适应而不再害怕了。

晚上再叫人叩击门窗，病人便若无其事，处之泰然。这就是张子和所说的"以惊治惊，惊者平之，平者常也"的道理。说明采用心理脱敏的方法可以治疗惊恐病。

（四）不良情绪导致过度换气综合征

过度换气综合征又叫过度呼吸症候群、过度换气症候群，是急性焦虑引起的生理、心理反应，发作的时候患者会感到心跳加速、心悸、出汗，因为感觉不到呼吸而加快呼吸，导致二氧化碳不断被排出而浓度过低，引起次发性的呼吸性碱中毒等症状，严重时可以造成四肢抽搐。

过度换气常常因为我们在睡梦中的情绪波动而出现。有的人在与别人发生矛盾或纠纷时，经常出现大口喘气的样子，时间长了，就会出现症状，这也是过度换气的一种。

（五）情绪导致其他不同病症

对很多人来说，紧张时头皮发痒，烦躁时头皮屑增加，睡不好狂掉头发，还有反复无常的荨麻疹、湿疹、痤疮，都可能是长期不良情绪带来的后果。

女性的卵巢、乳腺，男性的前列腺最容易受到不良情绪的影响。

大量临床医学研究表明，小到感冒，大到冠心病和癌症，都与情绪有着密不可分的关系。压抑、经常感到不安全和不愉快的人，免疫力低下，容易感冒、一着急就喉咙痛；紧张的人则会头痛、血压升高，容易引发心血管疾病；经常忍气吞声的人得癌症的概率高于常人。

三、不良家庭氛围是引发情绪疾病的关键因素

大家都知道，生长环境对个人的成长至关重要。家庭是我们成长的最基本的、最原始的、最重要的环境。人生的很大一部分时间是在家庭里度过，家庭对我们早期思想影响最大，对我们的性格形成也起到了举足轻重的作用。

据有关资料统计：不良家庭氛围是引发情绪性疾病的关键因素。情绪性疾病已经成为现代流行病，而不良家庭氛围就是这个流行病的罪魁祸首。

不良的家庭氛围总是充满着负性的、低落的、消极的情绪。在这样的原生家庭里，父母往往是充满怨恨和矛盾的，儿女常常在这个家庭中充当了受害者的角色。这样的家庭，往往提供的是批评式教育和压抑性氛围、自私自利家庭氛围、怨天尤人家庭氛围、恐惧焦虑家庭

氛围等。要么是父母情绪激动的战争，要么是压抑的冷战，孩子在这样的家庭环境中生存，没有任何安全感，从小就给孩子种下了怨恨、委屈、抱怨、失败、冷落、不满的种子，形成了许多生理、心理、精神疾病的根源。

四、基础情绪对你的影响

我们每一个人都有两种情绪：一种是外在的情绪，这种情绪任何人都能看得出来；另一种是内在情绪，深藏在每个人的内心，我们把深藏在内心深处的这种情绪叫作基础情绪。

当你遇到一件很重要的事情，比如说你犯了一个严重错误，或者你犯罪了，在接下来的时间里，你会不断地产生恐惧、焦虑、自责等复杂的基础情绪。

在这段时间里，你可能心神不定、焦虑恐惧、惴惴不安，尽管表面上偶尔还能开心地笑或善意地和别人开玩笑，表现得很轻松的样子，但你的内心，却一直在思考、犹豫、彷徨，处于一种很糟糕的状态。这种基础情绪一直存在，对你的影响很大。

基础情绪贯穿你的一生，很多疾病的发病原因就是基础情绪，而本人却不清楚这种情绪的存在。

某单位有一位工作人员，他有一个幸福的家庭，夫妻恩爱、生活富足，儿子在国外读书就业，已经结婚生子，是他们家庭的骄傲。他在工作中勤勤恳恳、任劳任怨，是单位公认的好人。他人缘极佳，见人面带微笑，多次被评为先进，是省劳动模范。同事们都羡慕他的孩子有出息、家庭和谐、事业有成。但谁也没有料到，就是这样一位幸福的偶像竟会突然自杀了。

事发后，家人震惊，单位的人感到很意外，社会上的人们更不理解，这样一位偶像怎么会自杀身亡呢？

在收集其遗物时，从他日记里，人们才明白这位"快乐偶像"多年来一直承受着扮演"偶像"的精神压力，深感自己是别人注意的焦点，每时每刻要让别人感到他是先进、是标兵、是快乐的人，即使遇到不高兴的事情也要装出愉快的样子。

"我再也不愿装快乐了，我感到太累、太累，没有人能够理解我。

就让我一个人平静地离开这个充满烦恼的世界吧。"

最快乐的人，也许就是最痛苦的人，有了烦恼不去承认，这种有苦难言的痛苦更令人难以承受。这就是基础情绪一直在发挥作用的例子。

第三节 快乐和幸福是健康的基石

一、快乐和幸福的内涵

（一）快乐和幸福是一种心态

快乐是什么？幸福又是什么？不同的人对于快乐和幸福的理解也不同。你可能说，我要是有很多很多钱，我就很快乐、很幸福。其实，快乐是幸福和满意的心境，是一种感受和体会，带有鲜明的主观性。

金钱也许能给你的人生带来富裕，但有了金钱却不一定会快乐、幸福。

"怀着爱心吃菜，也会比怀着怨恨吃牛肉好得多。"一个总用宽容慈悲以礼待人的人，他必然是个快乐的人。因为宽容本身就具有一种使人快乐的功能！

人人都渴望得到快乐，常常抱怨生活总是枯燥无味，不快乐。没钱会因为穷而不快乐，有钱会因为没权而不快乐，生了姑娘因为没生出儿子而不快乐，有儿子的又会因儿子不孝而不快乐……

快乐到底是什么？如何才能得到快乐？其实快乐是一种心态，一念天堂，一念地狱，只要心态好，快乐无处不在。下雨，你会因为下雨的清爽而快乐。不下雨，你会因为阳光的明媚而快乐。没有阳光，你会因为空气的清新而快乐。

换一种心态，生活处处充满快乐，快乐工作，快乐学习，快乐生活……而快乐就在你的身边。

罗丹是19世纪法国最有影响的雕塑家，他这样说过："其实生活不是缺少快乐，而是缺少发现。"是知足者常乐？还是常乐者知足？很显然二者是辩证统一的。

一位妈妈带着她的两个女儿去玫瑰园看玫瑰，大女儿看后很伤心地告诉妈妈："这个地方不好，因为这里每朵花下边都有刺。"小女儿却很开心地说："这个地方很好，因为这里每根刺上边都有花。"

人活在世上，就像一朵雪花，落到哪里也就随之融入哪里，无论融入哪里，都要保持快乐的心态，如果伤心于事无补，那么为什么我们不能保持微笑？学会用快乐的眼光去看不快乐的事情呢？

一天，一位乡下汉子开着小四轮拖拉机过桥时，不慎连人带小四轮拖拉机一头栽进一丈多深的河中。谁知，眨眼工夫，这位汉子就像游泳扎猛子一样从水里冒了出来，围观的人将他拉了上来。上岸后那汉子竟没有半丝懊恼，反而哈哈大笑起来。

人们很惊奇，以为他吓疯了。有人好奇地问他："笑啥？"

"笑啥？"汉子停住笑反问，"我还活着，连皮毛都没伤着，不值得笑？"

衡量一个人健康与否，不仅要看他的身体，还要看他的心理是否健康。心理健全的人总能找出快乐的理由，不论你遇到多大的不幸，记住：你还活着，世上再没有比活着更值得庆幸的。明白了这个道理，人生才会充满感恩，才会充满欢乐。

相同的生活境遇和生活条件，以不同的心态去衡量，你觉得不幸，他觉得幸福。同样是半瓶酒，张三说：唉，只剩下半瓶了；但李四却这样说：太好了，还有半瓶呢！因此说，幸福不在高官显位之中，快乐也不在万贯家财里。幸福、快乐就在你的内心深处。

一个人快乐不快乐，通常不是客观环境的优劣决定的，而是由自己的心态、情绪等因素决定的。同样一件事，有人感到快乐，有人感到苦恼，这完全是心境的不同使然。美国著名成人教育家戴尔·卡耐基说："如果我们有着快乐的思想，我们就会快乐。如果我们有着凄惨的思想，我们就会害怕。如果我们有不健康的思想，我们还可能生病。"

快乐是一种心态。不快乐是因为忘记了去体会快乐，快乐是真正认识了不快乐。

巴尔蒙特·康斯坦丁·德米特里耶维奇，是俄国象征派领袖人物之一，是诗人、评论家、翻译家。他说过："为了看看阳光，我来到了世上！"生活应该不是平坦的。生活中充满了困苦与磨难。每个人都在坎坷与挫折中活着，而这正是生命的意义所在。越是珍贵的生命越要经历苦难的洗礼，一帆风顺的生活只会让平凡的人更庸碌。

享受生活，就应该享受生活中的酸甜苦辣：享受成功与失败，享受富贵与贫穷，享受拥有与失去。因为，人，生来身无一物，生活中的一切都是一种获取，一种恩赐。那么，一切都可以称之为幸福。

（二）快乐在哪里

有一群年轻人到处寻找快乐，但是，却遇到许多烦恼、忧愁和痛苦。他们向古希腊著名的思想家、哲学家、教育家苏格拉底请教，快乐到底在哪里？

苏格拉底说："你们还是先帮我造一条船吧！"

年轻人们暂时把寻找快乐的事儿放到一边，找来造船的工具，锯倒了一棵又高又大的树；挖空树心，用了七七四十九天，造成了一条独木船。独木船下水了，年轻人们把老师请上船，一边合力荡桨，一边齐声唱起歌来。

苏格拉底问："孩子们，你们快乐吗？"

学生齐声回答："快乐极了！"

苏格拉底道："快乐就是这样，它往往在你忙于做别的事情时突然来访。"

追逐快乐的人却可能把快乐遗忘在身旁。快乐不需要理由，只要用心去感受，无论明天是否有红日，心中的阳光依然那么美，那么温暖，那么灿烂。所以说快乐哲学就是快乐的最高境界，懂得快乐哲学的人，就等于掌握了快乐钥匙！

有一个故事：说有一人家生意做得很大，每天晚上算账，深夜才得睡。隔壁一个挑担货郎，每天晚上还喝点酒，吃完饭就唱歌。做大生意的妻子问丈夫：隔壁每天赚不到多少钱，为什么老是那样高兴？丈夫说，你想让他不唱歌吗？妻子说是啊，因为妻子老是想不通，隔壁人家钱赚得不多，为什么老是比他家快乐？丈夫说：你送一些钱给他，让他把生意做大。

这户人家真的把一些钱送给了隔壁人家。从此，挑担货郎变成了大生意人，每天晚上算账到深夜，歌声再也没有了。

德国著名哲学家亚瑟·叔本华有句名言：生命是一团欲望，欲望不满足便痛苦，满足便无聊，人生就在痛苦和无聊之间摇摆。

为什么穷人离幸福很近，如同朴素离美很近那样，因为穷人的愿望低而单纯。

不同的日子有不同的生存状态，快乐是一种精神感受，但又依附于物质基础。仔细琢磨一下，生活真的就那么简单，但人都容易走入一个误区，一味地羡慕别人的生活，俗语说，"人比人，气死人"。人都活在矛盾中，没有的想得到，有时当你有了，你就没有了。只有自己创造快乐，我们才可以提高生活的品质，美化及充实平淡的人生岁月。

大家可能听过这样一个关于快乐的故事：

上帝把一捧快乐的种子交给幸福之神，让她到人间去播撒。临行之前，上帝仍不放心地问："你准备把它们撒在什么地方呢？"

幸福之神胸有成竹地回答说："我已经想好了，我准备把这些种子放在最深的海底，让那些寻找快乐的人，经过大海惊涛骇浪的考验后，才能找到它。"

上帝听了，微笑着摇了摇头。

幸福之神思考了一会儿，继续说："那我就把它们藏在高山之上吧，让寻找快乐的人，通过艰难跋涉才能发现它的存在。"

上帝听了之后，还是摇了摇头。幸福之神茫然无措了。

上帝意味深长地说："你选择的这两个地方都不难找到。你应该把快乐的种子撒在每个人的心底。因为，人类最难到达的地方，就是他们自己的心灵。"

每个人都希望得到快乐，然而我们在寻找快乐时，往往看不见藏在自己心底的那粒种子，因为，我们的心里充塞了太多的忧虑、欲望、抱怨和仇恨。只要我们洒进希望的阳光和真诚的雨露，那一粒藏在我们心中的快乐种子，即使我们没有看见，它也会自己生根发芽。

（三）幸福并快乐的生活

"幸福"和"快乐"是我们生活中经常使用，而且容易混淆的两个词，比如幸福的人和快乐的人、幸福的生活和快乐的生活等。

"幸福"是什么呢？有的人认为是"内心的稳定"。幸福是一种内心的情感。有人说知足就是幸福，有人说快乐就是幸福，有人说健康就是幸福。那么快乐与幸福，它们的含义是什么？快乐与幸福的关系是什么？

幸福与快乐应该是有区别的。比如，见到我们朝思暮想的亲人时，我们会用"幸福"一词来形容我们的心情，显然用"快乐"一词来形容是不太准确的；当我们做了一次我们喜欢的体育运动，我们会有一种快乐的感觉，而不会有"幸福"的感觉。那么，"幸福"和"快乐"究竟有什么区别呢？

幸福的定义：幸福是人们的欲望与渴求在不容易或者困难的条件下得到满足或部分得到满足时的感觉，是一种精神上的愉悦。但这种满足需要具备相对复杂的条件，不容易获得，因此，幸福比快乐要难。

快乐是人创造出来的。创造快乐，是为自己的天空增添一条七色彩虹。创造快乐，是为自己的道路上添一片五颜六色的鲜花。创造快乐，是为自己的梦想增添一份祝福。

无论贫穷富有，尊贵卑微，快乐都是自己的。快乐的形式不拘一格，在快乐的天平上，它们都是等值的。只要用心去创造快乐，用心去享受生活，快乐就永远属于你。

"快乐"是一种心灵的体验，它很简单，简单到看见我们所喜欢的东西就可以很快乐；它也很复杂，复杂到有些人无论什么东西你都给他，他也不会快乐，而"快乐"的实质就是必须建立在满足感之上的，满足即快乐。但这种满足是较容易获得的。相对"快乐"而言，"幸福"是不容易获得的；相对"幸福"而言，"快乐"是较容易获得的。

快乐是幸福的初级阶段，幸福是快乐的积累，幸福比快乐又高了一个层次。

二、爱的奉献会给你带来快乐和幸福

一个人生活得快乐与否直接取决于他（她）心中孕育、奉献爱的能力的大小。爱，可以创造幸福；爱，亦可以创造快乐。

世界上每个人对爱的感悟和诠释都不同，因为爱有很多种。其中就有炽热、美妙、令人心驰神往、怦然心动的男女之爱，伟大无私的母性之爱，兄弟姐妹血浓于水深切的爱，朋友之间情深谊长真挚的爱，人与人之间真诚友好交往的纯美的爱……这些各种各样的爱几乎天天都有人为之笔墨抒情，歌颂赞叹。

（一）爱是治愈心理疾病的良药

爱是治疗生理与心理疾病的最佳良药。爱会在不知不觉中改变并调适你体内的化学元素，这将有助于你表现出积极的心态，扩展你的包容力。接受爱的最好方法就是付出爱。以相同的或者更多的价值来回报那些给过你帮助的人。遵循报酬增加原则，这会给你带来友谊与好处。相信当你付出时，你会得到等价或是更高价值的回报。相信自己能为所有的问题找到答案。用别人成功的事例来鼓励自己，提醒自己可以克服任何困难。对于他人善意的批评应当接受，而不应当做出消极的反应。从别人的态度中学习并反省自己，找出应该改进的地方，不要害怕批评，而是应该勇敢地面对它。

（二）心中有爱才会幸福快乐

一个人不管什么身份，不管什么职业，若想活得幸福快乐，那么，他就要心中有爱，并热衷于用自己所享有的恩典惠及更多的人，使更多的人幸福快乐。

比如，富有是一种伟大的恩典，人人都希望富有，然而，并不是每个富有的人都幸福快乐，无疑，唯有心中有爱的富有者才会幸福快乐。

再比如，医生这种救死扶伤的职业本来是高尚的，然而如果从事这份职业的人，没有爱心，只是将其视为饭碗，那么，工作并不会给他们带来快乐，除了每月领工资的日子会快乐一点，其他日子都是煎熬！

因此，身份与职业不重要，重要的是心中要有爱，哪怕乞丐，只要心中有足够的爱，他也会活得幸福快乐，即使国王，如果心中没有爱，他也不会幸福快乐。

从前，有个国王，他有一个独生子，视若掌上明珠。可这个王子总是郁郁寡欢，整日站在阳台上，望着远方。国王想方设法为儿子宽心解闷儿。戏剧、舞会、音乐……但毫无效果。国王只好从各地请来了最有学问的人：哲学家、博士、教授，然后征求他们的意见。这些人商量之后，说："陛下，我们研究过了，必须找到一个非常快乐的人，这个人从无烦恼，也无奢望，然后把他的衬衫跟王子的交换一下就行了。"

当天，国王就派出使者到各地寻找这个快乐的人。他听说邻国有一个国王，有着善良美丽的妻子、可爱的子女，还曾在战争中打败了所有的敌人，现在国泰民安。国王当即让使者去向他求讨衬衫。邻国国王接待了使者，说："我什么东西也不缺，可悲的是一个人拥有了一切，却还得离开这个世界。每次这样一想，我就夜不能寐！"使者闻言，不得不空手而回。

国王一筹莫展，只好去打猎散心。他射中一只野兔，可没想到，野兔一瘸一拐地逃走了。国王便在后面追赶，追到一处野地，他听见有人在哼着乡村小调，是一个小伙子在边摘葡萄边唱歌。他赶紧上前问道："小伙子，我是国王，你愿意让我把你带到城里吗？"

"啊，我一点也不想去，就是让我做教皇我也不愿意。"

"为什么，要知道不是谁都能跟我做朋友……"

"不，我觉得我现在的生活很快乐，我也很满足。"

总算找到了一个快乐的人，国王想。于是他再次问道："年轻人，你可以帮我一个忙吗？"

"陛下，只要我能做到，我会全力以赴的。"

国王欣喜若狂，他猛然伸手抓住小伙子，解开他外衣的扣子。突然，国王僵住了，他发现，这个快乐的人没有衬衫。他不知道，快乐不是长在衬衫上，而是长在人心里。

在这个世界上，快乐存在于一个人的内心。人生短暂，作为普通人的我们，无论有钱或没钱，都应该保持一种积极乐观的精神，使自己每天都拥有一份快乐的心情。因为，幸福快乐源自心中的爱，心中有爱的人才会幸福快乐。

三、幸福快乐的境界

人生之事，十之八九不如意，伴随着我们生命的，烦恼和痛苦居多，幸福和快乐居少。所以，如何追求幸福和快乐，也是人生重要的课题之一。有哲人说："人生的智慧就在于，如何在充满烦恼和痛苦的生命中，为自己以及自己所爱的人们创造幸福和快乐。"

第一种境界：不怨天。有生活智慧的人可能会这样理解，幸福和快乐，都是上天的恩赐，如果有天灾他们也能够不怨天，不丧志，把这些困难作为对自己的考验勇敢地接下来，毫无怨言地去面对，将其变成上进的机会。这种不怨天、不怨地，心中坦坦然然、踏踏实实的态度，是幸福的第一种境界。

第二种境界：不尤人。在天灾面前，人人平等，所以，虽然灾难在前，人还是能够接受。但在面对人祸的时候，就未必那么好接受。在面对别人的误解，受到无端指责、批评，甚至被你最信任的人出卖了的时候，要想控制住自己的情绪就不是件容易的事了。在此时，能受误解而不解释，受到伤害而不报复，依然做一个顶天立地、问心无愧、光明磊落、正义精进的人，这是幸福的第二种境界。

第三种境界：造幸福。智者知道，天灾与人祸都是痛苦的原因，但却不是自寻烦恼的理由。不怨天，不尤人，能够避免很多的烦恼，但这些还是不够的。生命本身就与受苦受难结下了不解之缘。要设法找出痛苦之源，参与救苦救难的工作，为人类和众生创造快乐和幸福。这种人，从表面上看，终日忙忙碌碌，毫无享受，甚至还会承受各种苦难，但是，在他们心中，实践着"施比受有福"的理念。这是幸福的第三种境界。

乐善好施既是给予爱也是获得爱的一种途径。因此，一个人给予了别人爱，他同时也获得了爱。善是爱的体现，爱则是幸福之源，有爱的人才能活得幸福快乐。所以，越热衷于行善的人，越能获得爱，越能活得幸福快乐。

第四节　和谐的性生活有益健康

在人类生活中，性的作用极为重要又显得神秘，同时还需要人们进行必要的压抑和控制。医生们经常发现，很多人的情绪紧张都与他们在性问题上的不成熟有着密切的关系。许多人的性生活一团糟，或者性将他们的生活搞得一团糟。

一、性是本能的，同时需要适当压抑

性本能相对于人类其他本能来说常受到压制。人类对衣食住行及对安全、对爱的需求可以正大光明的去要求，但对性的需求就不一样。人类共同努力创造现代文明，主要是让人们生活解决温饱问题，让人身安全得到保障。但对性的需要，并没有得到应有的重视。大家饮食可以不规律，即使混乱一点也没有太大的关系，但性混乱可能就是灾难性的。性是一种天性，是一种本能需要。每个人生来都有性冲动，尽管社会需要强制人们压抑性冲动，但社会上却很少有机构去教育人们如何控制性的冲动，同时又不让自己受到伤害。

既让性在一定程度上得到合理的满足，又不违背法律和道德规范，性教育就是一种最为合理的途径，让人们快乐着、幸福着，又安全地生活着，这就是性教育能达到的最好的境界。

压抑性冲动和放纵性冲动，都会导致严重的情绪性疾病出现，甚至严重到出现自杀事件发生。

二、性功能障碍和性情绪障碍问题突出

现在，性心理咨询或性心理治疗需求越来越多，可惜我国真正能够合法执业的心理诊所太少，真正能够解决性心理问题的医生太少，真正能够帮助性情绪障碍的人，给人们从性的不成熟到性成熟进行教育和治疗的人太少，导致许多悲剧的发生也就不足为怪了。

当不成熟的性观念给夫妻任何一方或者双方带来情绪性疾病时，医生大都会发现妻子性冷淡。有统计发现，超过 40% 的女人不能从婚姻生活中得到性方面的愉悦，也不能给他们的丈夫带来性享受。妻子快乐吗？不，她们不快乐，甚至活得很糟糕。丈夫快乐吗？不，他们也不快乐，日子过得同样糟糕。而大多数人不知道妻子的性冷淡是丈夫的问题。到医院就诊的许多女人经常有相同的抱怨："他只顾着自己，从来不顾及我的感受，完事后冷冷地把我丢到一边。如今性生活只会让我紧张，甚至讨厌极了。"

医生常发现这样的丈夫在性的问题上就像小孩子一样幼稚，反之部分女人小时候的性教育太缺乏，造成对性产生抵触心理。此外，丈夫有外遇，从另外一个女人那里得到了新的性体验；双方的兴趣和性趣不一样等，也都与性观念不成熟造成的性情绪障碍有关。

三、提倡成熟的性观念

成熟的性行为，就要控制在法律允许的范围内，只和法定的性伙伴发生性行为，并让双方都对性生活感到满意，彼此心情愉悦，这是性成熟的一个重要特征。要让青少年懂得对性行为负责任，给他们提供适当的性教育，对婚前性行为采取慎重的态度。

不健康的性生活会给夫妻双方带来很多不良情绪。婚姻中性生活应该是双方真心投入的、共同努力去达到美好状态。夫妻都不应该牺牲另一方来获取自己的快乐，每个人都要更热衷于带给对方最大的快乐。让夫妻知道，彼此快乐是比性更快乐的事情。婚姻中，性是一个非常重要的因素，但是除了性，婚姻还包括许多别的方面。夫妻双方都应该把双方的愉悦当成共同的目标。不管做什么，都要以双方有益、取悦双方和共同享受为前提。

当夫妻双方足够成熟，那么，他们的性生活应该包含：彼此喜欢、相互回应、给予和付出。诱惑、惊喜和悬念，都应该由双方共同努力来实现，不断地转变主动和被动角色。夫妻双方每一次的分享快乐，都会增进分享带来的愉悦，而且这种分享是有无限潜力的。为对方着想是一种品质。如果夫妻都愿意为对方着想，那么，就必然能培养出成功的婚姻。

第五节　健康的心理需要

一些有了心理问题或者患了心理疾病的人，根本不知道不良的情绪是他们发病的主要原因。这些人常常受多种不良情绪困扰，是因为他们的基本心理需要没有得到满足。人类有六大心理需要，人们内心深处渴望这些需要得到满足。如果得不到满足，内心就会滋生不安，对生活会充满失望，内心感到极度失落和空虚，影响身心健康。

一、安全的需要

人是很复杂的，需要的东西很多。安全的需要是最基本的需要。我们必须有足够的金钱来购买你当前和未来的生活必需品，自身的权利受到政府公正的保护，不被敌人和暴徒所威胁，确定人生中不会有重大疾病或毁灭性灾难，身边总有人能够帮助你渡过困境。

因为不可能有百分之百的安全，所以，许多自寻烦恼的人总会为那百分之几的不安全因素感到焦虑，使生活失去平和。由此，患上各种各样的病症，比如：焦虑症、抑郁症、强迫症、神经症及各种情绪性疾病，或者生理性、精神性疾病等。

二、被认可的需要

当一个人的付出得不到别人认可的时候，往往很痛苦。感觉自己的努力没有得到应有的重视，感觉自己所做的事情没有价值。

一个工作了十几年的公务员，因为得不到领导的重视，得不到公众的认可，结果写了一篇文字华丽的辞职演说，愤然下海经商，去实现自身价值。许多人辞去自己体面的工作，对常人来说不可思议，但从人的自身需要来说，不被认可是一个深深的痛。放下虚伪，做一番自己想做的事业，对自我需要来说，并不是一件坏事。

有一天，一位心理医生晨练时发现一个十几岁小男孩单杠玩得很好，无意间赞扬了他一下，并为他竖起大拇指点了一个赞。男孩高兴地给心理医生做了几个高难度动作，又赢得了心理医生的称赞。可能是孩子太需要被认可和太渴望被表扬了，小男孩和心理医生约好明天早上继续来锻炼。心理医生因为有事连续几天没来，等过了几天后再碰到小男孩的时候，男孩很失落地告诉心理医生："叔叔，我等了你好多天，你能每天都来看我练单杠吗？"看到小男孩乞求的眼神，心理医生看到了一个孩子内在的真实的需要。

这种被认可和赞扬的需要，对自身健康有重要的作用。需要得到满足，身心得到愉悦；不满足则会身心疲惫，进入亚健康或逐渐出现心理或生理问题。如果长时间得不到满足则可能出现健康的问题。

三、表现力的需要

人如果没有表现力，就不能把自己的愿望付诸行动，就会形成令人不快的、扰人的不安情绪。但是，一旦这种愿望付诸行动，就会带来巨大满足和内心喜悦。

大部分单位每年举办运动会、消夏晚会、迎春联欢会等，每次的运动员、歌手、参加表演的人员大多数都是上一次参加的那些人。如果工会突然不组织这些文体活动了，这些有特别天赋的人会不满意，甚至会到工会提意见要求恢复这些活动，因为他们需要这些活动使他们的本能得到表现。

善用人的表现力，对学习、工作、生活等都具有很重要的作用。同时，一个具有良好表现力的人，对自身的健康也会起到很好的促进作用。

四、爱的需要

每个人，即使是罪犯或是即将死去的人，也渴望爱和被爱，他们希望得到别人的爱和他人最大的关注。爱会让他们找到存在感，在芸芸众生中找到自己的位置。如果没有来自他人的爱，没有来自另一个人的关怀，人的内心就会有一个巨大的空洞，充满了忧伤和孤独，最后产生厌世情绪。

（一）爱的缺乏大多始于童年

如果你生长在一个没有爱的家庭，父母之间一次又一次地冷战，有时候战况还异常激烈，彼此恶语相加、怒目相向，甚至还会大打出手，孩子自然成了这场战争的牺牲品，有时候彼此的怒气还会发泄到孩子身上。

孩子呢，是边模仿边学习，在孤独无助、躁动心烦、极度不安的状态中寻求生存的空间。这些孩子常常焦躁不安，脾气变得时而狂躁，时而抑郁，时而歇斯底里，一种最美好的东西就这样不知不觉的丢失了，这就是爱的缺失。

（二）性爱的缺失

爱情是个复杂的东西。它由多种元素组成。其中，一部分就是对性爱的需要。

任何婚姻里，夫妻感情与性爱密切相关。如果夫妻性爱不和谐、没有激情、彼此不满足，那么，婚姻将很难契合、很难幸福美满。婚姻中如果没有了和谐的性爱，夫妻中的一方或者双方就会出现焦虑不安、犹豫彷徨、心神不定、寝食难安的情绪。表现为爱发脾气、爱发牢骚、不愿说话、怨天尤人等症状。也就是说，这个婚姻出现了问题，如果继续发展，就形成了婚姻危机甚至走向离婚的边缘。

笔者曾遇到一位女性抑郁症患者，咨询的重点是情绪低落、不能工作、感到生活无意义，自杀的意愿经常出现。经过深入的心理咨询，才了解到该女士是因为长期的性压抑，对其丈夫强烈的不满足所致。经过几个月的心理和婚姻家庭治疗，最终夫妻关系和睦，过上了幸福美满的生活。

（三）老人也需要性爱

人过中年，进入多事之秋，特别是夫妻一方因意外或者疾病去世，另一半不得不一个人走很长的路。这个时候，如果还年轻，能够找到一个伴侣，还会有一段较好的晚年生活。

如果老年人再婚遭到子女反对，身体出现病症，再加上经济条件不好，没有和谐的性爱，就容易出现情绪方面问题，对健康的影响会很大。生活中这样的孤寡老人很多，在另一半去世后，由于孤独、郁闷、缺乏性爱，得不到心身满足，很快身体就会出现问题，甚至在短时间内死亡。

老年丧偶，会对未亡人的生活带来很大的冲击。他们会产生强烈的不稳定感。老年丧偶有以下几种消极心态。

一是过度悲伤型。失去亲人悲伤是正常的心理反应。但过度悲伤、长期悲伤，将悲伤作为一种稳定的心态持续一两个月，甚至更长的时间而不能自拔者，就成为一种不健康的病态心理了。例如：有对老夫妻感情甚笃，不幸的是，丈夫在一次外出中意外身亡。妻子毫无思想准备，听说后悲伤得晕了过去，醒后哭得死去活来。丈夫的丧事办完了，妻子却长期沉浸在悲伤中不能解脱。身体很快就垮下来了，不久也离开了人世。中医的"七情"学说认为，"悲伤肺"。老年人的机体功能本来就处于退行之中，老年人丧偶，过度悲伤可使老年人肺气郁闷，上焦不通。不但会降低老人适应生活的能力，还会使人体的代谢功能减低，免疫功能削弱，促使迅速衰老、疾病丛生，严重的会导致死亡。

二是怀念恋旧型。老年夫妻共同回忆过去的美好岁月，是老年爱情生活的调味剂。老年人丧偶会使未亡人强烈地感到死亡在不可抗拒地逼近。一些缺乏健康生死观的老年人感到无助、焦虑，缺乏生存的美好希望。这时，留恋追忆过去就会成为精神生活的重要内容。有一对七十多岁的老夫妻，丈夫身体不好，内外都非常依赖妻子。不幸的是，妻子患病先他而去。常年在生活中养成的对妻子的依赖性，在妻子去世之后马上转化为强烈地无助感和孤独感。悲伤之后，他感到无所适从，不知如何安排自己的生活。变得感情脆弱，回忆过去成了他主要的生活内容。当他看不到未来的希望时，死亡就会迅速逼近。因此，对过去的追忆和怀恋绝对不应成为自己勇敢生活的障碍。

三是后悔自责型。时常可以听到一些丧偶之人自责地讲这类的话，例如："都怨我，当时如果我能及时注意，他（她）就不会走得这么快了。"把亲人的死归结为自己的责任。不过有的人只是说说而已。但是，如果真的把那种自责与亲人的去世等同起来，使悲伤之情长期萦绕心头就成为问题了。因为过去夫妻间的磕碰，妻子死后，他在悲伤之余产生了强烈的自责、罪恶感。因为无法补偿过去，就用这种持续的悲伤不断地责备自己，以求得到良心上的安慰。

心理医生建议，老年人丧偶后切勿过度悲伤，这样会影响自己的身心健康，也会使"老年人意识"更迅速地到来。为了尽快地从悲伤中解脱出来，应当积极地调整自己的生活，重新振作自己。比如：旅游、改变居住环境、暂时与儿女同住、住到老年公寓、积极参加各种老年人社团的活动、发掘自己的兴趣和爱好等。怀念逝者并不妨碍寻找新的人生伴侣，如果有条件，可以重新组织家庭。

老年人情绪性问题，特别是婚姻问题、性问题也是有重要需求的，这个阶段往往被忽略。在人生的最后阶段，他们更需要子女的理解、照料、关心、支持。如果他们身体条件允许，子女后代们应该支持他们寻找一位合适的伴侣，使他们在性和情感生活方面都得到满足，让他们有一个和谐美满的晚年生活。这是子女在这个时期对老人最好的报答。

每个人都需要爱，都需要去爱别人和得到别人的爱。和谐的性生活能够缓解情绪、释放能量、放松心情、获得信心，对健康至关重要。

五、自尊心的满足

自尊心是指一种由自我评价所引起的自信、自爱、自重、自尊，并希望受到他人和社会尊重的情感体验。自尊心能使人自强不息，并注意维护人格的尊严。触犯一个人的自尊心，会引起烦恼、怨恨、愤怒等情绪体验。

自尊心特别强的人会自我陶醉、固执己见，不尊重他人的意见和情感；丧失自尊心则会使人自轻自卑，甚至自暴自弃，走向堕落或犯罪。自尊心是一个人在家庭、团体和伙伴中经常处于受尊重的地位，产生自豪感、优越感而形成的稳定的情绪倾向和性格特征。

自尊心的建立，不仅与一个人的优点多、荣誉多有关，而且与其优越的地位相联系。一个缺点颇多的儿童做了一点好事，如果受到关注、表扬和尊重，在集体中地位得到恢复，他的自尊心就会使他更加自爱，从而对自己的要求更加严格。英国心理学家威廉·麦独孤把自尊心称之为"自尊情操"，并认为自尊情操是理解意志活动的钥匙，也是自重和培养品德的基础。

在临床心理学实践的过程中，很多病人非常受用的技术之一是增强其自尊心，让其感觉内心被尊重和被重视，唤醒做事做人的自信心，然后逐渐找回自我，重新点燃希望之火，并体悟自我存在的问题，找到解决的方法，达成目标实现。

六、新体验的需要

人一旦被困在一个枯燥单调的日常事务中，就不可能不被感染不良情绪，也必然会患上功能性疾病。任何一种工作，只要做的时间长久，就会在一定程度上变得单调。

如果当一天开始，你不怀希望，也没有一点振奋人心的东西值得去期待，那么，这一天你将心情极糟。当一个人每天生活在没有任何生机或者重复守旧的状态下，心情就会烦躁、郁闷、焦虑甚至容易出现心理精神疾病。当找到问题或疾病的症结，给其换一个环境，每天给他一些新的变化，使其有更多的机会去体验新事物，认识更多的新朋友，甚至给他的工作本身也增加许多有趣的新内容时，他的心理问题或心理疾病就会慢慢得到改善。

有一位病人，她本身有很好的专业，但由于孩子需要抚养，老人需要照料，不得不辞去自己心爱的工作，每天在家务中不能抽身，于是出现不良情绪，经常无缘无故地烦恼，进入一种抑郁状态。这位患者经过一个阶段的心理咨询，逐渐找到自己发病的内在原因，看到目前自己存在的问题。心理医生利用冥想、时间线、催眠、精神分析等不同技术，鼓励她改变目前状态，释放自己个性和天性。最后，和她丈夫协商，雇了一个非常优秀的保姆，她自己也找到一份特别适合自己性格的工作，心病很快痊愈。

第六节　现代健康观

一、健康的概念

健康是伴随一个人生命全过程的最重要的资本。有健康才有生命，才有一切。从前人们对于健康的理解，仅仅是指身体的无病状态，只要身体没有疾病就称为健康。后来人们逐渐发现，很多疾病的发生不单纯是身体本身的因素，而是与社会的、心理的、情绪的变化等多种因素有关。现代健康观念正是人类对自身的认识不断变化的结果，健康的概念不再仅仅限于生物学领域，而是与社会、心理、精神、环境等诸多因素联系在一起。

在现代健康概念的众多说法中，当今普遍被接受和最受重视的是世界卫生组织（WHO）的观点。1948 年世界卫生组织成立时，在宪章中把健康定义为："健康乃是一种生理、心理和社会适应都日臻完善的状态，而不仅仅是没有疾病和虚弱的状态。"

1989 年，世界卫生组织（WHO）关于健康的概念有了新的发展，即把道德修养纳入了健康的范畴。将健康的定义修改为："健康不仅仅是身体没有疾病，而且还要具备心理健康、社会适应良好、道德健康。"这个概念纠正了把身体、心理和社会分割的传统观念，纠正了健康就是人体生理功能正常、没有缺陷的偏颇；把健康放在人类社会生活中，指出健康是身体、精神和社会幸福的总和。因而健康不仅是医务人员的工作目标，而且也是个人、国家及社会的责任。这标志着医学模式从单纯的生物医学模式向社会－心理－生物现代医学模式的转变。

可见，世界卫生组织（WHO）提出的健康概念是一个揭示人类健康本质的概念，是人类对健康认识的深化和发展。

二、健康三要素

生理健康、心理健康和社会关系健康是健康的三要素。三者之间相互影响、相辅相成、密不可分。生理健康是健康的基础，是健康的必要条件。心理健康是维持正常生理健康的重要保证。社会关系健康是人体健康的最高层次反映。失去了社会健康，失去了社会适应能力，也就失去了人类区别于其他动物的最主要特征，也根本谈不上良好的生活质量，但是社会健康是建立在生理健康和心理健康基础上的。因此，只有生理、心理和社会适应都健康的人，才是一个完美的健康人。提高个体健康水平，是提高自身素质和生活质量、保证家庭幸福的重要条件，而且是体现我们民族兴旺、社会和谐、国家昌盛、高度精神文明的重要标志。

三、心理健康的标准

（一）心理健康的总体标准

1. 人格层面标准

（1）人格完整、自我感觉良好。情绪稳定，积极情绪多于消极情绪，有较好的自控能力，能保持心理上的平衡。有自尊、自爱、自信心以及有自知之明。

（2）一个人在自己所处的环境中，有充分的安全感，且能保持正常的人际关系，能受到别人的欢迎和信任。

（3）健康的人对未来有明确的生活目标，能切合实际地、不断地进取，有理想和事业的追求。

2. 社会适应层面的标准

一个人的心理活动和行为，能适应当时复杂的环境变化，为他人所理解，为大家所接受。

3. 道德层面的标准

最主要的是不以损害他人利益来满足自己的需要，有辨别真伪、善恶、荣辱、美丑等是非观念，能按社会认为规范的准则约束、支配自己的行为。

（二）心理健康的具体标准

（1）有适度的安全感，有自尊心，对自我的成就有价值感。

（2）适度地自我批评，不过分夸耀自己也不过分苛责自己。

（3）在日常生活中，具有适度的主动性，不为环境所左右。

（4）理智，现实，客观，与现实有良好的接触，能承受生活中挫折的打击，无过度的幻想。

（5）适度地接受个人的需要，并具有满足此种需要的能力。

（6）有自知之明，了解自己的动机和目的，能对自己的能力作客观的估计。

（7）能保持人格的完整与和谐，个人的价值观能适应社会的标准，对自己的工作能集中注意力。

（8）有切合实际的生活目标。

（9）具有从经验中学习的能力，能适应环境的需要改变自己。

（10）有良好的人际关系，有爱人的能力和被爱的能力。在不违背社会标准的前提下，能保持自己的个性，既不过分阿谀，也不过分寻求社会赞许，有个人独立的意见，有判断是非的标准。

（三）心理健康的情绪标准

（1）情绪皆有原因。一定的事物引起相应的情绪是情绪健康的标志之一。情绪的产生是由各种不同的原因引起的，如：高兴是因为有喜事，悲哀是遇到不愉快或不幸事件，愤怒是挫折引起的等。

（2）情绪随时间消退。通常当引起情绪的因素消失之后，人的情绪反应也相应逐渐消失。例如，生活中不小心把东西丢了，当时可能会非常生气，事情过后，慢慢也就自己调节过来。如果长期生气，这就是情绪不健全的表现。

（3）情绪稳定。情绪稳定表明个人的中枢神经系统活动处于相对的平衡状况，反映了中枢神经系统活动的协调。如果一个人的情绪长期不稳定，喜怒无常，是情绪不健康的表现。

（4）心情愉快平静。心情愉快是情绪健康的重要标志。愉快表明人的身心活动和谐与满意。愉快表示一个人的身心处于积极健康的状态。一个人如果经常情绪低落，愁眉苦脸，心情苦闷，则可能是心理不健康的表现，要注意自我调节。

四、引入健康新观念

要想身体健康，保持心理健康是必不可少的。一是要保持乐观的情绪；二是要接受和适应现实环境；三是要具有一定的表现力和社会价值；四是要养成良好的习惯；五是要忠实的认识自己，决心改变个性缺陷；六是要树立正确的自我观念。另外，还要在生活中引入新健康观念。

（一）快节奏工作，慢节奏生活

在繁忙的都市中，每个身处其中的人都必须随之高速运转。赶车、上班、打卡，想着贷款，操心养老。这几乎成了大多数工薪阶层的生活样本。因此，"慢生活"的概念一提出便迅速影响了整个世界。慢餐运动已经席卷欧洲。著名的"慢生活家"卡尔·霍诺指出，"慢生活"不是支持懒惰，放慢速度不是拖延时间，而是让人们在生活中找到平衡。即使你不能实现"慢生活"，也可以实现慢节奏、慢速度、慢心态。在这"三慢"中，最重要的是"慢心态"，你只要记住人永远只能停留在一个时空中做一件事情、着急于事无补这两点，心情就会平静下来，就不会被时间"捉住"，成为时间的奴隶。

（二）学会爱自己

爱自己是万爱之源，如果不爱自己，健康就出现问题。爱自己表现在要留出时间让自己去支配；爱自己就要多花时间去健身、旅游、聚餐、睡觉；爱自己就要去做一些自己愿意做的事情。

（三）知行合一，牢记一二三四五六

一个中心：一切以健康为中心。二个基点：遇事潇洒一点，看事糊涂一点。三个忘记：忘记年龄，忘记过去，忘记恩怨。四个拥有：无论你有多弱或多强，一定要拥有真正爱你的人，拥有知心朋友，拥有向上的事业，拥有温暖的住所。五要：要唱，要跳，要俏，要笑，要苗条。六不能：不能饿了才吃，不能渴了才喝，不能困了才睡，不能累了才歇，不能病了才检查，不能老了再后悔！

第七节　如何保持心理健康

一、认识自我，找准定位

人生的一件大事就是发现自我、认识自我。尼采曾经说过："聪明的人，只要能认识自己，便什么也不会失去。"只有正确地认识自己，才能使自己充满自信，才能使自己的人生的航船不会迷失方向。世界上没有两片完全相同的叶子，人也一样，每个人都是独一无二的。既要有不失自知之明的睿智，也要有不妄自菲薄的自信；既不高估自己，觉得自己无所不能，也不低估自己，觉得自己一无是处，而是扬长而补短，使自己保持心理健康。

二、遇事不钻牛角尖

心理专家曾说，爱钻牛角尖的人，往往有两种情绪表现出来。一种是非常自卑，认为自己什么都不行，但是做事仍然坚持固有模式，坚决不改；另一种情绪就是无端自大，刚愎自用。爱钻牛角尖的人往往会陷入痛苦的内心世界。

有这样一个女孩。有一次，舞蹈老师告诉她很快就有一个比赛了，希望同学们都要参加。她的舞伴立刻说想去。当舞伴问她是否想去的时候，她说："如果没事就去。"训练结束后，老师让想去的人留下登记。这个女孩和同学们讨论后也决定去参加。可她发现舞伴不仅和自己搭档，居然还和别的女孩子一起参加另外一场比赛。原来，她的舞伴很有舞蹈天赋，想多参加一项比赛，老师也觉得她的舞伴成绩很好，就同意了。

但这个女孩却钻了牛角尖，回家后开始胡思乱想：舞伴是想和别人搭档吧！她越想越多，越想越不开心，出现了明显的抑郁情绪。后来经过心理医生咨询才知道事情的原委。本来就是一个很简单的事情，却因为自己钻牛角尖而出现抑郁倾向，险些出现更严重后果。

三、学会遗忘

有的人在平时把功名、利禄、金钱等看得太过于重要，以至于长时间处于比较压抑紧张的状态，这样一来就会导致各种各样的问题出现，所以，心理医生建议这类型朋友要学会遗忘。

一是遗忘能够让人变得豁达。在平时生活当中学会遗忘不仅能够让我们的思想和素质得到提升，还可以在面对外界刺激的时候养成一个比较从容的心态，不容易发脾气，也不容易出现焦躁情况，这样一来，自然也就能够帮助你变得比较洒脱和大度，更为豁达。在平时多做一些帮助自己改善体力和脑力的活动，也可以达到主动遗忘的效果。

二是遗忘能够分散注意力。学会遗忘可以让你不在一件事情上纠结，有相关的研究发现，让人长时间处于一个基调的环境当中，可以达到缓解病症和恢复健康的效果，也能够帮助消除疲劳和改善食欲，所以，学会遗忘可以让我们分散注意力，从而确保不再因为一件事情而纠结不已。

三是能够帮助排除杂念。我们在平时生活当中选择遗忘一些不愉快的事情，让自己把精力集中在某一件事情上，从而达到改善心态和消除不良情绪的效果，所以，它可以让人变得更为开心。

神经生物学家研究表明：遗忘对人体健康有着不可忽视的作用。

遗忘可以减轻大脑负担，降低脑组织的消耗。正常情况下，人体每天大约会死亡十万个脑细胞。但是在激烈的外界刺激下，大脑每天死亡的神经细胞比平常要增加很多。有人说，健康就是忘却，而疾病才是顾念。那些令你不愉快的言行，你越多"怀念"它一次，你就会越多伤害你一次。

心理学家提出：一要忘掉年龄，保持旺盛的活力。人的生理年龄是客观的，但心理年龄则不同，它反映了人的精神状态。有些人刚到60岁，就不断暗示自己老了。这种消极心理是健康长寿的大敌。二要忘掉怨恨，宽容对事对人。一个人种下怨恨的种子，就想报复，甚至千方百计琢磨报复的方法，使人一生不得安宁。忘掉怨恨就是心平气和，对长寿大有裨益。三要忘掉悲痛，从伤心中解脱出来。如亲人遇到天灾人祸或死亡，常使人沉浸在悲痛之中不能自拔。时间过长必损害身心健康。因而遇到此类事时应想开一些，从中解脱出来。四要忘掉气愤，要想得开忘得快。气愤能使气血堵塞，血压升高，心跳加快，甚至死亡。五要忘掉忧愁。多愁善感，会导致多种疾病缠身。六要忘掉悔恨，过去的就让它过去。凡是使人后悔的事都随着岁月流逝而成为历史，总去追悔莫及，日久只能伤心伤神。七要忘掉疾病，减轻精神压力。人得病后，如果总想身上的病，甚至担心来日不多，这对身体并无好处。八要忘掉名利，活得潇洒。忘掉名利，知足常乐，做个乐天派。

四、停止抱怨

抱怨往往是我们对不快乐事情的反应。然而，一些人会把它变成一种习惯。如果我们想抱怨，就会找出无数理由。我们会开始沉浸于自怜的海洋，总是指责别人。当抱怨变成一种习惯时，你会抱怨所有周围的人。抱怨会杀死创造力和创新精神。习惯性抱怨者很少有新点子，因为他们忙于寻找缺陷，并阻止其他人尝试他认为没有用的新事物。与经常抱怨的人在一起，你也会变得以消极心态看事情。这会让事情变得更糟。这会影响你的立场，甚至对周围人的判断。此外，抱怨还会影响你与其他人的关系。尽管宣泄情绪能马上提升你的情绪，但会给倾听者带来负面影响。

抱怨到底能为人带来什么好处呢？一是精神发泄。有时候，如果内心的情绪没有被及时表达出来，人们有可能会压抑这一情绪，反复沉浸在这一情绪中，从而导致更大的破坏，抱怨，在某种情况下可以成为情绪的一种宣泄方式。二是自我表现。人们会通过抱怨来展现自己的管理经验。三个同事一起吃饭的时候，如果其中两个在抱怨老板，你不加入其中，会显得非常不合群。当抱怨有助于解决问题时，抱怨是有益的。

研究发现，人一天的平均抱怨次数多达 15~30 次，然而大多数情况下，人根本都不会意识到自己在抱怨。很多人在抱怨的时候太过无意识，以至于忘了去判断，自己抱怨所获得的收益是否会大于抱怨带来的危害。

美国的一项医学研究表明，当一个人处于抱怨等负面情绪时，会分泌皮质醇激素，该激素长期过高时，不仅会干扰学习和记忆，还会降低免疫功能和骨骼密度，增加肥胖、高血压、心脏病和糖尿病的风险。负面情绪会形成恶性循环，不仅让你更容易产生更多的负面情绪，还会让你在日常生活中，更容易专注于负面事情。

"近朱者赤，近墨者黑"。抱怨不仅会伤害到抱怨者自己的身心健康，也会损害家人、朋友、同事等倾听者的身心健康。当我们听到某个人的抱怨时，大脑会尝试去经历那个人当下的情绪，触发大脑中相同的神经突触，从而出现相同的情绪，这就是同理心。因此，抱怨对说、听双方的健康影响差不多。对此现象，美国研究发泄的心理学家杰佛瑞·罗绘声绘色地说："抱怨就像在一个紧闭的电梯里，放了一个情绪上的屁。不仅臭着了自己，也熏到了他人。"

如何停止循环有毒的抱怨？心理专家给你如下提醒：

一是制作清单。察觉自己的抱怨，做一个抱怨清单。你一天要抱怨多少次？这种抱怨是为了发泄一时的情绪，还是混杂着受伤、愤怒、恐惧和对别人认可的需要？

二是对抱怨进行评估。这次抱怨能够有效地解决你的问题吗？而它又会给你自己的大脑，身体，以及被抱怨的人造成怎样的伤害？付出和得到的比例是否能让你满意？

三是寻求改变。除了抱怨，问问你自己，为什么你现在是在抱怨，而不是在改变？你是缺乏支持？勇气？经济条件还是技能储备？现在有没有更好的做法？

四是停止抱怨的行动。最有效的方法是 21 天反抱怨行动：2006年，美国心灵导师威尔·鲍温开启了一场风靡全球的"反抱怨行动"，参加行动的人，通过转换左右手上的紫色手环，来增加自己对抱怨的觉察。直至现在，全球至少 180 个国家的 1100 万名抱怨者都戴上了这个手环。只要他们能坚持 21 天不抱怨，这个行动就成功了。

手环不一定要紫色的手环，只要是黑色的信物即可，一块手表、智能手环、一枚戒指、一只橡皮筋都可以。当你经过理性评估，做出建设性的有用抱怨时，不需要转换它的位置，只有当你做出一个未经思考或者危害大于收益的抱怨行为时，你才需要转换信物在左右手的位置。现在就开始。在自己的左手上戴一只信物，每当你"没有评估地"开始无意识抱怨的时候，你就把信物换到右手上，当你再次抱怨的时候，再从右手换到左手上，而你坚持的天数，也在转换那一刹那清零。如果你能连续 21 天不更换这个信物，你就在这场行动中胜利了。

五、学会倾诉，让心灵轻松

人生不如意之事十之八九，漫漫人生路，没有谁总是一帆风顺，都会遇到这样那样的问题。工作的劳累、情感的纠葛、日常生活的琐碎，如此种种，都会对我们的心理造成或轻或重的压力，日积月累，会使我们觉得身心疲惫，严重的会影响到我们的正常生活。

如何才能及时地解除这些心理上的压力，保证工作和生活正常有序地进行，提高生活质量呢？面对这个问题，每个人会有各自不同的处理方式。向朋友诉说也是人们减轻心理压力的一种方式，有时朋友理智的分析、善意的忠告某种程度会让你的心胸豁然开朗。

倾诉的对象可以在生活里，也可以在网络中，不过一定要知我懂我的人，将困扰自己的心事在一个特定的小圈子内公开，听听朋友的意见看法，取长补短，同时还可以做朋友的听众，聆听他们的心声，让其感受来自朋友间的温情与关怀。就这样在诉说与倾听之间，感受着别人，也不断地完善着自己，把覆盖于自己心灵的尘灰轻轻抖落，让自己始终保持一种积极的心态面对明天。

还有一种倾诉方式，就是把你想说的话写出来，写到日记上，或者写到博客里。一个个文字，犹如一个个跳动的音符，能打开心的出口，诠释落寞的心情。敞开心扉吧，袒露一下自我，在语言的帮助下让心灵放松一回，快乐会重新涌上心头。

倾诉，是我们身心健康的一剂良药。

六、学会发泄自己的情绪

日常生活工作中，我们会遇到很多事情让我们烦恼，也会面临沮丧、懊恼、焦虑、抑郁等情绪反应。这些情绪如果积压久了，必定对我们的心身健康有害。下面是一些常用的情绪发泄的方法，当你遇到不良情绪时，不妨发泄一下。

（一）用"尖叫"发泄不良情绪

"在你心情不好的时候，尖叫也是一种发泄。你需要做的就是打开所有使你能抒发各种情绪的管道：你的心智、呼吸、声音。你只要尖叫就行，或者吼叫也行。"

尖叫是一种很直接的释放情绪的方式。如果觉得疲惫、沮丧和懊恼，不妨拎个软绵绵的枕头，走进一个你能独处几分钟的房间。先来一个深呼吸，再用枕头盖住脸，尽你所能地尖叫或大吼。如此重复，一直到你觉得坏情绪已经通过呼吸、声带的震动释放出去才停止。最后跟自己说："我喊完了，再无怨言了。"

（二）"大哭一场"也能发泄情绪

"哭作为一种常见的情绪反应，对人的心理恰恰起着有效的保护作用。哭会使心中的压抑与委屈得到不同程度的缓解和发泄，从而减轻精神上的负担，对健康有积极作用。"

人体排出的眼泪，可以把体内积蓄的导致忧郁的化学物质带走，从而减轻心理压力，促进情绪发生改变。所以说，哭泣不是坏事情，也不应被视为软弱的表现，它其实是一种很有效的发泄方式。

在该哭的时候就要哭，切莫压抑哭泣的本能。人在极度悲痛或心情压抑时，痛哭一场，往往能产生积极的心理效应，可以防止痛苦越陷越深而不能自拔。

（三）把不良情绪放进"情绪垃圾箱"

"把所有不开心、坏心情和烦恼统统扔进'情绪垃圾箱'，让这些精神垃圾与我们绝缘。就像广告里说的，排出毒素，一身轻松。"

情绪垃圾箱也可以是做事，比如写日记，做数独，涂彩绘，拼图，钉钉子，锯木头等，在心情不好的时候找这类事情来坚持做下去，便会发现身上的精神毒素会被不知不觉地排走了。

（四）把不良情绪"转移走"

"懂得转移坏脾气的人，才是真正懂得控制自己的人。事实上，转移怒火是轻而易举的事，可以轻松地付诸实践。"

高歌一曲是排除焦虑、激动情绪的有效手段。用音乐治疗心理疾病具有特殊作用，音乐疗法可以有效地把人从病理情绪中解脱出来。歌的旋律、歌词的激励、唱歌时有节奏的呼吸和运动，都可以缓解不良情绪，把怨气转移走。

转移怒火还有更直接的方法，就是打沙袋。据说，美国白宫在走廊里准备了一些沙袋，供不同政见的人及时宣泄，以释放愤怒和怨气。在家里备一个沙袋，对性格刚烈的男性来说是个不错的宣泄方式。

（五）沉默也是一种宣泄

一位散文家曾谈起自己的生活体验说："每当情绪起伏不定时，我就到阳台上看星星、看月亮，夜空在闪烁的星光背后显得格外幽深，那时我会觉得个人的成败荣辱在宇宙面前实在不值得耿耿于怀。"

这段话给我两个启示。第一是要认识到自己多么渺小，跟宇宙的浩瀚相比，我们只不过是可忽略的尘埃。心情不好时，看看思维广阔的科幻小说，说不定能缓解苦闷。第二，就是我们原来可以用以静制动的方法发泄。默默地赏花弄草、看看鸟兽虫鱼，到花园呼吸新鲜空气，或者挥毫书画，垂钓江心，以清净雅致的态度平息心头怒火，也是非常高明的发泄方式。

（六）烦恼在旅行中排遣

"旅行是一个喘息的空间，人生的驿站。生活太疲惫，有时必须走开，来一次华丽的脱逃。回来又是一个新人了。"

有些烦恼一时无法解决，那就先不解决。索性做一只无拘无束、自由自在、游山玩水的闲云野鹤。出去走走是心灵的出游，不是简单的逃避，唯有在旅行之中感悟人生、挥洒情意、汲取快乐、沉静自省，才能更加了解自己，不在烦恼中迷失。

（七）幽默也是一种发泄方式

最有意思的发泄方式，应该就是幽默了。幽默者把烦恼转换为活泼有趣的语言，最后化解了烦恼。既然幽默可以治愈烦恼苦闷，我们不妨采用开玩笑的方式发泄，岂不是很有意思。

有人认为，发泄是不成熟的，是躁动的，人应该学会自控自制，不要被情绪俘获裹挟。在熙来攘往、行色匆匆的人潮里，多少人宁愿堆积着情绪，压抑着情感，故作镇定和坚强，连哭的勇气都没有。其实，这并不说明你很坚强，或者很快乐，恰恰相反，这说明你已经衰老和麻木。学会发泄，这个看上去很简单甚至稚嫩的命题，其实折射出莫大的反抗精神和不服输的意志。

发泄应该注意的是，首先不能损人害己。切莫因此伤害了别人，或用坏情绪去打破别人的安宁。其次是发泄也要有最基本的理智，自伤自残的行为无论如何都是不值得的。

烦恼和苦闷发泄完之后，要回归到正常的生活轨道上来，以焕然一新的精神面貌，迎接第二天升起的太阳。用哲学家的语言来说，发泄之妙在于，它带来解恨之快，也自有结束之时。

七、在音乐中陶醉

音乐是一种抽象的艺术形式，情绪却是我们每天的日常体验。从进化心理学的角度来说，音乐和情绪之所以能产生联系，是起源于远古时期，我们的祖先为了生存，学会辨认不同声音的内涵，并随之调整自己的行为。

心理学家发现，同样的音乐，在每个不同的聆听者中，会激发不同的情绪，但同时这些情绪却也存在一定的共性。这首先和我们的大脑相关。不同的声音，会被我们解读成不同的信息。比如，突然的声音、很大的声音、不和谐的声音，就会被解读成紧急、重要、需要立刻注意的信息。这种反应是快速的、自动化的，是不需要学习的。某种意义上，我们对于音乐的普遍性的情绪感受，是因为人类基因的遗传。此外，心理学家研究发现，我们人体的内部会和外部环境产生一定的"共鸣"，尤其当外部的音乐节奏感强烈的时候。我们心跳或者呼吸的频率，都会接近正在聆听的音乐节奏。而心跳或者呼吸的频率则会被我们的大脑体会成不同的主体感受，包括不同的情绪。这种特点被心理学家称为我们和音乐之间的"情绪链接"。

音乐调节法就是指借助于情绪色彩鲜明的音乐来控制情绪状态的方法。很多人有这样的体验：听着催眠曲就不知不觉进入了甜美的梦乡。在紧张学习了一天之后，高歌一曲会消除疲劳。现代医学表明，音乐能调整神经系统的功能，解除肌肉紧张，消除疲劳，改善注意力，增强记忆力，消除抑郁、焦虑、紧张等不良情绪。运动员赛前如果有异常的情绪表现，比如过分紧张，此时听一段轻音乐，往往能使情绪稳定下来。正如德国著名哲学家康德所说："音乐是高尚、机智的娱乐，这种娱乐使人的精神帮助了人体，能够成为肉体的医疗者。"运用音乐调节情绪时，应该因人、因时、因地、因心情的不同而选择不同的音乐。适宜的音乐常可取得很好的效果。

八、运动能够改善健康状况

运动能使人体内啡肽水平增加。当我们做一些需要能量爆发的行为（比如锻炼）时会释放人体的天然激素——内啡肽。内啡肽能够更好地维护心脏健康，换句话说，运动可以增强心血管健康，让您在一整天精力充沛，工作也不会疲倦。运动还能改善睡眠，促进机体远离疾病。因为正常的生理是心理精神的健康前提，科学而适宜的运动能够增强身体素质，促进健康、幸福、长寿的生活。同时，运动还可以影响脑的多种功能。运动后大脑海马齿状回的颗粒细胞下层会产生大量的新生神经细胞，因为新生的神经元细胞数量在一定范围内对大脑有益处，缓解了一定的抑郁症状。运动还可以提高人们人际沟通能力，帮助人们建立社会支持系统，减轻人际隔离。哈佛大学有一项跟踪 75 年、研究 724 人的项目，发现生活幸福的人都有良好的人际关系。美国的心理学教授霍华德·弗里德曼和莱斯利·马丁发现人际关系在长寿的六个因素中排名第一。

九、做深呼吸

在人体中有一套自主神经系统，能够调节人体内脏活动与其他生命活动，包括循环、消化、呼吸与体温调节等，基本上不受人的意识控制。自主神经系统又包含两部分：交感神经系统与副交感神经系统。这两部分总是处于相互排斥状态，就像汽车的加速器（交感神经系统）和制动器（副交感神经系统）一样：当交感神经系统被激活时，会促进机体的能量消耗，同时通过释放压力激素（肾上腺素、去甲肾上腺素），在降低消化系统活动的同时，使呼吸与心率加快、肝脏释放葡萄糖，使身体做好运动准备（应对压力的"战"或"逃"反应），这就是人们经常感受到的压力紧张状态，时间长了，就会觉得疲劳、消化系统最先出现问题等；而在副交感神经系统被激活时，则会使能量得到保护，身体得到放松，因为副交感神经系统有合成代谢功能（相对于交感神经的分解代谢功能），可以促进细胞重新获得能量。

每当深呼吸时，副交感神经系统就被激活，因而能够迅速缓解紧张，从而达到身心放松的目的。事实上，经常做深呼吸的人，心态会更加平和，其呼吸频率、心率、肌肉紧张度等都会相应低于同年龄的人。每次做深呼吸时，人体的心率变异率（HRV）都会随着呼吸的节奏逐步调节得有规律和周期性，这也是代表呼吸调节效果的重要指标。深呼吸不失为一种低成本的调压妙方，不仅能在当下消除紧张的心理状态，长期坚持，你将感到心平气和、轻松舒畅，情绪淡定，心脑安宁。血液中二氧化碳浓度的适当升高也可以减缓神经的兴奋，减轻紧张情绪。

十、冥想

冥想是使用想象力来调节情绪的。对绝大多数人来讲，视觉的想象是比较生动有力的。听觉想象就需要有音乐的诱导。实际上，想象主要是激发一种记忆，尤其是身体的记忆，这个记忆是体验。有躯体体验（紧张、痛苦、喜悦、恐慌……）的记忆是不容易忘却的，所以有人说大部分的记忆是储存在身体的皮肤、肌肉、内脏器官里，而非在大脑里。

用冥想去描绘一个充满野花的田野，聆听瀑布的声音，深吻一朵盛开的玫瑰，飘浮在安静的湖面上，隐身在深山的静谧之中等，都可以让你的情绪随着冥想画面的不同而出现改变。用冥想调节情绪时，指导语很重要。在这里给大家提供一段烛光冥想指导语，体验一下。

选择一间较暗的房间，准备一个蜡烛，或者在香薰灯当中滴几滴精油，可以有助于舒缓神经，宁神静气。烛的顶端正好与眼睛平齐，与蜡烛的距离为 1~1.5 米左右。

"大家好！

非常高兴认识大家，今天我们做一个烛光冥想的练习。烛光冥想也叫一点凝视法，可以帮助大家缓解疲劳，摆脱抑郁的情绪，清空内心的思绪，从而让自己的内心的情绪得到释怀。现在请大家选择一个舒适的坐姿坐好，以轻松清醒的状态进入到冥想过程，用单盘或双盘坐姿开始冥想，调整坐姿，感受呼吸，要求专注，通过呼吸调整转移注意力。专注地聆听：当情绪发生时，去觉察它的存在。知道自己有情绪，温柔地觉察它，不对抗，去感受它，静静地和情绪的感受在一起。感受身体内在的感受，去接受情绪的存在。聆听情绪传递给你内心的声音，也觉察此刻你在冥想的过程中身体的感受，以及整个聆听语音过程中带给你内在的感受，最后深深地吸气，缓缓地吐气，吸气……吐气……吸气……吐气……把内心所有感觉不舒服的浊气排出去，也把过程中体验到的美好带入到心田，也把这种美好带到接下来的生活中，以觉察之心面对所有情绪的发生！

"放松身体，但要下意识地保持脊柱立直中正，有助于呼吸的顺畅和增强冥想意识。伴随着缓慢的呼吸，将感官意识向内收摄，吸气和呼气深入延长让心平静下来，意识关注在自己的呼吸之上，去倾听自己呼吸的声音，不去在意已经过去的昨天，或是即将到来的明天，关注于当下，深深地吸气，缓缓地呼气（调息1分钟）。好！现在请大家慢慢睁开双眼，先将视线看向鼻尖，然后慢慢地看向地面，视线缓慢地看向蜡烛底部，再慢慢看向蜡身，慢慢看向火焰。放松你的身体，面部表情柔和，舒展眉心，保持呼吸，一直盯着火焰不要眨眼，眼睛会有些不适，但要用你的意识去控制和坚持。凝视烛光，专注地观察它的内焰、外焰的颜色、大小、形状，每个人看到的影像都是不一样的，慢慢地眼泪会充满双眼，会自然而然地顺着脸颊流下来，清洗眼中的杂质，也洗去心中的思绪，不要用手去擦拭眼泪，只是注视火焰。当你想停下来不看火焰，你可以慢慢地闭眼放松一分钟然后再睁开眼睛继续凝视火焰（一般3到5分钟，但不能超过5分钟）。"

第五章

从心理学视角看
家庭幸福的秘诀

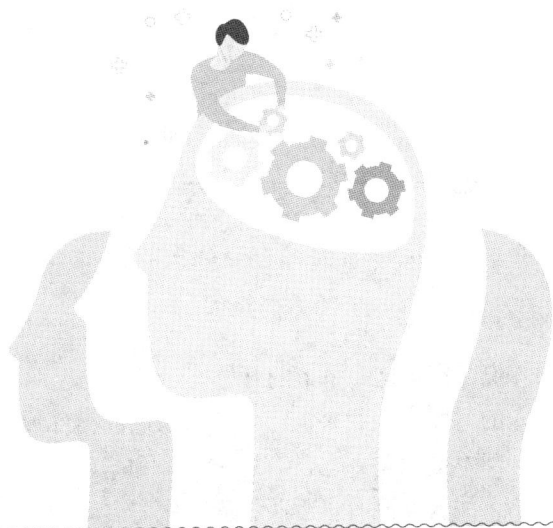

家庭是人类进可攻、退可守的共生小团体。家庭又是人类最古老的、泛文化的共同社群制度。

快速的社会变迁与多元化的文化交流，让家庭的组织规模越来越小，沟通的层级越来越少，当代家庭也面临着越来越大的压力，离婚率不断增加；家庭关系出现许多冲突和矛盾；现代家庭面临着新的不适应状态……这些都需要人们更用心地去思索：家庭是什么？家庭的本质和价值是什么？现代家庭如何演变？如何让我们的家庭更加幸福快乐、和谐美满？

婚姻家庭是社会学上最小的社会团体，是一个经过认证的正式的小团体，是一个由不同家庭角色所结构而成的正式组织。家庭生活若未能有效管理，将使家庭的幸福受到影响或破坏。

家庭管理的核心在于承担家庭经济重担的夫妻，他们向上孝顺扮演子女角色，向下教养子女扮演父母角色。但为人父母，若不具备家庭管理之专业技能，就只能成为"失能的子女与父母"，只能带着一家人承受一波波、一段段、不堪回首的家庭悲剧，所以，婚姻家庭需要不断学习和持续经营，才能让我们的家庭充满幸福和欢乐。

婚姻家庭管理的心理学，分为"爱情心理学""家庭心理学""夫妻心理学""教养心理学""孝养心理学"五个部分，本章节就从婚姻家庭的夫妻、子女和老人三个基本构成进行概述，提供家庭幸福快乐的秘诀。

第一节　关于夫妻关系

一、亚当和夏娃的传说

先讲一个美丽的传说，作为这一章节的开始。

上帝创造第一个人的时候，先找来泥土，按照自己的模样捏了一个泥人。泥人捏成了，却不会运动，也没有思维。耶和华就对着他吹了一口气。奇迹出现了，泥人立刻有了呼吸，眼珠跟着转动起来，头脑中也有了人类的灵魂，并且和上帝耶和华一样，能够行走跳跃。这就是来到世界上的第一个人，上帝耶和华为他取名叫亚当。

亚当独自生活在伊甸园中，上帝担心他孤独，就想，"我应该为他创造一个伴侣，这样，他的生活一定会更美满。"于是，上帝念动了咒语，亚当就在咒语中沉睡了。

上帝在亚当睡着的时候，从他身上抽取了一根肋骨，就用这根肋骨造了一个女人，上帝为她取了个名字叫夏娃。

亚当一觉醒来，发现身边多了一个陌生人，大吃一惊，上帝告诉他说："她叫夏娃，来自你的一根肋骨，她将成为你的妻子和终身伴侣。"亚当一听非常高兴，说："她是我的骨中之骨，肉中之肉。"于是二人就结成夫妻。

"女人"不是神用泥土所造，而是用亚当的肋骨所造。女人是神最后的创造。耶和华为亚当造了一个女人作为他的配偶帮助他生活，由此创立了一夫一妻的婚姻制度。

耶和华先造亚当并与他立约，然后造"女人"，是让亚当领导"女人"，神造夏娃乃是让亚当可以有"一个配偶来帮助他"。夏娃的责任是要帮助亚当，履行妻子的责任和义务，全力地帮助自己的丈夫，使他可以更有效地在生活、工作等各个层面上都侍奉神。夏娃是亚当所需要的，能弥补亚当的不足。

二、爱情的内涵

爱情是人与人之间的强烈的依恋、亲近、向往，以及无私并且无所不尽其心的情感。它通常是情与欲的对照，爱情由情爱和性爱两个部分组成，情爱是爱情的灵魂，性爱是爱情的附加属性，并不是必要存在的，情爱才是爱情的根本与核心。

（一）爱情是人类最美好的情感

爱情的生理本质是性，心灵的本质是情。爱的英文是 LOVE，每个字母的解释是：

L——聆听（Listen）：即要开明，懂分享，真诚，正直，忠贞；相互尊重和珍视对方的观点、思想以及信仰；用爱、听、牺牲自己、尊重和珍视、拥抱来解决分歧和冲突。

O——贡献自己（offer yourself）：坚信自己的婚姻会天长地久；提前计划怎么来抚养你们的孩子。

V——尊重和荣耀（value and honor）：要能够感受到他面前的你是最为真实的自己；共同参与婚姻生活的重要决策；宽容与接受。

E——拥抱（embrace）：经常通过身体的接触来增进感情并增加两人独处的时间，使两人的关系永葆激情，并经常能够发生共鸣。

进化心理学家、神经生物学家和激素研究者试图重新解答"爱情"这个人类从摆脱蒙昧状态起就在探索的古老问题。他们对人类进化史和激素的作用机理研究得越透彻，就愈发认识到：性欲、恋爱和伴侣关系并非源自神的安排，而取决于那些点燃激情之火的生物程序。

（二）激素对爱情的影响

人类对爱情的态度受基因和激素的严格控制。祖先原始的繁殖冲动至今仍深刻左右着人类的思维和行动。不论择偶、吃醋还是外遇，专家们发现无意识的进化力量无处不在，而所有疯狂举动的唯一目标就是把自己的基因传给后代。

专家认为，性欲、恋爱和伴侣关系通过各种激素的相互作用形成爱的三角形。性器官分泌的睾丸激素控制性欲并可刺激多巴胺的分泌。睾丸激素水平高的男性很少结婚、常与陌生异性发生关系并且很快分手。多巴胺、去甲肾上腺素和血液中的复合胺则是作用于恋爱的激素。多巴胺会提高人的注意力和行为的目的性。去甲肾上腺素则会使人心脏狂跳或茶饭不思。血液中复合胺减少会导致强迫性的行为。此外，多巴胺也可增加睾丸激素的分泌。

伴侣关系受催产素和血管升压素的影响，它们可以制造亲密感和信任感，并降低多巴胺和睾丸激素的分泌。催产素会加强母子关系，血管升压素则会激发男子的父性。

（三）爱情三角理论

著名的爱情三角理论，早就对稳定的亲密关系给出了答案。想要一份稳定的关系，需要亲密、激情和承诺三个方面鼎力支撑，三者缺一不可。

如果一段关系里，只有亲密和激情，因为缺乏了承诺，那注定只是一见钟情的短暂的浪漫关系。如果只有激情和承诺，但毫无亲密可言，显然那只是一时的不负责任的诺言，灵魂不吸引，这样的承诺是相当轻率的。如果在缺少激情的情况下，只有亲密和承诺，那听上去就像传说中的"假性亲密关系"一样，无性的婚姻，你说能撑多久？

如果你想要一段幸福的婚姻，就需要在结婚前用这三个维度好好衡量，有的比重高，有的比重低，但如果有一样的比重特别低的话，那你就需要重新思考这段关系是否现实了。

亲密和激情的力量，让我们敢于面对那些困难和阻碍，虽然带着对未知的恐惧，仍然愿意勇敢地尝试。恋爱关系中，火热来自激情，温情来自亲密，而长久则来自承诺。这三个成分的强度各不相同，所以爱情的三角形也可能有各种形状的大小，同时由于这三角会随着时间而发生变化，所以特定的伴侣在不同时期，可能体验到不同类型的爱。

（四）亲密关系的两个误区

对于一段幸福而稳定的伴侣关系，在亲密关系中最容易走入两个误区：

1. 激情和亲密的发昏期

这样的时期就是我们常说的甜蜜期或者晕轮期，虽然情意相通的彼此欣赏很重要，但不得不承认，这段时间其实是受激素驱使的"爱情"。

在这种盲目的爱情下，每个人都会低估或忽视伴侣的缺点。我们将伴侣理想化，肆无忌惮地将他们美化得与具体事实相差甚远。但如果是朋友，我们就不会把朋友美化得如此夸张，这也就是因为爱人比朋友，多了一个"激情"，也就是性的吸引力。

如果你处于这样的时期，通常这样的时期在刚开始恋爱后的 3~6 个月，尽情享受这样的时期是很自然的。毕竟，这才是传说中的爱情，这个阶段的爱情如果太理智了，那就不是爱了。能够决定一对伴侣可以走多久的，取决于亲密和承诺的"伴侣之爱"。在幻灭的过程中，人们彼此会调整自己的期望和理想的差距，从而决定两个人是否在激情褪去后，仍能保有朋友间的爱恋和承诺，要知道这样的状态可能才是婚后的日常。

2. 亲密和承诺的"伴侣之爱"

显然这样的情况，发生在多年的稳定的伴侣关系中，不管是已婚还是未婚。这是一种对伴侣舒服和信任的感觉，往往以深厚的友谊为基础。

很多结婚超过15年的伴侣，问及其感情稳定的秘密，都会提到伴侣是其最好的朋友。所以，想要一段稳定的亲密关系，两个人在三观和兴趣上的合拍很重要。

但如果一段感情只剩下亲密和承诺了，婚姻也是有危机的。因为浪漫的爱情比伴侣之爱有两样更关键的要素：一是幻想，二是新奇。比如两个人各自分开一段时间再相见，两个人一起参加一些新奇、兴奋的活动都会促进彼此的爱。哪怕只是每周换着花样做个菜，或者把家里重新装修一下，或是体验一场不同以往的性爱方式，这些方法都很有用。其实，能长期维持幸福婚姻的人，通常也会具备与伴侣制造新奇刺激体验的能力。

当爱情关系变得重复、单调时，这并不会让你们的关系走向死亡，但在婚姻生活变得没有情趣、难以让人兴奋，或者没有任何挑战性时才会真的滋生厌倦。

三、婚姻的形式

婚姻被定义为社会认可的两个人或更多人之间的结合，这种结合被认为是稳定、持久的关系，部分基于某种形式的性关系。

婚姻有不同形式：包括一夫一妻制、一夫多妻制、一妻多夫制。婚姻可以是异性恋，也可以是同性恋。一般来说，全球居于主流的、现代社会认可的都是异性婚姻和一夫一妻制婚姻。

四、家庭形态

家庭分为核心家庭和扩大家庭。核心家庭基本上是由一对已婚夫妻与其子女所共同组成。扩大家庭系包含两个或两个以上的核心家庭。这种家庭所有的成员彼此间均有血缘关系，通常，扩大家庭包括了两代以上的成员，例如子女、父母与祖父母等。因为跨越两代以上，故扩大家庭较核心家庭组织规模庞大，这种家庭更具持久性。

五、性、婚姻、爱情、亲情的关系

两性之间的性－婚姻－爱情－亲情是一个永恒的话题。人类是在进化的，人的个性是有差异的，社会是在不断发展的，性－婚姻－爱情－亲情也一直在变化，是一个永恒的主题。一个人一生是否感到幸福实际上和自己在性、爱情、婚姻和亲情这个问题上的遭遇有密切关系，甚至会影响到人的一生发展以至整个家庭的幸福。

（一）性、爱情和婚姻的基本属性

在两性之间的性、爱情、婚姻和亲情问题上，先谈谈这三者的基本属性。有人说："从人性的角度上来看，性行为、爱情、婚姻三者是两性关系的三种形式，它们是和人性的三个层次相对应的：性行为是人的生物性；婚姻是人的社会性；爱情是人的精神性。"

生物性是三者之间的本质基础，如果没有性这一生理基础，就谈不上爱情和婚姻。性与爱情也就是灵与肉的关系。爱情和婚姻之间有密切联系，因此在文明社会里要求把婚姻建立在爱情的基础之上，甚至有人提出没有爱情的婚姻是不道德的婚姻。

（二）性、爱情、婚姻三原则

看似三者密切相关，顺理成章，相辅相成。其实三者之间存在很大的差异性。性、爱情、婚姻又是三个不同的东西。有人说"性是肉体生活，遵循的是快乐原则；爱情是精神生活，遵循的是理想原则；婚姻是社会生活，遵循的是现实原则"。有差异性就存在冲突与矛盾。问题就出在这密切相关与矛盾之中。

（三）两性的最高层次

历史与现实经验告诉我们，两性之间的最高层次即第四层次为亲情。亲情是两性之间的性、爱情、婚姻发展到最高层次的体现。亲情作为第四层的属性是人的情感达到了类似于宗教色彩的情感。前三个层次是第四层次的基础。但到了第四层次，性就显得不是那么不可或缺了、不是那么必不可少了。到了第四层已没有根本性的冲突了，因此，亲情具有很大的包容性。

亲情是人们维系情感的一种纽带，是两性关系发展的最高阶段。亲情是性、婚姻和爱情的产物，又高于性、婚姻和爱情。

亲情是两性从两性相吸发展到生死相依的情感。亲情的发展可能跨越性或婚姻或爱情。更多的是以血缘（如子女等）和家庭为纽带。有的两性结合没有爱情，与其说在共同的生活中产生了爱情，不如说在共同生活中沐浴了亲情，相亲相爱相濡以沫，以致形成生死相依的宗教情感。在中国，家庭本身就具有一种类似于宗教的情感色彩。

（四）婚姻与性与爱的分离

婚姻表现的是一种社会认可的婚姻制度，不管是一夫多妻制还是一夫一妻制，只要是符合社会伦理或法律规定就是合法的。旧时的婚姻更多地表现出一种社会礼仪与伦理道德，性与爱在其中常常要做出让步。婚姻在现代社会里表现的是一种法律形式，以法律形式承载的社会责任与义务。婚姻中的社会责任与义务体现了婚姻的社会价值职能，如生存权、社会地位、财产拥有与继承权等。这也就导致有的婚姻抛开了性与爱情，仅仅是取其婚姻本体。

婚姻是什么？婚姻是一种社会规则，一种制度，是一种形式上的东西。婚姻没有了情感色彩，是一种让性合法化的东西。

（五）性、爱情、婚姻的发展演变

现代社会更重视爱情，认为它体现着男女关系的最高境界。爱情在旧时表现为男欢女爱，相互爱慕。旧时所谓的爱情在当时的社会制度里，男女爱慕被看作男女私情，是一种不道德的行为。现代社会里，爱情作为两情相悦的审美情感和心心相印的道德情感，逐渐被提倡，爱情最终将成为男女关系发展的准则。

特别要提及的是有的婚姻里两性之所以相依共存，是一种合伙求存的形式，或者说同舟共济，是一种没有社会保障下的生存形式，是没有根本冲突的合伙共同体。

随着社会与经济的发展，人们的观念也在发生变化。性这种低层次的需要变得容易得到满足，婚姻与家庭观念在人群里渐渐淡化。情与欲，灵与肉也在发生着裂变。

六、现代婚姻观的变化

现代婚姻关系以小家庭为主，大家庭为辅。自由恋爱取代媒妁之言，夫妻角色的伙伴化，强调性跟爱联结的重要性，离婚渐被接纳，为人父母的重任发生改变。

（一）我国婚姻观的变迁

我国的婚姻观经过三次变迁：封建社会秉持的是封建婚姻观，男人可以妻妾成群，女人只能有一个丈夫，必须对丈夫忠贞；1949 年后到改革开放之前，秉持的是传统婚姻观，夫妻是一对一的关系，彼此忠贞，相互独占；随着改革开放的不断推进，现代婚姻观悄然兴起，其核心是相互吸引和相互需要。

相互忠贞独占的婚姻是受当时背景影响的。人是受需求和欲望控制的，从本质上讲人自控很难，夫妻二人都自控更难。特别是在当今情况下，夫妻二人做到控制对方和被对方控制，短时间还可以，长期控制和被对方控制就很困难。当出轨、离婚威胁到生存和自身安全，只能用严厉的法律和道德进行约束达成一种相互忠贞独占，夫妻二人就只能压抑人性本能，老老实实待在婚姻里，不管婚姻质量是否很糟。

传统婚姻的模式是控制与被控制，掌握控制权的一方只能把对方变成动物和工具，才能维持这种模式。这势必激发双方的人性恶，所以婚姻质量很差。只有当被控制的一方放弃人的尊严，习惯了像工具和动物一样活着，婚姻才会有平静的状态。现实中我们更多的是见到夫妻二人吵了一辈子，两人之所以吵、打，其实是在控制与反控制，每隔一段时间就要来一次猛烈的反抗与镇压。

现代婚姻观的兴起，得益于法律和道德对人性的解禁，出轨不会抓去坐牢，离婚不会丢了工作，不会抬不起头来做人。婚姻法中的"忠诚"二字，人们有了新的理解，不再是相互忠贞独占，而是一种高度的相互吸引和需要。法律不限制人离婚，当一方对另一方感觉不到吸引，也没有需要，就可以离婚。不愿意离婚的一方纠缠不休，法律会帮助被纠缠的一方重获单身。

（二）离婚时代

现代社会随着生活压力的加大，离婚率也随之增高。有资料显示，2018 年，国内离婚登记超过 280 万对，结婚率却在下降。

综合离婚人群年龄数据分析，占比例最高的是年轻人，22~35 岁人群是离婚主力军。36~50 岁年龄段是婚姻平稳期。50 岁以上人群离婚率上扬。一般离婚的时间以婚后的 2~7 年居多。从教育背景看，学历高低与离婚率高低成反比，学历越低，离婚率越高，学历越高，离婚率越低。

离婚原因有很多：有的是不做家务、晚上睡觉前不爱洗脚、鼾声太大、有洁癖、玩游戏等等鸡毛蒜皮的小事，有的是双方对彼此缺乏信任或多疑，再有就是出轨。此外，家暴、财产分割、婆媳关系不和、夫妻两人不对等、夫妻双方不能有效沟通、女人总是向着自己的娘家等，都是导致离婚的原因。

随着社会思潮的变化，离婚自由化逐渐成为社会发展的趋势，这就使离婚的法律代价降低。

现代婚姻中离婚率越高，离婚遭受到的歧视就越少，离婚的心理负担就越小，适合离婚和丧偶人士的婚恋市场就越大，也越容易找到新的适合自己的配偶。

夫妻寿命的延长也是离婚的一个原因。在古代社会，人均寿命较短，加上妇女因生育造成的死亡率非常高，即使是早婚的夫妻，能共同生活的时间也不长。即使夫妻间不和，在权衡离婚后剩余的生命时间和离婚成本后，选择忍一忍过一辈子的人不在少数。

（三）伴侣婚

在现代社会，结婚的基础是爱情，传宗接代在婚姻中的作用下降，伴侣婚盛行。在前现代社会，夫妻实行的是非伴侣婚，婚姻是"生育共同体"和"经济合作社"的结合，在婚姻安排上排斥和否认爱情的作用，在夫妻关系上强调相敬如宾，强调亲情。婚姻的破裂意味着家庭保险功能的破裂，所以家庭乃至家族严格限制婚姻关系的破裂，以防止离婚对家庭或家族利益造成伤害。

婚姻从非伴侣婚向伴侣婚的转变使得个人选择在婚姻中的作用加

强，婚姻中的当事人可能仅仅因为微小的理由就分手而不用考虑婚姻对家庭乃至家族关系的影响。"一见钟情，婚了。一怒之下，离了"成为一些年轻人婚姻的常态。

周国平在《爱的五重奏》中就这样写道："偏偏愈是基于爱情的结合，比起那些传统伦理和实际利益为基础的婚姻来，愈有其脆弱之处。所谓佳偶难久，人们眼中的天作之合往往不能白头偕老，这差不多是古老而常新的故事了。"

社会生物学家的研究也发现，爱情由一种化学物质控制，这种化学物质的平均存在时间为 36 个月。在非伴侣婚中，即使爱情不存在了，男女结婚的其他因素仍存在，男女间还会继续以婚姻形式搭伙过日子。而在强调爱情是婚姻基础的现代，男女间可能仅仅是因为爱情的消失而分手。

（四）同居

同居，是指两个相爱的人暂时居住在一起，现一般用于异性之间。同居跟结婚不一样，结婚是获得了法律的承认的夫妻关系，是不可以随便解除的关系；而同居是不被法律承认的一种行为，也没有任何法律保障。在同居期间男方和女方可以随时提出分手终止关系。

同居一般有如下几个形式：

第一，事实婚姻形式。1979 年 2 月 2 日颁布施行的《最高人民法院关于贯彻执行民事政策法律的意见》对事实婚姻进行了定义，"事实婚姻是指没有配偶的男女未进行结婚登记，以夫妻关系同居生活，群众也认为是夫妻关系的。"但自 1994 年 2 月 1 日以后，我国《婚姻法》不再承认事实婚姻。

第二，试婚形式。在《家庭》杂志的一项调查中，1/6 的人明确表示同居是出于试婚的目的：25% 的同居者认为同居可以为正式结婚做好充分的心理准备；24% 的同居者认为，同居就是为了在结婚之前，发现双方不合适时能够容易地分手。这表明试婚是非婚同居者的主要动机。

第三，老年同居形式。目前，非婚同居不局限于年轻男女，也包括许多丧偶的老年人。主要是因为老年人再婚往往会因为子女的反对和财产的纠纷等因素而存在很大的阻力，因为同居并非合法婚姻而不受法律的保护，所以不存在财产继承和子女抚养的负担。

（五）单身潮

国家民政局数据显示，中国单身男女人数已近 2 亿。全国的独居人口已从 1990 年的 6% 上升 2013 年的 14.6%。单身独居群体正随着中国第四次单身潮的到来而日益庞大。

单身潮的出现说明越来越多的人摒弃了相互忠贞独占的传统婚姻观，放弃了对婚姻不切实际的幻想。很多人迫于家庭和社会的压力结了婚，体会到了一个残酷现实：糅合了新旧观念的婚姻其实是个大麻烦，如果不具备解决各种矛盾的能力，或者不愿意花时间精力去处理矛盾，婚姻就是一团糟，不仅没有幸福感，甚至连安全感都没有。所以不少人离了婚，没有再婚。

能扛住家庭和社会压力选择独身的人，通常都有自己的事业和爱好，至少能做到经济独立，打理好自己的生活。而要把单身、独居坚持下去，需要强大的内心。这样的人毕竟是少数，多数人还是怕孤单，很多人也有同居者，但内心仍然期盼有一个长期稳定的关系，有自己的孩子。婚姻毕竟是两个人的事情，当两个人交往一段时间后感觉很累，感觉婚姻又是一个大麻烦时，会使很多人望而却步，又开始单身。等习惯了单身生活，也就不觉得有结婚的必要了。

七、婚姻问题

婚姻问题指男女在婚后，由于生活方面的问题而引发的各类问题。婚姻问题是当今社会最普遍最常见的社会家庭问题，几乎每个人都要经历它，面对它，只是每个人、每个家庭所表现出来的形式不同或内容性质的不同而已。

婚姻问题大致可以分为婚外恋、家庭暴力、性格不合、婆媳关系、平淡婚姻、人际交往等等。

据有关方面权威的调查统计数字表明，有 75% 的婚姻家庭存在这样或那样的问题，有 15% 的家庭处于濒临破碎的边缘或已经解体，只有不到 10% 的家庭相对和谐，这个数字充分表明现代家庭的婚姻质量不容乐观。

（一）主要的婚姻问题

1. 婚外情

婚外情是指男女双方在已有婚姻家庭之外而产生的感情，俗称偷情。通常表现为背着老婆（或丈夫）及家人在外面有了除婚配妻子（丈夫）之外的情人。有资料显示：2008年"婚外情"导致的婚姻危机占比约在50%。有钱、有地位的人出轨，带个情人成为一种身份的象征。婚外情一般处于隐蔽状态，是婚姻生活的定时炸弹，常引发复杂的社会问题。

中国社工协会婚姻家庭工作委员会常务理事、婚姻问题资深专家沈一君认为，"婚外情"已经越来越突出地成为感情破裂的"第一大杀手"。

婚外情一般有两种发展方向：一种是发展为婚姻关系，另一种是家破人亡，人财两空。

人们对婚外恋的态度，可以从以下的称谓中看出变化：通奸－第三者－婚外恋。"通奸"这个词汇不仅带有明显的贬义色彩，而且在某一特定时期还被当作犯罪行为。而"婚外情"是中性词，甚至会因为一些特殊色彩而为某些人津津乐道。婚外恋的结果无非是两种：一是打破当前的组合转向新的组合；二是疯过、吵过、闹过之后退回去。都市白领的婚外恋多数选择了后者，只想获得婚外感情的刺激，却懒得离婚。

现代情感专家普遍认为，婚姻的维持少不了性爱。"爱情像水泥，性爱是钢筋，和在一起像混凝土。"结婚首先是文明社会必要的一种程式，结婚证是进入性爱王国的一种官方护照，它的存在表示这对男女有权合法地进行性活动。但也正因此，才使得夫妻性爱中的精神满足和肉体快感逐渐减少，因为婚前那些美好的幻觉慢慢消失了。正如弗洛伊德所言："合法结婚之后的性行为并不能对婚前性生活受到的限制做出足够的补偿。一般而言，它仅许可夫妻间少数的几种能导致生育的动作来寻求满足，因为这样一个缘故，婚后美满的性生活只能维持几年时间。"因为社会观念的开放，现代人自我意识越来越强烈，无论是男性还是女性，很多人都开始对性生活的质量有了更高的要求。

2. 性格不合

性格不合是指由于性格原因进而使得人与人之间产生分歧，导致婚姻关系破裂。有资料显示，因性格不合导致离婚的占 6.5% 左右。现在多被情侣用以作为分手的借口，是一种看似完美的没有新意的借口。

3. 无性婚姻

无性婚姻指的是没有性生活的婚姻，占 3.1%。社会学家说，夫妻间如果没有生理疾病或意外，却长达一个月以上没有默契的性生活，就是无性婚姻。

4. 存在家庭暴力

家庭暴力简称"家暴"，是指发生在家庭成员之间的，以殴打、捆绑、禁闭、残害或者其他手段对家庭成员从身体、精神、性等方面进行伤害和摧残的行为。家庭暴力直接作用于受害者身体，使受害者身体上或精神上感到痛苦，损害其身体健康和人格尊严。家庭暴力发生于有血缘、婚姻、收养关系，生活在一起的家庭成员间，如丈夫对妻子、父母对子女、成年子女对父母等，妇女和儿童是家庭暴力的主要受害者，有些中老年人、男性和残疾人也会成为家庭暴力的受害者。家庭暴力会造成死亡、重伤、轻伤、身体疼痛或精神痛苦。

5. 婆媳关系不和

婆媳关系是指在一家中婆婆和媳妇的关系。常言道："家家有本难念的经"，其中一本就叫"婆媳经"。在家庭中，两代人之间的矛盾和冲突，最明显和最常见的，是出现在婆媳关系上。婆媳不合，是不少人提起来就摇头叹息的问题。改革开放以来，受各种外来思潮的冲击，婆媳之间的矛盾也在随之而升级。

（二）婚姻问题的主要成因

"幸福的家庭都一样，不幸的家庭却各有各的不同"，这句话常被人们用来形容幸福婚姻和不幸婚姻。婚姻出问题，总是有原因的，那为什么会出现这些问题呢？

1. 为什么会出现感情出轨？

婚姻中的性爱变得单调乏味，是导致现代都市白领走向婚外情的一个最主要的原因。如果现实生活中的婚姻质量不高，就难以经受婚后感情的波折和打击。近年来，以金钱、地位、容貌、住房等为条件缔结的婚姻占有相当比重，造成了婚姻关系的不稳定性。婚姻关系的稳定与否，取决于夫妻双方对婚姻生活的满意程度，这种满意程度与对婚姻原有的期待值有关，同时也受自我感受和外向比较两种参照系的影响。自我感受参照系是一种涉及肉体和心理的自我感受，是婚姻关系最直接、最基本的体验，对婚姻关系的稳定十分重要；外向比较参照系是通过对他人婚姻关系的评估而引起的心理感受。一对婚姻关系自我心理感受很差的夫妻，在和他人的婚姻相比较时，往往会强化他人婚姻中的美满和对自己婚姻的不满。在一定条件下，这种情况比较容易促成婚外恋情，并通过和婚外恋人产生的感情同自己的配偶相比较，使婚姻的矛盾激化，加剧婚姻的不稳定性。从实际情况看，中国的婚外恋呈逐年增多趋势的原因相当复杂，而并非因为缺乏真正的离婚自由。一些已经"死亡"或应该"死亡"的婚姻固然应该以离婚告终，然而，婚姻和家庭决非纯属个人私事，在婚者必须对配偶及未成年子女承担社会责任的优良文化传统并未在中国人心中泯灭。因此，一些出现夫妻矛盾的家庭在受到各方面（包括工作单位、婚姻登记机关、家人及邻里）舆论的干预时，不愿贸然离婚；有些当事人则因为受子女、住房、经济等条件的限制，感到离婚的代价太大而却步，这样的当事人转而寻求婚外恋情。

2. 独生子女的婚姻心理

现在有很多独生子女组成的家庭。不少独生子女，缺乏"爱的能力"，内心总希望寻找父母的"替代者"，比如，女方希望老公婚后像父亲般呵护她，男方希望老婆像妈妈那样关心他，在这种思想驱使下，婚姻容易出现问题。现代社会，偏重智商培育的同时，忽略了爱的能力、两性相处等情商的培养。学习婚姻、学会读懂自己与对方、完善各自的性格特质显得尤为重要。

笔者曾经为一对独生子女夫妇做过婚姻咨询，他们出现婚姻问题的原因就是独生子女特有的家庭关系：夫妻二人都是独生子女，双方从小都颇受父母宠爱。婚后，女方父母对女儿保护过度，生怕女儿吃亏。独生女儿对老公、公婆也不会关心，不会做家务；而丈夫也是一身"孩子气"，下班就玩电脑，工资不够花就向父母要，常跟朋友玩，也不太关心家里的妻子。怀孕后的妻子为保护宝宝，拒绝和他过性生活。他们经常为这些事情争吵，最后男方出轨，步入离婚边缘。

3. 不会处理婆媳关系

婆媳关系是婚姻关系中重要因素之一。当今社会，许多儿媳们都是在娇生惯养中长大，媳妇传统文化教育缺失，不知道怎样孝敬公婆，如何处理婆媳关系。婆媳不和会引发一系列问题。一方面，儿媳本是带着"雕琢一块宝石"的爱情艺术之心"教育"老公，而婆婆看在眼里痛在心里，于是双方为了这个男人产生拉锯战；另一方面，婆媳双方无论哪个有了委屈和苦水都向中间这个男人倾倒，时间长了男人也无法承受，会失去耐心，战争终将爆发。爆发了一次，随后的二次、三次和更多次便是再正常不过的事情了，家庭便成了两个女人的战场，男人不管帮了哪个人，都无法同时安抚双方，于是烽烟四起，家不成家。

4. 孩子抚养教育分歧

好多婚姻美满的家庭，孩子的乖巧是一种必要因素。孩子是一个家庭的希望，只要孩子不听话，各种各样的纠结矛盾全都来了，你埋怨我没尽心，我抱怨你不负责任，甚至相互指责上纲上线，说孩子不讲理是遗传了你爸……如此这般，想想人家邻居的孩子多听话，他老婆多有爱心和耐心，把孩子教育得多好。而女人一听就急了，我怎么了，一天累死累活，全为了你们爷儿俩，你倒认为别人的老婆好，你是不是心里喜欢人家了？婚姻中这种因为孩子问题而导致婚姻出现问题的也不在少数。

5. 缺乏有效沟通

如果一对夫妇在结婚之前就有沟通问题，那么这些问题有可能在婚后变得更加糟糕。尤其重要的是，夫妻双方不能定期公开讨论婚姻中遇到的问题，不会进行有效沟通，导致一方忍让或因为矛盾双方长期压抑，最终导致婚姻"不在沉默中爆发，就在沉默中死亡"。

6. 性生活缺乏或不和谐

性是婚姻的重要组成部分，也是婚姻出现问题的重要原因。一段美好姻缘需要幸福和谐的性生活。性生活频率、质量和婚外性问题都是导致婚姻失败的常见原因。

7. 有成瘾性问题

毒品、酒精、赌博、虐待和性不忠等嗜好将对婚姻造成致命的伤害。即使不存在身体或言语上的虐待，只要夫妻一方沉溺于某种不良嗜好，他们的婚姻生活就无法正常。成瘾也是婚姻中出现财政赤字的常见原因。

在婚姻中，任何形式的虐待都是不可接受的。身体和言语上的虐待往往都是婚姻崩溃的原因。性虐待和精神虐待也属于这一类。如果夫妻一方经常贬低自己的配偶，最终肯定会导致婚姻的失败。

8. 家庭投入时间过少

工作和家庭的日程安排不总是能够兼容。花更多的时间在一起相处对于保持一段美好的婚姻关系同样重要。独自度过太多的时间会为婚姻带来了很多压力。你的婚姻如何往往取决于你愿意在它上面投入多少时间。比起你的金钱，你的家庭可能更需要你投入更多的时间。

（三）婚姻中的品格与信仰

有人说，你所有的问题都可以在你的信仰里面得到解决。不要总是抱怨自己选错了人，而是常常查看自己的不足。婚姻不是为了满足你的某种欲望，而是使你在爱和信仰方面成长。

我国著名的婚姻心理学家宋家玉教授在他的《把脉婚姻》一书里写道："几乎所有的婚姻问题都和人格品质有关，相对健康的婚姻家庭关系，往往是夫妻双方都具有比较良好的性格特点或比较健康的人格品质，而出现问题的婚姻，往往是夫妻双方至少有一方在个性或人格某些方面存在这样或那样的问题，这些问题直接或间接地影响到他们的婚姻关系和家庭关系。"

婚姻心理学家对婚姻问题的阐述精辟地指出了婚姻问题的症结、性质和成因，为我们妥善地处理好家庭关系，解决家庭矛盾指明了方向。我们在解决自身婚姻问题和家庭矛盾的时候，也应该多从人格层面去检查自身的不足，只有解决了人格问题才能最终解决婚姻问题，这是一个内因和外因的辩证关系。

八、再婚六部曲

再婚是人生中的大事，会重新面对许多新的问题，需要在观念、思想、经济、文化、法律、社交等各方面做好准备。

（一）感情上的再婚

因离婚而将感情自一个亲密关系抽离，必须在再婚时重新投入到新的关系之中，对许多人而言，再放入相同的感情足以令其畏惧。但是这却是再度建立婚姻关系的重要步骤。

（二）心灵上的再婚

新关系的建立，除了感情的投入以外，也需要双方建立一体关系的认知。也就是说必须稍稍放弃个人的独立性与自主性，而建立起相互依赖的关系。

（三）社交生活上的再婚

重新建立与朋友和其他家庭的往来，是再婚时的过程之一。以前的朋友，尤其是单身者，也渐渐失去了以往的重要性，甚或根本不再往来了。再婚后一个崭新的社交生活形态将很快地建立起来。

（四）亲职角色上的再婚

在重组家庭中，血缘关系会发生变化。双方父母及其子女都随之出现较大变化。前次婚姻如有子女时，则必须重新建立亲职的角色与责任。大多数混合家庭的子女，不仅与其目前的家庭有所牵连，也同时与未获监护权的父母之一方的家庭有往来。在此情况下，子女承受两套不同的标准与扮演不同的角色，便成为常见的现象。"血浓于水"是最能形容这种情况的。在混合家庭中，缺乏对爱的保证，因而必须时时表达出对爱与关怀的承诺。

（五）经济上的再婚

再婚后家庭的经济生活也有所改变，因离婚而制定的应对家庭经济需求所做的规划，再婚后可能不再适用。家庭的经济来源也有所转变。简而言之，经济的来源与分配，都有了新形式。整个家庭无论在经济上还是社会机制上，都进行了重建。

（六）法律上的再婚

再婚亦属于结婚的一种形态，也是一项合法的关系。这次合法的契约，可能影响到前夫（妻）赡养费的给付、子女的监护权归属、保险契约、继承权、医疗保险，以及养老金等。

第二节　关于子女

一、子女是父母的希望

在婚姻家庭中，子女是原生家庭中主要成员之一。孩子小的时候，父母希望他们健康成长，上学后希望他们学业有成，然后是希望他们成家立业。父母到了晚年，特别希望子女子孝孙贤，能够常回家看看……

每一个父母都曾经是孩子，只是很多人都忘记了这一点。当父母的不能只是把孩子喂饱穿暖就可以了，还要关注一下精神层面的东西。

父母和孩子之间的爱应该建立在平等的关系上，学会聆听孩子的心声，懂得理解和信任，这种爱会给孩子带来精神上的力量，使他变得更积极，充满阳光和热情，让他朝着和谐幸福的方向发展。否则的话，溺爱、暴力、冷暴力或者错误的思想指示，都会让孩子的精神层面动荡不安，在他以后的人生中，无论面临什么样的抉择，都会受到这动荡不安的精神困扰。

父母们可能不知道，如果你尊重你的孩子，理解你的孩子，和孩子之间相处愉快，以身作则地教会他很多东西，那么他必定会懂得以你的方式回报于你。

要让孩子知道，父母的希望在孩子身上。同时，做父母的也要学会理解和尊重孩子，发现孩子身上的闪光点。

二、读懂孩子的心

（一）发现孩子的闪光点

每个孩子都有自己的长处，孩子在这方面比别人差，可能在另一方面要强过别人，这就是孩子身上的闪光点，父母要善于发现孩子身上的每一个闪光点。

对于每个孩子来说，缺少的往往不是成功，而是发现。一位作家说过："人人都是天才。"要让孩子的潜力充分发挥出来，就要帮助孩子去发现"我能行""我哪点最行""我哪一点会更行"。

我认为，让孩子"自我发现"比别人发现更重要。"我能行"的认识过程，本身就是一种自我发现的过程。"没有笨孩子，只有潜能尚未发挥出来的孩子"，这是一个中学老师在家长会上说的话。这个老师最理解孩子和家长。实际上，这些"最有潜力"的孩子都是考场上还没有发挥好的孩子。冠以"最有潜力"的孩子，真正是"以人为本"，不仅让父母有面子，还让孩子有自信。孩子们主动去发现自己最强的地方，个个都挺自信。谁会以自己的短处作为生存条件呢？人应当扬长避短，如果经常展示其长处，别人就会认为他行，他就向更行的方向努力；如果总是展示其短处，大家都认为他不行，他就可能破罐破摔，影响一生的发展。我们要善于发现孩子的长处。有很多父母，总觉得别人的孩子是天才，自己的孩子像个蠢材；别人的孩子是金子，自己的孩子是沙子。有这样的心理，他们永远不会主动发现孩子身上闪光的地方。发现孩子的优点要注意三条：

1. 有一双发现美的眼睛

就像天下没有一模一样的树叶一样，世间也没有一模一样的孩子。父母的责任就是发现自己孩子的"不同"。爱迪生能够成为伟大的发明家，是因为他有一位善于发现他优点的伟大母亲。

爱迪生上小学时，学校买来了新教具，他很好奇，全给拆了，又装不回去，气得老师请来了他的妈妈。老师对爱迪生的妈妈说：

"你的儿子太爱拆东西了，你要让他改改这个毛病！"

"老师，我看你说的不对哟！我观察儿子很久了，他跟别人最大的不同就是喜欢拆东西，你叫他改掉这一点，那我儿子不就跟别人一样了吗？"

爱迪生的妈妈是那么相信这是儿子最大的优点。喜欢拆东西，实际上就是好奇心强，是智商开发的动力。正是受到妈妈的鼓励，爱迪生的动手能力越来越强，终于成为 20 世纪对人类贡献最大的发明家之一。

可以说，没有爱迪生的母亲，就没有爱迪生的成功，是她发现了儿子的与众不同之处，发现了儿子的才能，也保护了儿子珍贵的好奇心。那么，你的孩子有什么才能吗？有什么与众不同的地方吗？如果你还没有发现，你就有可能扼杀一个天才，尽管你是无意的。

每个人都有与众不同之处，这个不同点也许就是他最行的地方。我们现在教育的误区是，把孩子培养成一筒"筷子"，戳齐了就满足了。这样做培养不出人才，更培养不出天才。

2. 要尊重每一个孩子

武汉市有个学习不太好的学生，上课特别爱举手，有时老师的问题还没有说完，他就把手高高举起。可叫他起来回答，他又答不上来。老师课下跟这个同学聊天，问他原因。"同学总笑我成绩不好，说我笨。我不服气，所以老师提问我总举手，想让大家看看，证明我不笨，可实际上我不会。"学生对老师实话实说。老师了解了实情，表扬了他的积极性，并且跟他订下"君子协议"："以后老师再提问的时候，如果真会回答，你举左手；如果不会，你举右手。"老师心里有了底，以后上课就抓住这名学生举左手的机会，让他回答问题，并经常表扬他。从那以后，这个学生在学习上变得很有起色。在武汉市中小学德育工作会议上，市教委主任罗友松讲完这个故事，会场上响起一片笑声和掌声。他说，老师对学生要多发现，多肯定，多赞赏，多表扬，多鼓励。孩子天天在长大，天天在进步。父母和老师要像哥伦布发现新大陆一样去发现他，特别要善于发现孩子的闪光点，让每个孩子都抬起头来走路。

3. 理解孩子对爸妈的爱

孩子是人类最真诚的群体。孩子的内心是纯洁的，孩子的情感是细腻的，我们要与孩子为友，就要去发现孩子的真诚，倾听他们真挚的声音。有个孩子对他的老师说："我妈过生日的时候，我送给她礼物。""可我妈说：'花钱买这些干什么？'我当时挺生气的，觉得一份好心白费了。第二天，我发现我妈在仔细看我的礼物，我觉得挺高兴的，知道我妈还是喜欢我的礼物。她要是不用那种口气说话就好了。"

有一个孩子正在大学读书，新年没回家，就给他爸妈寄了他画的贺卡：一只笑容可掬的黑猩猩，左手拿着香蕉皮，右手敬着礼。爸妈收到礼物。妈妈招呼他爸："哎哟，你看你儿子画得多好啊！"爸爸过来看了看："哼，不好好念书，净画这个！"话音刚落，就发现贺卡上有一行小字："爸，请不要说'不好好念书，净画这个'，这可是我业余时间画的。"看！这孩子对他爸爸的语言掌握得多准确。

（二）赏识孩子

每个孩子都具有自己的长处。比如有些孩子虽然数学、语文等主要课程成绩不好，但对音乐却有敏锐的感觉，在听过两三次后，就能将一首歌的词曲印入脑中，唱出来的曲调正确，歌声动听。对于这样的孩子，父母就应当认同他在音乐上的天分，赞美他歌唱得好听。这样，本来自认不是读书材料的孩子，就会一下子恢复信心，不仅是唱歌，对读书也会产生兴趣。

有一位父亲在这方面有过成功的探索。他的儿子对课本失去兴趣，并有逆反心理，他想出了种种办法全部无效。但是他控制住了恼怒、羞愧、焦躁、失望等情绪，冷静分析了这孩子，结论是，儿子学习不好，并非智力因素，而是失去兴趣，没有动力。人生没有实验室，儿子只有这一个，放弃是不应该的，只要有百分之一的希望，就该用百分之百的努力。可是，从哪下手呢？一天，好似出现了奇迹，他发现儿子在看书，已经有两个小时了！他忍不住从儿子身后一看，啊，不是外语，不是代数，而是从书架上拿来的一本关于古钱币的小读本！

"爸，这书真有意思，古钱这么有意思，真没想到！"他心一动，既然儿子对这个有兴趣，就侧面进攻，从这里下手。于是，父亲给他讲了几个关于古钱的趣事。父子俩舒畅地对话了，这本小书，竟让儿子看出了大概，看来兴趣这玩意儿挺灵。儿子过生日，父亲说："爸爸送你点礼物。""钢笔?""不是。""反正是笔记本、作文选什么的。"儿子竟不怎么理他。他把拳头一展,"啊,古币!"儿子一把抢去,往桌子上一抛,三枚黑中有黄的"孔方兄"愉快地旋转着。可能是心情好的缘故,儿子在月考时,成绩竟上升了一个台阶。以后,他有意给儿子一点零用钱。儿子攒着,算着,买回一枚一枚铜钱,也买了几本书。儿子对古钱已经痴迷了。渐渐地,儿子开始看课内书了。虽然慢,但能看出来,儿子成绩在上升,甚至有几次儿子埋怨父亲不会给他讲题。一天,他问:"怎么不问我古钱了?""爸爸,你说,我这样考大学还能赶趟吗?"爸爸没有立即回答,而是给儿子讲了一番道理和一些名人刻苦学习故事。儿子托着胖脸蛋,一副大战就要打响前指挥员的样子,使劲地说:"我要考大学! 我要学古钱! "这样一步一步往前走,这个开始学习很差的学生,到高三时已经在班级里名列前茅。最后考入了重点大学历史系。

这位父亲以赏识眼光看待孩子,并创造了有利于他发展的适宜环境。孩子在对古钱的痴迷之中,重新获得了信心、乐趣,重新回到课内书中,并主动说要考大学,最后真的考上大学。如果父亲不是因势利导,而是严厉责备、无情打击,那么,孩子是否会成功?

作为父母,我们要善于用赏识的眼光看待自己的孩子,即使孩子非常平凡,我们也能发现他四射的魅力。家庭生活中,我们常常遇到的是细微小事,从中我们不难发现孩子闪烁着真诚和爱的情感。善于发现它,是使我们走近孩子并与之沟通的法宝,也是我们教育孩子走上成功之路的法宝。

赏识孩子是一种非常艺术的教育手段,用得好,就可以让孩子信心大增。要从真正意义上做到赏识孩子,父母要注意以下几点:

1. 看到孩子的长处

父母要给孩子充分的理由,让他真正认识到自己的长处,寻回自己的自信。父母的赏识不能仅仅停留在表面,"你不笨""你挺棒的",这些话对孩子的激励作用并不大。只有深入挖掘孩子的闪光点,才能起到激励的作用。

2. 赏识孩子,应体现在行动上

赏识孩子也不能只表现在口头表扬上,而是要给孩子创造展示自己的机会。一次成功的回答问题、一次众人面前的展示都能发挥孩子的才智，让他们认识自身价值的同时还能够体验快乐，增强信心，也让其他孩子能够看到他的过人之处。

3. 让孩子体验成功

赏识孩子，还应该在他遇到困难时，鼓励他，让他勇敢面对，在他取得成绩时，给他赞美和掌声，让他体验成功的喜悦。每个人在成长的过程中都会遇到这样那样的难题，都会有感到彷徨、无助的时候。同时，取得这样那样的成绩，有需要与人共同分享的时候，需要在他人的赞美声中获得自我肯定。这些时候都是父母赏识孩子的最佳时期，父母的一句鼓励会让孩子获得无穷的力量和勇气；父母的一句赞美也会让孩子体验到成功的喜悦。当孩子在幼年时期对某个事物表示感兴趣的时候，父母千万不要反对，哪怕他是在观察蚂蚁搬家。这也许有悖于家教的初衷或妨碍了教育计划，但这很有可能是孩子天赋萌动的时候。与那些学习失败的孩子接触时，会发现他们身上也有闪光点，也有自己的长处。所以，父母要善于发现孩子身上的闪光点，并加以鼓励，让孩子的长处得以发挥和发展，这样孩子将来才会取得成功。

三、化解孩子的不良情绪

（一）识别孩子的不良情绪

（1）情绪不稳定，爱哭、暴躁，情绪不好时爱摔东西；

（2）容易情绪失控，做一些破坏性的事情，严重时还打人自残；

（3）只要遇上不满意的事情，就会大哭大闹，使性子，家长说什么都听不进去；

（4）任性，动不动就爱发脾气、闹情绪，还爱唱反调、顶嘴；

（5）特别情绪化，遇到一点点高兴的事，就手舞足蹈，如果别人有一句不经意的话刺激了他，就情绪化，摔东西，哭闹。

（二）教会孩子如何管控自己的情绪

不良情绪会影响孩子的精神状态，干扰学习生活，影响同学之间的团结友爱，影响孩子身体健康，甚至会导致孩子违纪违法。负面情绪人人都会有，但是过强、过度、过多的负面情绪就会干扰人的正常生活。所以，当孩子出现生气、哭闹等不良情绪时，家长要帮助孩子管控好情绪。

1. 正确引导积极的情绪

积极情绪对孩子的身心发展起促进作用，有助于孩子潜能的发挥；消极的情绪则可能使孩子的心理失去平衡，影响他的人格构建，甚至影响他的未来生活和事业。因此，父母需要进行有效的干预，以及正确的教育和引导，让孩子意识到不良情绪的危害。

（1）表达对孩子感受的理解。当我们和孩子产生冲突，感受到孩子的情绪的时候，千万要记住，现在要做的并不是立马教训孩子，而是要先去链接孩子的情绪和感受，表达自己对孩子感受的理解。这里举一个小例子，有一次，一个孩子的爸爸要求儿子去倒垃圾，可过了 5 分钟一看，儿子还在看电视。这时爸爸就怒了，要求孩子立马关掉电视去倒垃圾。儿子反问："凭什么让我马上去做你要求我做的事情，如果我现在要求你立马关掉电视去做我希望你做的事情，你会高兴吗？"气氛一时间非常尴尬，这时爸爸突然意识到要先对孩子表示理解，于是他用了"我感到、你感到"这样的词语，对儿子说："我感到你在生气，你是不是希望我给你多个选择，让你自己去选择什么时候扔垃圾对吗？"孩子撅着嘴点头，爸爸接着又说："是我没有尊重你，你想什么时候去扔？"孩子说："插播广告的时候去。"这样，一个冲突就化解了。放在以前，这个父亲可能会立马斥责孩子，但是当学会对孩子的情绪进行理解时，发现这个矛盾很轻松地就化解了。

再举一个例子，有一次我去朋友家做客，这家的妈妈要求女儿做一件事，女儿不配合，两人就进入了叫板模式。妈妈拍着桌子说："你为什么不去做！"女儿则捂着耳朵跑进自己的房间。随后，我走进女儿的房间，安抚她，温和地问了她同样一句话：你为什么不去做？孩子便哭着跟我说事情的原委，我在这个过程中只是倾听，不做任何评判，只是表达理解。最后孩子在情绪调整好后，接受了妈妈原来的要求。

同样的一句话，为什么沟通效果不一样？这是因为语言内容、肢体动作和语音语调三个因素综合起来才能决定一次沟通是否有效。在这里面，肢体语言占55%，语音语调占38%，而语言内容只占7%。有时候家长说话，但是孩子不听，家长就要思考是不是自己的肢体语言和语音语调出了问题。

再者是我们背后的动机问题，在上面的例子中，我在问孩子的时候，动机是了解和解决问题。而家长是斥责孩子。所以如果真正想跟孩子沟通，我们需要调节好自己的表情和语音语调。

（2）学会和孩子共情。很多家长认为，孩子做错事后，重要的是告诉孩子哪儿错了，赶紧让他改。让我们换位思考一下。假设你在职场中受了一天气，回来对你的配偶抱怨，这时你希望对方怎样回应你？如果这时对方指责你：你做得太差了，你以后应该如何如何，怎样怎样，你的感觉是不是更糟糕了？

同样，当孩子跟你有对抗的时候，大多数时候他其实知道自己是有错的，但他更需要的是家长的理解，而不是指出他在哪错了。

在这里给大家分享一个小的方法：

自我暴露法：跟孩子分享自己过去的类似的真实经历及感受，让孩子觉得"你懂我"，孩子觉得安全了，就会更加信任家长，在此基础上再共同探讨解决问题方法，而不是因为你的怒气而直接和孩子陷入对立。

（3）告诉孩子你的感受。沟通必须有来有往，有来无往就是沟而不通。我们要告诉孩子，情绪是没有好坏对错的，任何情绪的产生都是正常的，是可以被理解和接纳的。但是言行是有对错的，我们接纳孩子的感受和情绪的同时，也要纠正孩子的错误，这是分开的两个步骤。

在和孩子发生冲突时，我们也要适当地表达自己的情绪，告诉孩子自己也是很生气的，需要冷静一下，直到你觉得我们要解决这个问题了，你再来找我。

（4）邀请孩子一起解决问题。在纠正孩子的时候，不要揪着问题不放，不要一味地去评判、追究、指责甚至惩罚，而应尽量做到"正面管教"，即关注解决问题，让孩子一起来做头脑风暴，尊重孩子的意见，一起来商讨解决问题的方法。

有些家长常会抱怨说，自己试了好多方法，已经不知道该怎么办了。其实这时，你可以邀请孩子一起来解决，孩子有时候想出的方法会非常巧妙，特别是大一些的孩子。在解决问题时，应该多问问孩子："你有什么看法，你觉得应该怎样解决这个问题？"而且对于孩子提出的方法也要做到不评判、不指责，这样能够使孩子产生被尊重感。

2. 学会"积极暂停"

当我们还有情绪的时候，不要急着解决问题。可以用"积极暂停"这个方法处理。

这时可以先撤离现场，告诉孩子自己是生气的，需要暂时离开这里冷静一下，这个叫作"积极暂停"。而如果你对孩子大喊大叫一通后离开现场，这个就是"消极暂停"，这种方式反倒会造成孩子的不安全感。

如果你告诉孩子你生气了，并且希望孩子也冷静思考一下，当想明白的时候再沟通，如果你共情到位的话，孩子可能自己就能把问题解决掉。

3. 愤怒时做一下深呼吸

我们相信愤怒是不好的，对待我们自己的孩子时，我们努力忍耐。事实上，忍得太久，终会爆发出来。在对孩子的教育中，父母的愤怒也可以起到一定作用。事实上，在某些时刻，不生气并不会给孩子带来好处，反而给孩子一种你对他漠不关心的感觉，因为那些关心孩子的人很难做到一直不生气。对于父母来说，愤怒是一种代价很高的情感，为了物有所值，没有益处的话，还是不要随便发怒的好。怒气应该以某种方式表达出来，这种方式应该能够使父母得到一定的解脱和轻松，给孩子一些启示，对任何一方都不应该有副作用。

心理专家认为，青少年的愤怒情绪大多数是由于沟通不畅造成的。真正成熟和有勇气的做法，是在产生愤怒的地方解决愤怒，青少年要尽量找机会心平气和地表达的意见。

如何处理愤怒呢？深呼吸是我们常用的一种方法。吸气时鼓起肚子，呼气时充分将腹部排空。从气功的角度讲，在运气做深呼吸时，首先要尽量放松全身的肌肉，平心静气地呼吸，然后再伸屈双手，深深地用鼻吸气，直至不能再吸入空气为止。再将吸入的气降至丹田，闭气调息约数秒钟，才由丹田处运作，经肺脏、气管、喉头吐放出来。在吸入空气又将之运降丹田气海时，闭气调息的时间初时约为3~4秒，日后则慢慢练习增加至 8 秒左右。

做深呼吸运动，注意不要形成"憋气"。所谓"憋气"指呼吸及调息的时间过长，伤害了呼吸器官及其他神经系统。呼吸吐纳法分为鼻入鼻出、鼻入口出、口入口出、口入鼻出等多种。深呼吸运动可以站着或坐着时有意识地做，也可以在做其他运动时配合着一起做。

4. 用暗示、转移注意法

压抑怒火可以给自己争取思考的时间，但愤怒情绪是不能压抑的，必须疏导，让怒火慢慢并有节制地释放。

人出现情绪是正常的。关键是用什么方法去疏导、转移情绪。法国人爱弥儿·柯尔在《心理暗示与自我暗示》一书中对暗示与集体暗示有精辟的论述，篇序中有这样的一段话：某人的胳膊摔断了，到医院看病。医生拿错了 X 光片子，皱起了眉头对他说："你这个腿可全断了！"于是，该病人当时就站不起来了。赵本山和范伟演的小品高峰三部曲"大忽悠"，人们在观看后就觉得很真实，现实生活中确实有这种现象发生，这就是心理暗示。

当我们的孩子出现情绪问题时，我们用暗示的方法，暗示孩子听话、热爱学习，暗示孩子健康、有天分、坚强、有礼貌、充满爱等等，一定会得到意想不到的效果。同样，当孩子处在一种情绪中不能自拔的时候，用心理学转移的方法，把注意力从消极方面转到积极、有意义的方面来，心情会豁然开朗。凡是能很快将精力转移到别处的人，不良情绪在他身上存留的时间就短。所以，转移情绪也是使孩子尽快恢复状态的一种有效方法。

四、培养子女健康人格

家庭被称为"创造人类健康人格的工厂"。孩子的人格健康，不仅关系到身体的正常发育，而且，决定着孩子今后的人生走向。

（一）营造民主、和谐的家庭环境

家庭环境，父母的教养、态度和方式对孩子健康人格的形成和发展作用巨大。

民主和谐的家庭气氛有助于儿童形成积极和主动的生活态度，他们能自觉地参与到家庭活动中。

父母之间的互相爱护、关心、体谅；父母对长辈的体贴、尊重、照顾；父母对孩子严、爱适度，有要求，有疼爱等，能使孩子正确地认识和评价自己，形成自尊、自信、自主、自控、亲切、责任感等积极情感。

然而，如果生活在不和睦、不健康的家庭环境中，孩子就会缺乏安全感，对人不信任，有的甚至会有攻击性行为或暴力倾向。

（二）保护孩子的自尊心和自信心

孩子虽小，却也是一个独立的个体，有他自己的愿望、要求、兴趣和爱好。家长要学会洞察儿童内心世界，要用商量、引导、激励的语气和孩子交流，要多站在孩子的角度去考虑，而不是将自己的意志强加给孩子。

现在，孩子的学习、生活条件好了，但是他们的心理压力、学习负担却重了，那是因为有些家长不顾孩子的意愿、兴趣，强制他们参加各种各样的培训班等，扼杀了孩子爱玩的天性。这些都不利于儿童心灵的健康成长。

对孩子的一点一滴的进步，父母都应及时给予肯定和鼓励，增加其自信心，保护其自尊心。

（三）培养孩子的独立性

现阶段的孩子多数是独生子女，每个孩子都是家中的"小太阳"，吃、喝、玩的条件都是家中最好的。但是由于父母的过度保护，认为孩子只要专心学习就行了，其他的事情都由父母包办代替，导致孩子"饭来张口，衣来伸手"，根本没有生活自理能力，特别是城市里的孩子，娇生惯养者比比皆是。如果让孩子在生活上完全依赖成人，不仅不利于孩子劳动习惯和文明行为的形成，还会直接影响孩子的心理成长。

（四）培养孩子活泼开朗的性格

交往能力对人的一生是很重要的。现在的孩子没有兄弟姐妹，是家庭的中心，因此容易养成任性、自我中心等缺点，而不善于与同伴交往。作为父母，要多带孩子和其他小朋友接触、交往、多观察、少干涉，让他们逐渐在交往中学会适应、积累经验、学会交往。

活泼开朗的性格对孩子的一生都是有利的，孩子在学习、生活中会遇到一些挫折。这时，父母不应用指责、批评的语言，而是多用鼓励的口吻引导他们，让他们始终保持活泼、开朗。特别对于孩子爱玩、好动的天性，不要一味地去压制，要让孩子保持天真、活泼的天性，留有一个快乐无忧的童年。

五、每个孩子都独一无二

每个孩子都是独一无二和特别的，他们带着自己独特的命运来到这个世界上。

识别、尊重、培养孩子自然而独特的成长过程，而不是一味按照我们心目中的样子塑造孩子。尽管每个孩子都有自己特有的问题，仍要明智地支持孩子、帮助他们发展自己的天赋和优点。所有的孩子都有麻烦、问题和考验，要给孩子提供机会，使他们在自己的能力范围之内做到最好。尊重孩子的成长规律，尊重孩子的隐私，做孩子的知心朋友，同性别的父母多与孩子接触，做孩子未来的引导者，而不是控制者。

孩子接近成熟前，要给孩子讲解"性别""性"的知识；以科学的、尊重的角度谈"性"；事先讲解"第二特征""月经""遗精"的知识；理性对待恋爱、婚姻、生育。

尊重孩子的独立自主与创造力；让孩子学会承担责任，并从小培养感恩心。家长不仅要关心孩子的身体健康，还要关注孩子的心灵成长，有时心理健康比生理健康更重要。父母时时处处要为孩子做出榜样，因为孩子的模仿力极强。成为孩子的知心朋友。切记：人生不可逆！孩子不是实验品！

第三节　关于老人

一、老年人的界定

（一）我国对老年人的界定

老年人，按照国际规定，65 周岁以上的人确定为老年；在中国，60 周岁以上的公民为老年人。

随着社会老龄化的日益加重，中国的老年人越来越多，所占人口比例也越来越高，截至 2014 年底，我国 80 岁以上的老年人达 2400 多万，失能、半失能老人近 4000 万人，随着数量的不断增加，老年人面临着养老、医疗以及精神赡养等诸多社会问题，值得各界关注。

（二）世界卫生组织对老年人的界定

世界卫生组织对老年人的定义为 60 周岁以上的人群，而西方一些发达国家则认为 65 岁是分界点。中国古代曾将 50 岁作为划分。

一般来讲进入老年的人生理上会表现出新陈代谢放缓、抵抗力下降、生理功能下降等特征。头发、眉毛、胡须变得花白也是老年人最明显的特征之一，部分老年人会出现老年斑的症状，偶见记忆力减退。

（三）年代年龄的内涵

所谓年代年龄，也就是出生年龄，是指个体离开母体后在地球上生存的时间。西方国家把 45~64 岁称为初老期，65~89 岁称为老年期，90 岁以上称为老寿期。发展中国家规定男子 55 岁，女子 50 岁为老年期限。根据我国的实际情况，规定 45~59 岁为初老期，60~79 岁为老年期，80 岁以上为长寿期。

我国历来称 60 岁为"花甲"，并规定这一年龄为退休年龄。同时由于我国地处亚太地区，这一地区规定 60 岁以上为老年人。我国现阶段以 60 岁以上为划分老年人的通用标准。

（四）生理年龄

所谓生理年龄就是指以个体细胞、组织、器官、系统的生理状态、生理功能以及反映这些状态和功能的生理指标确定的。个体年龄可分为四个时期：出生至 19 岁为生长发育期，20 岁至 39 岁为成熟期，40~59 岁为衰老前期。所以，生理年龄 60 岁以上的人被认为是老年人。但生理年龄和年代年龄的含义是不同的，往往也是不同步的。生理年龄的测定主要采用血压、呼吸量、视觉、血液、握力、皮肤弹性等多项生理指标来决定。

（五）心理年龄

所谓心理年龄是根据个体心理学活动的程度来确定的个体年龄。心理年龄是以意识和个性为其主要测量内容。心理年龄分为 3 个时期：出生至 19 岁为未成熟期，20~59 岁为成熟期，60 岁以上为衰老期。心理年龄 60 岁以上的人被认为是老年人。心理年龄和年代年龄的含义是不一样的，也是不同步的。如年代年龄 60 岁的人，他的心理年龄可能只有四五十岁。

（六）社会年龄

所谓社会年龄是根据一个人在与其他人交往的角色作用来确定的个体年龄。也就是说一个人的社会地位越高，起的作用越大，社会年龄就越成熟。

综上所述，年代年龄、生理年龄、心理年龄和社会年龄的关系为：年代年龄受之父母，不可改变，但生理年龄、心理年龄和社会年龄却可以通过身心锻炼、个人努力加以改变，推迟衰老，弥补其不足。

二、保障老年人的心理健康

随着年龄的增长，老年人生理、心理的老化，必然导致产生各种不同于其他年龄群体的特殊需求，满足其需求的生活方式随之发生变化，从而构成老年生活方式的特点。

（一）老年人的心理需要

老年人亲情饥渴严重，中国大部分的老年人都希望自己的儿女能有时间来陪陪他，在物质上并没有多大的要求，只求心灵上有个安慰。有些老年人的心理好像是"返老还童"了，对自己的子女就会有所谓的"无理"的要求，让子女们无法忍受。其实，你自己仔细想想那些要求，不过是老人想让你多关注他、陪陪他。所以，年轻人，有时间一定要多陪陪老人，不要让他们感觉自己好像被社会遗忘了。

（二）离退休综合征

老年人离休、退休后，离开了长期从事的工作、熟悉的集体，会感到空荡荡的。为此，老年人应当重新安排生活，寻找精神寄托，使生活过得充实而有乐趣。所以，离退休后，老年人应愉快地面对角色的变化，将离休、退休看作是合理的社会安排，是新的社会生活的开始。可根据自己的特长和兴趣爱好，寻找新的社会角色。还应当走出家庭的圈子，扩大社会交往，去开拓自己的新天地。可经常参加一些集体活动，多结识一些朋友，平时可以聊聊天、串串门，若遇到一些不愉快的事，可以找朋友倾诉，使情绪得到发泄，恢复内心的平静。老年人更要扮演好家庭中的角色，与老伴要搞好关系，双方能够相互支持，相互理解，就不会感到孤独和寂寞。

（三）老年人保持心理健康的方法

老年期是人生经历的最终年龄阶段，无论生理特点还是心理特点，都与青壮年阶段不同，因此，老年人要想健康长寿，安度晚年，必须从"老"字出发，念好"老"字经。

1. 知老安康

老年人必须承认自己已经老了，生活的方方面面都要量力而行，不要勉强，更不要好胜逞强，老年人应保持乐观心态，不要去做有害身体健康的举动。

2. 心态健康

老年人要保持心态健康。在心理上不老，不服老，要不断激发自己，战胜自我，始终保持年轻人那种雄心壮志。

3. 避免自我老化

就是不要让"老"字占据自己的头脑，要对生活抱乐观的态度，从心理上避免自我老化。

4. 坚持健身运动

人的心理健康，是以身体健康为基础的，而健康的身体主要来自不断的健身运动。老年人最大的变化是从"多动"到"少动"，由于活动减少，不仅会加速机体衰老，同时也会导致心理衰老。因此，经常坚持健身运动，既是心理养生的重要内容，也是心理养生的有效手段。健身运动有四大好处：一是能提高心脏的功能，加强心脏收缩力，使心脏输出血量增加，并获得充足的氧气，从而增加心脏的储备力。二是能改善呼吸系统的功能，增大肺活量，从而使机体获得更多的氧气。三是能增强机体各组织器官的生理功能，提高对环境的适应力，改善新陈代谢，提高免疫功能和人体素质。四是能提高心理健康水平，健身运动是延缓心理衰老的有效途径。

5. 勤奋用脑

人的心理活动是以大脑的生理状态为物质基础的。大脑老化是一个不间断的逐渐发展过程，坚持读、写、绘画和各种思维活动，是保持大脑活力的有效措施。经常思考问题，可使大脑皮层中主管思考领域的神经细胞之间形成新的联系，使思维活动更加敏锐灵活。

第四节   关于家庭治疗

一、家庭治疗的定义

家庭治疗（family therapy）是以"家庭"为治疗对象的一种心理治疗方法，它以整个家庭为对象来规划和进行治疗，把焦点放在家庭成员之间的关系上，而不是过分关注个体的内在心理构造和心理状态。因此家庭治疗属于广义集体心理治疗的范畴。家庭治疗起源于20世纪50年代，从个别心理治疗以及某些集体心理治疗发展而来，团体动力学的研究、儿童指导运动、婚姻咨询以及认识论进展对家庭治疗进展都起到了积极的作用。

二、家庭治疗的基本观点

（一）家庭系统

一个家庭代表了一个系统，在系统内部，成员被组织成一个团体，并形成了超越部分之和的整体。

（二）家庭规则

从控制论的角度来看，一个家庭就是一个由规则管理的系统。家庭成员的相互作用一般遵循基于家庭结构的、有组织的、已建立的模式。大多数家庭的规则是隐蔽的、秘而不宣的。在一个运转良好的家庭，规则有助于维持秩序和稳定，同时又允许随着环境的变化而变化。

（三）家庭稳态

Walter Cannon 首次提出生理学的动态平衡，无论外部环境发生什么变化，躯体运用反馈机制维持其内部稳定的趋势。家庭治疗家（Bateson & Jackson）认为，稳态是指那些内部的、发展的、持续的、动态的相互作用过程，这种过程发生在家庭内部，并有助于确保内部的平衡。无论家庭何时遭到破坏，家庭成员都将试图恢复稳定的环境。维持稳态有时就意味着维持严重的功能失调的家庭行为，治疗师必须帮助家庭摆脱重复模式，获得一种新的水平上的稳态平衡。

（四）家庭结构

无论什么家庭都会尽可能地将自己装备成一个功能良好的、有能力的家庭，以满足家庭集体或共同界定的需要；不会阻碍个体去满足自己的需要和目标；有一定的规则；情感、忠诚和关系的连续性。

三、家庭治疗的流派和技术

（一）系统式家庭治疗

治疗技巧："假设—循环—中立"。

假设提问：从了解家庭时所获的信息中得出，它既是对家庭进行探索的出发点，也是指向新信息的路标。

循环提问：是治疗师的一种能力，能够从连续的特定提问中，利用得到的反馈来引导自己，通过向家庭成员提问来了解和传达信息。循环提问指的是治疗师请每一个家庭成员表达对另外两个家庭成员之间关系的看法。这种方法常常使会谈的阻力减少，又在家中引起各种不寻常的反应。

中立：指在家庭治疗时，治疗师总体上，要用一种超然的态度，不偏不倚。不要偏袒任何一方，不要评价好坏，不强迫改变，不深挖过去。提问的过程、交谈的过程，同时也是向家庭引入新观点、导入新观念、引发思考和改变的过程。

（二）结构式家庭治疗

结构式家庭治疗中最核心的概念是家庭结构、次系统和边界。

结构（structure）：在家庭中持续起作用的、对系统进行调控的、家庭成员之间的互动模式。

次系统（subsystem）：以一定方式建立起来的角色与功能的亚系统。

边界（boundary）：家庭中亚系统之间的界限。

（三）体验式家庭治疗

以 Satir 和 Whiteker 为代表，认为家庭的问题主要缘于交流混乱、缺乏清晰的交流、家庭规则不灵活。治疗目标是使家庭更加开放、自然、自主和体会他人的感情。

治疗方法：协同治疗师（co-therapist）、家庭雕塑、角色扮演、心理剧、家庭星座。

（四）策略式家庭治疗

该理论认为个体的症状源于整个家庭系统的功能不良，问题就是真实的问题，必须由治疗师提出一系列策略来加以解决。

治疗师只需用指导者和权威的姿态，下达指令，要求家庭执行新的互动关系，问题就会改变。该理论认为只要改变现在不良的沟通方式就能解决问题，不重视对过去的了解、收集信息和洞察当事人的潜意识。解决了现在，就解决了过去，因为现在的问题是系统功能不良的一种隐喻。所以，治疗师的任务就是针对当事人的人际关系制订出明确的计划，设计出一整套干预措施，针对问题安排具体的治疗策略。

（五）索解（精要）式家庭治疗

Solving-oriented（solution-focused）therapy 代表人物是 Steve de Shazer，20 世纪 80 年代自立门户，主张对同一事物每人有不同的理解和经验，而解决的方法也不同。该方法不去深究问题的根源，而是通过挖掘资源来寻找解决问题的方法。

（六）叙事家庭治疗

叙事家庭治疗（Narrative family therapy）的代表人物是 Michael White 和 D.Epston，这种治疗通过协助家庭转化问题的意义，将其转化为家庭共同的问题，一家人共同努力，群力对外。此外还有外化问题进行书信交流、朋辈（peers）治疗、将问题性描述转变为解决问题的描述等方法，其治疗过程就是一个故事的创作过程。

（七）新女性主义家庭治疗学派

这一学派认为，女性在家庭的地位是身不由己，社会结构和社会形态没有给女性提供更多的机会。女性社会化过程中要求她们做一位照顾者，照顾家庭成员。治疗师对母亲或妻子的指责是不公平的，是治疗师的无知，漠视了现代社会文化塑造女性身份的局限。社会运动才是彻底提高妇女地位的方法，而不是治疗，要重视她们对社会运动的参与。

四、婚姻家庭治疗

男女双方经过相识、相恋，到走进结婚的殿堂，都希望婚姻白头偕老、相爱终生、家庭幸福。但为什么有那么多家庭出现了问题，甚至出现家庭破裂。作为一个心理医生，接触了许多婚姻家庭个案的咨询与治疗。针对婚姻问题，从以下几个方面去了解婚姻中的男女双方，学会如何经营婚姻，对保持婚姻家庭的幸福美满至关重要。

新婚夫妻在甜蜜的同时总是避免不了许多争吵，焦点就在于"谁说了算"。许多新婚家庭的矛盾是为了争夺家庭中的"财政权"而发生了一系列"战争"。还有就是家庭的琐碎事务：丈夫以前自由自在惯了，东西随手乱放，不太注意小节，妻子就不能容忍，一定要改造他。等丈夫一回来，妻子就盯着他，一会儿嫌他没洗干净碗，一会儿嫌他乱扔袜子，变得越来越爱唠叨。丈夫觉得家就是放松的地方，结果搞得比在单位还紧张，于是越来越不爱回家，而妻子的抱怨也就越来越多，形成恶性循环，逐渐从"战争"发展到"冷战"，最后发展到离婚的边缘。其实，婚姻的实质不是"领导权"的争夺，更重要的是能否让对方更加信任、理解、爱慕、欣赏，让对方自觉的交出"领导权"，心甘情愿的为对方付出。

许多女人把快乐寄托在丈夫身上。埋怨丈夫爱她不够，对她不浪漫，不体贴，不理解，感到很烦恼。因为这些原因导致婚姻出现问题的情况也很多。女人应该考虑自己创造快乐，而不是等待别人给予快乐，不能变成感情的乞丐。女人可以有自己的社会交往、自己去购物、健身、旅游、学习新技能，让自己活得更快乐、更有价值。在婚姻中自己活得快乐，也让对方快乐，带动家庭向更加健康快乐的方向发展。

家庭治疗就是在治疗师引导下，让夫妻双方将问题婚姻呈现出来，让双方都能看到自己在婚姻中扮演的角色，看到对方做了什么，更重要的是看到自己做了什么？通过一系列婚姻家庭治疗技术，让婚姻双方感悟到自身问题所在，并在婚姻中逐渐改变，不断实现婚姻家庭的幸福美满。

婚姻家庭治疗，实际上也是一个如何经营婚姻家庭的学习过程。经营婚姻家庭，首先从了解婚姻真相假象、了解婚姻中男女差别、了解夫妻需要、了解如何化解矛盾冲突开始。

（一）了解婚姻的七大假象与真相

在我们的婚姻咨询中，有很多看似非常正确的理由，有时会很难分辨真假，造成了婚姻生活中出现很多的误会，甚至使婚姻出现问题。下面是婚姻咨询中夫妻经常说出的话，从其话里可以看出真假。下面我把常见的七大假象和真相呈现给您。

假象之一："你所需要的只是爱"。

真相是婚姻之爱是有条件的，成功的婚姻只有爱是不够的。

爱情和婚姻不同。爱情是心灵的愉悦，而婚姻是一种社会契约。爱情虽奇妙，但不能解决一切婚后的实际问题和困难。其次，恋爱时，很多人喜欢"跟着感觉走"。这种感觉始于欣赏，是比较利己的；而爱应是利人的，是一种主观的心理状态，是一种亲近又温暖、不计回报愿意为对方全身心付出的态度。真爱绝不仅仅停留在自己的感觉上，而是一份亲密、一份激情，再加上一份承诺。遵循这样的"爱"之路，相爱的双方就会在生活的冲突中成熟，在情感的波浪中成长，在自己的生命历程中营造出一份真实的幸福。

假象之二："我一直在说，但我的配偶就是不听。"

真相是良好的交流要胜于坦诚的讲话。

"我一直在说，但我的配偶就是不听"是婚姻中典型的一方对一方的指责。指责的一方把所有过错都怪罪到另一方头上，丝毫不接受对方给出的理由。认为要不是对方的错误，自己的生活会更好。

沟通是夫妻之间彼此消除差异，缓解矛盾的最有效手段。但是良好的沟通形式也是非常重要的。你要用心平气和的语气和口吻和对方沟通，而不能想到什么说什么，说一些伤人的话。如果因为彼此亲密就随口乱说，那么再亲密的关系也会承受不起。夫妻之间，并不是什么话都适合当面直接说，夫妻在充分尊重对方的前提下进行的沟通才是有效的。

假象之三："人不会真正改变"。

真相是改变总是可能的，小的变化也会产生大的效果。

许多人都以为，人是不会轻易改变的。这些错误的悲观信念破坏了人们为了改善婚姻而做的努力。事实上，大多数人开始的时候，都采用了一些效果并不太好的方法来改善双方的关系，导致最终不得不宣称努力没有结果。加之，很多人害怕现实生活中做出改变，宁愿寻找避难所，也不去正视问题。事实上，即使有人固执地不愿去改变，他们配偶仍然可以为改善他们的婚姻而做改变的努力。因为，改变，总是有可能的。

假象之四："当你结婚了，你便开始建立自己全新的家庭秩序"。

真相是无论你多么努力地想要避免，你都会把你原来的家庭痕迹带到你现在的婚姻中来。

结婚之后，你很可能居住在离你父母家很远的地方，然而，你有了自己的家以后，父母对你的影响反而越发凸显。当我们成为别人的丈夫、妻子或者为人父母以后，我们过去目睹的生活模式，还有我们原先在父母的家里的经历会从我们的心灵中浮现出来，影响着我们现在的婚姻生活。

假象之五："平等主义的婚姻比传统的婚姻过得更舒适"。

真相是平等主义的婚姻虽然在理论上可以使你超越差异，更为公正，但真要实现它颇具难度。

在新兴的平等主义婚姻模式中，所期望的并非是每件日常家务都被夫妻双方平分，而是将家庭责任公平分配，将做决定的权利合理分开。这种模式在理论上的固然是好的，而事实上，夫妻中的一方往往在性别角色的期望和责任上会遭到抵触。男人会感到，他们做得不错的事对方并不领情，比如离家外出辛苦工作、同意做家务等等。同样，那些在离家很远的地方工作，下班后又要料理家务、照看小孩的女人也认为她们额外付出未受到赞赏。在《第二次改变》一书中，社会学家霍奇斯查尔德指出，女人正深陷在"牢笼中的革命"中，70%的女性走出家门在外工作，回家后还要承担巨大的家庭负担，却只能从与她们地位平等的丈夫或社会机构中得到很少的一点帮助。有时甚至连这很少的援助都得不到。

假象之六："孩子可以稳固婚姻"。

真相是孩子会严重威胁到婚姻。

这句话应该从正反两个方面考虑。婚姻的纵向研究表明，对于绝大多数的夫妇来说，第一个孩子出生后，婚姻的满意度会骤然下降。孩子是严重动摇婚姻的一股力量，这个概念在我们这个以家庭为中心的社会很难被接受。我们都相信："孩子才是维系婚姻的纽带。"这句话以前被当作挽救婚姻的真理，曾几何时，我们开始摒弃这种观念。我们意识到爱情才是让婚姻牢固的基石，鼓励那些因为孩子而舍不得离婚的夫妇早日走出误区，孩子不是拯救婚姻的救命稻草，如果彼此不再珍惜，这段感情也就没有再走下去的必要。放手是对彼此的尊重，也是对孩子最好的爱护。

婚姻情感专业工作者往往倾向于以上观点。但社会上也有很多人并不赞同。维持婚姻有三个重要因素：金钱、性、孩子，只有孩子是不可替代的，是真正属于俩人共同爱护的人。

假象之七："性解放可以让你更容易地享有美好的性爱"。

真相是这一说教会破坏你的婚姻。

性解放是在性行为上完全抛弃传统道德观念约束的主张和实践，最初是反对性别歧视，争取妇女与男子享有平等社会地位和政治经济权利的女权运动。此后，从这些合理要求逐渐演变为对宗教性道德的全面否定。

性解放使西方社会离婚率激增，大量家庭解体，单亲家庭和非婚生儿童增多，家庭教育职能明显削弱，青少年犯罪现象激增。最为严重的是，性解放引起全球范围的性传播疾病蔓延，性病发病率骤升，流行的性病种类增多，欧美 70% 以上的成人患过性病，直至出现威胁人类生存的世界性艾滋病大流行。性解放造成的严重消极后果已经使西方社会重新审视性道德的重要性，因而正在出现性道德回归的趋势。

（二）了解婚姻危机的八个信号

婚姻危机是两个人的婚姻遇到了问题，面临崩溃。婚姻危机最终的结局就是婚姻破裂。

婚姻关系破裂大多在早期发生，即所谓的"七年之痒"，43% 的离婚发生在结婚 10 年以内。其实，在婚姻破裂之前，会出现很多婚姻危机信号，如果能很好地识别这些信号，就可以帮助当事人渡过婚姻危机。

第一个信号：夫妻双方缺乏彼此间共同的活动或兴趣，注意力转移到婚姻生活以外的兴趣上。表现为丈夫或妻子，对某些活动的兴趣超出对方容忍的限度，不顾忌对方的感受。

第二个信号：夫妻双方发生不可调和的矛盾和争端。表现为彼此对事物的理解和认知出现分歧，双方各执己见互不相让，不肯包容对方的错误或失误。

第三个信号：夫妻一方或双方抱怨缺少关爱。表现为一方或双方，经常抱怨对方"你不关心我""不理解我""家务干得不够"等等。

第四个信号：出现家庭暴力。一般表现为肉体上的暴力伤害行为以及强迫性侵害行为。此外，像威胁或侮辱行为，语言上或心理上的伤害，利用孩子来控制婚姻关系，通过限制与家庭、朋友们的交往来孤立伴侣等都是家庭暴力范畴。

第五个信号：夫妻一方或双方有不良嗜好。最常见的影响婚姻的不良嗜好为酗酒。此外，还有赌博、吸毒以及其他不良嗜好等。

第六个信号：夫妻一方或双方工作上出现问题。最为常见的如工作出现较大变动，导致对方无法达到对生活的预期。此外，如出现失业、伤残、疾病等突如其来的重大变故，对婚姻也是重大的考验。

第七个信号：夫妻一方或双方感到不满足或不快乐。表现为认为对方某些方面不够完美，未达到结婚时的期许；感到彼此的生活乏味，无乐趣。

第八个信号：夫妻一方或双方有一夜情发生。这是婚姻破裂最危险征兆，一般对方很难容忍这种事情的发生。

（三）学会处理夫妻之间的关系

1."我是对的"是不对的

把你认为的对错与你的婚姻关系相比较，看看哪个更重要。这是只有你才能决定的事，别人无法批评或左右。就算对方的做法不是最好，只能符合最低的标准也要接受，这是给对方空间和爱的表现。尤其是当配偶在他人面前的表现不符合你的理想的时候，你应给他/她支持，而不是做第一个批评的人。

"我是对的"不是对婚姻关系最具有杀伤力的心理模式，却给婚姻带来致命伤的开始。坚持自己什么都是对的人，只适宜独居，婚姻是两个人在一起生活，不可能两人对所有的事情都有一致的看法。一个人不想放弃自己的一些看法，不想接受与自己不同的一些看法，是无法成功与他人共同生活的。也许婚前愿意迁就，但迁就无法持久。

2. 托付心态要不得

托付心态是对婚姻关系最具杀伤力的心理模式。托付就是把照顾自己的责任，交给另一个人，这是几乎注定会有悲惨结果。在电影、电视剧、小说里，充满"我整个人属于你""我会给你一生的幸福"之类的言语；在电影中父母对未来女婿说："我把女儿交给你啦！"在男人的心里，会义不容辞地负起这个责任。表面看这样很好，但是事实上因为他们承诺了无法做到的事，会感到很辛苦，很无力，这样对婚姻没有好处。

托付心态最大的杀伤力不是在男人身上呈现，而是在女人身上造成的创伤。双方都有很大的无力感，而女方更大。你的责任是给我幸福，我的责任是等你给我幸福。现在你总是不能做到，除了抱怨，我是完全无能为力。于是我不断地抱怨，让你感到窒息和无力，我也因为事情无法改善而更感到无力。女方往往因此而完全停顿下来，再没有成长提升。

正确的心态是：我有足够的能力照顾自己的人生，你也有足够的能力照顾自己的人生，而同时两人在一起的时候，更能增添额外的火花，产生一些独自一人不能获得的成功快乐。

3. 学会分享感受

人们对自己的情绪无能为力，无法挥之即去，却要求对方"不要带情绪回家"。在婚姻生活中，一些夫妻之间有"不要带情绪回家"的协议，这是很危险的。

为了遵守这一承诺，人们不得不先找一个地方疏导宣泄自己的情绪，待平静后才返家。如果这个地方碰巧有另一个善解人意的异性，一些不该有的感情关系就发展起来。这可不是危言耸听，很多有婚外情的人谈起问题的起始就是家中的配偶不了解自己。

试想一想：如果准备甘苦与共、白头到老的人不可以与你分享或分担你的情绪感受，这个世界里还有谁可以？

4. 学会有效沟通

很多家庭比较重视和谐，亦重视谦让。结果是：我们不懂得如何面对冲突，有问题出现时我们只会忍让，不断的忍让，直到事情无法再忍下去，关系破裂为止。不惜任何代价，只求表面息事宁人的和谐，称之表面式和谐或苹果皮式爱情。

"家和万事兴""忍一忍风平浪静"等话语，在每个中国人的家庭里都能听到。这样的和谐，其实是导致关系最终破裂的原因。因为每一份这样的忍让会形成心中的一份不满，君不见那些中年婚姻破裂而要离婚的男女，不都是说"我忍了你几十年"了吗？

维持表面式的和谐只会没事变有事、小事变大事，如果两个人都不改变，感情破裂是唯一可能的方向。

5. 如何处理两人之间的冲突？

我们从小被教导要谦和忍让，没学过如何去处理冲突。长大后遇到冲突，不是不断地忍让，便是用情绪发泄。不断的忍让不会解决问题，而往往只是延迟破裂的浮现；情绪发泄亦只会造成更多的问题，包括使关系更快地推向破裂。其实我们只是不懂如何有效地处理冲突。

很多夫妻因事吵架了，然后经历一段冷战时期：互不理睬对方，不愿主动向对方开口说话，就算说了，也是用一份冷冰冰的语气，懒得多说一句，好像是两个仇人住在同一间房子里面。这样的夫妻，很明显是在过去没有一个处理矛盾冲突的机制，也没有解决这种问题的办法。两人的关系，发展到这个情况是很危险的：因为唯一的发展方向是更疏远，终致决裂。

有些夫妻，吵架冷却后会用一个失忆症的态度修补关系，好像冲突从来没有发生过，主动地向另一方说话，或者做一点讨好对方的事，如此，一场风波便成过去。

另有一些夫妇，在结婚后的一段时间，能够维持一个这样的解决困境机制：看谁先软化下来，先向对方说话，过去的事就让它过去好了。但时间久了，有一方便开始觉得不公平："为何老是我先低头？"有了不甘心的感觉，慢慢地还会走上疏远的方向。

（四）了解家庭系统排列相关知识

家庭系统排列是一门由德国著名的心理学家伯特·海宁格发展出来的一套非常特殊的临床心理疗法。她发现每一家庭或组织都有一股隐藏的动力，家庭或组织中的每一个成员都会受到这股动力的影响，而这个动力是在潜意识的深处，一般人不容易察觉。

1. 家庭系统能量

伯特·海宁格发现，在家庭或组织中家庭失和、身心疾病、自杀、伤害意外、暴力犯罪等事件的发生与抵触这股力量有关，它使整个家庭或组织的"爱的序位"受到干扰，有时这些事件还会重复发生，延续到下一代。家庭系统排列的功能，就是要协助我们辨识家庭或组织背后的动力状况，把隐藏在潜意识中的动力，通过家庭系统排列技术展示给家庭成员，通过家庭系统找出解决问题的途径和方法，调整被干扰的家庭或组织系统，让爱重新在家庭或组织中流动，不再把伤害传递给无辜的下一代，也让家庭系统能量能够顺畅的传递下去。

2. "爱的隐藏法则"

家庭系统排列技术可以让已经发生过的事情，跨越时间和空间的限制展现在我们面前，在治疗过程中，代表们可以感受到一股力量，这股力量就是海宁格大师所称的"爱的隐藏法则"或者叫作系统动力。将事情展现出来之后，就可以利用从系统角度思考的方式来解决这些问题。我们活在大大小小的不同系统中，我们现在在这里聊天，构成了一个系统，我们和朋友们构成一个系统，在公司是一个系统，国家是一个系统，地球是一个系统。系统的运作遵循着很多法则：比如平衡的原则、完整的原则等等。当我们做一件事情的时候，顺应法则就没有问题，反之就会出现问题。家庭系统排列能够治疗很多我们意想不到的家庭或个人问题，解决现实中心理医生无法解决的难题。比如在我们课程中有一个案例：一个女人有两个孩子，都是男孩。大的7岁，小的4岁。女人说家庭和谐。但是问题出现了。大儿子依赖性特别强，感觉不像个男孩子，处处唯唯诺诺的。而小儿子正相反，有严重的暴力倾向。导师问她家族中有什么特别的事情发生。比如说意外死亡等等。她说她丈夫的爷爷，1949年以前是个私塾先生，在"文革"期间被斗死了。在家庭系统排列技术治疗中，代表她两个儿子的人分别显现出了她两个儿子的特征：一个唯唯诺诺，无力感特别强，总是希望依靠在父母身边。而另一个则两眼圆睁，双手握拳。一副很暴力的样子。接着导师选了一个人代表她丈夫的爷爷（已经去世）排列到这个系统中。她丈夫的爷爷上来之后，她大儿子眼睛就始终离不开她丈夫的爷爷。而那个爷爷的角色也是无力感特别强，一点力气都没有。接着导师又叫上来一个人，扮演当年批斗她丈夫爷爷的那群人。那个代表上来之后，两个眼睛怒视她丈夫的爷爷，说："我恨我当时怎么没有打死你！"到此，多年以前发生的事情被展现出来。接下来就是治疗的过程。最后导师对我们说：他的大儿子无意中认同了她丈夫的爷爷，也就是孩子的太爷爷。而她的二儿子，认同了当年批斗她丈夫爷爷的那群人。经过治疗，一周以后，我们接到消息，说她的两个儿子突然变化很大。依赖性格的孩子依赖减轻，愤怒暴力的孩子温和了许多。

海宁格老师曾说：他很喜欢中国的《道德经》，他在发展这门学问的时候，《道德经》给了他很大的启发。他说他寻遍了全球的几乎每个角落，对每个文明都进行了研究，最终发现合乎他所说的系统动力的东西就是中国的"道"。

（五）了解两性的差异

对女人的说法，我们经常听到有这样两种声音：女人能顶半边天，男人的一半是女人，世上只有妈妈好，女人创造美；女人是母老虎，女人是毒蛇，女人是狐狸精，女人是祸水……其实，这就是两性差异导致的两种不同的表现。当婚姻中的男女能够了解到两性间的差异后，很多的问题会迎刃而解。

1. 激素分泌不同的差异

女性体内分泌的主要是雌激素，其分泌有周期性变化。男性分泌的主要是雄激素，激素分泌稳定，无周期性变化。

男人往往因性而爱，有人又把一些男人叫"花心大萝卜"。女人往往因为爱才有性，而因为失去爱而殉情的也大有人在，所以往往把保持情操、一往情深的女人叫贞洁女人。

女性经期前半段：只有雌激素，功能上有警觉、兴奋、吸纳分析大量信息、感觉敏锐性高；特点是自我感觉良好、自信、幸福、乐观、快乐、性欲强。经期后半段：雌激素下降，孕激素产生；主要出现抑制作用，出现抑郁、疲倦、焦虑、反应慢、性欲低、稳定等情绪特点。

所以月经前 4~5 天是女人的危险时段，此时雌激素、孕激素均处于最低浓度，往往出现攻击、敌意、情绪不稳、脆弱、错乱等情绪。

2. 友谊关系建立上的差异

女性比男性更善于自我表白，喜欢面对面的交流；男性较不常自我表白，男性之间喜欢肩并肩，较少有亲密的谈话内容。

女性比男性更常和朋友有情感上的表现，男性在关系初期及维持亲密友谊比较困难，女性比男性更常和朋友分享亲密感及信任彼此，而且有更多非正式的沟通，对自己的同性友谊品质、亲密度和乐趣上有较高的评价。

男性的友谊通常是建立在共享的活动上，如球赛、玩牌等等。而女性的友谊是建立在情感的分享及支持方面，男性的友谊是"肩并肩"，女人的友谊是"面对面"。

3. 男女思考方式的差异

因为男人和女人的思考方式非常不一样，就像来自两个不同的星球。而且在西方，火星代表的是战神玛尔斯，象征勇猛和阳刚的男性特质，而金星代表的是爱情女神维纳斯，象征温柔和细腻的女性特质，所以作者约翰·格雷才会用火星人和金星人代表男人和女人。

4. 男女表达能力的差异

女性的语言表达能力胜过男性。女孩的言语技能发展比男孩早些，但直到青少年期之前，这种差异都还非常小，成年以后，女性在语言能力上的优势逐渐明显。男性在视觉和空间能力测验中胜过女性。男性在算术推理、几何和三角推理上胜过女性。在视觉和空间能力上的差异最早出现在 8~10 岁，但直到青少年早期 12~13 岁之前，男性的数学能力并不能超过女性。

5. 男女差异面面观

最近的研究又陆续发现了一些确有根据的性别角色的稳定差异。例如，男性一般比女性更加积极，更喜欢冒险，更善于发起和接受非攻击性的激烈的滚打游戏，更容易出现阅读能力缺陷、语言障碍、情绪失调和各种心理疾病。

以下十个方面的问题，仔细阅读后，对男女不同有什么样的认识？

（1）错误地做出假定：如果伴侣爱我，他（她）的反应和表现，就要和我处处"合拍"，而不是与我的期待背道而驰！换言之，我以怎样的方式爱着他（她），对方就要以同样的方式对待我。

（2）一个男人的自我意识，在很大程度上，完全来自他完成目标的能力。

（3）未经男人的请求，就擅自为他提供建议，出谋划策，相当于告诉男人"你不知道该怎么做"。或者是"你没有能力独立解决问题"。

（4）对于一个女人而言，她的自我意识的提升，她的自我价值的实现，更多地来自情感的满足，也来自人际关系的质量。

（5）通常说来，当女人提供不请自来的建议，或试图"帮助"男人的时候，实际上，她不知道，对于男人而言，她有多么挑剔，多么缺乏爱意！

（6）在大多数情况下，女人讲述当天的感受，只为同男人交流和分享。她的丈夫认为可以为她效劳，于是，他打断女人的谈话，针对女人的问题和困惑，开始提供一系列的解决方案。这是错误的！恰如其分地倾听，能获得可喜的效果！

（7）男人看见女人情绪不好，就忙不迭地戴上"修理大王"的帽子，指出女人存在的问题，为她提供解决办法，这却使女人感觉更糟。

（8）男人有了不足，犯了错误，女人就急于帮他改善和纠正。她迅速组建"家庭改造委员会"，未经男人请求，她就自发地提供建议，或者加以批评，这会起到相反的结果。

（六）了解男女不同的需要

1. 男人需要尊重

《圣经》里有一段话："你们每个人都应当爱妻子，如同爱自己；妻子也应当尊重她的丈夫。因为上帝可能知道，女人最需要的是爱，而男人最需要的是尊重。"据有关专家调查，超出 80% 以上的男人选择被尊重是第一位需要，被爱是第二位的。而 90% 以上的女人选择爱是最重要的。

女人的表达能力远远强于男人，故女人比较容易在语言上伤害男人。她们的理由是"他并不值得我尊重"。对于女人，她一辈子所追求的是她所爱的男人的爱。因为她得不到爱，她就不会去尊重她的伴侣。而男人，当他没有感受到尊重时，要他去爱女人也是不可能的。

生活中我们很容易去尊重一个外人，却很难尊重家里人或亲密关系中的伴侣。因为我们认为他们是应该为我们做任何事，就是因为他们是家人这个身份。但我们往往忘了他们首先是一个人，其次他们才是我们的家人。只有他的需求得到满足，他才可能去兼顾他人的需要。实际上他们才更需要我们的尊重。当一个男人觉得他根本不被尊重，他也会表现冷淡，甚至逃避。他认为他没有得到爱，认为他没得到应有的尊重，于是一段关系可能就此结束了。

2. 女人需要爱惜

每个女人其实都清楚地知道，选择爱自己的人才不会受伤，去追自己爱的人一定会心痛。对于男人来说，跟随你的这个女人，不管你有多少缺点，她也全部包容，愿意留在你身边，是失去了以后再也找不回来的天使，为了你，她放弃了整个天堂……如果你生命中遇到了这样的女人，请您珍惜她。

人，怕什么？人怕伤心啊！谁都怕受伤啊！所以，请你珍惜她，也许你怕失了男子汉气魄，但请相信你得到的会远远超过你认为失去的东西，其实你并不会失去什么。请珍惜你的女人，她在默默地为你付出，且装作不在乎地打听着你的一切，是想了解你的梦想，努力成为你想要的人，为此你不知道她付出了多大的努力，因为各种艰辛、汗水、委屈、包容、沉默、泪水是绝对的证明。也许她会打探你的各种联系方式，因为她希望能够与你心贴心；也许她会关注你所关注的事情，因为她不想在思维上跟不上你，她想永远成为你的骄傲。她并不是一个普普通通的女人，可她待在所爱的男人身边就再也不想离开，没有遗憾……如果有一天，她带着伤成碎片的心离开，一切都来不及了……

3. **男人有洞穴期，女人有深井期**

而在精神方面，男人存在洞穴期，女人存在深井期。有些时候男人毫无缘由的情绪低落、沉默寡言、不予配合，对女人的关切之词置之不理，其实，这时候男人进入了洞穴期，男人入洞后，希望独处，不愿女人尾随唠叨，女人只需等其自行出洞恢复常态即可。对于女人进入深井期情绪低谷时，男人是可以给予关怀与慰问，帮助女人度过深井期的。

男人蜗居在"洞穴"里，成为"洞穴人"的时候，女人可以采用以下6种基本原则或方式，为他提供必要的支持，缩短他独处的时间：①不要排斥或否认他独处的需求；②不要想当然地提出建议，帮助男人解决问题；③不要一再询问男人的想法和感受，这只会让他产生反感；④不要守候在"洞穴"附近，劝说男人回心转意，尽快走出来；⑤不要杞人忧天地为男人担心，也不要多此一举地表示歉意；⑥做一切让自己快乐的事情！

4. 男人需要性爱，女人渴望浪漫

男人和女人都会因为爱慕对方而乐于付出，但在两性关系中，他们内心最想从对方那里得到的东西却有很大区别。男人最渴望：做爱。男人经常喜欢不分地点时间、无计划无意识地做爱。男人希望两性关系带来的是快乐感和幸福感。

女人最渴望确定关系后男人仍乐于付出。女人认为，一个乐于奉献的男人要重视分享时间，尊重女性的工作、朋友和家庭。女性希望两人是"我们"的关系，希望能朝夕相处，凡事为彼此着想。女性希望男性对她们坦诚相待。

女人最希望男人做的事：一是对身体的赞美。女人容易把注意力放在身体的缺陷上，如果男方能对情人的身体抱着欣赏的态度，给予鼓励和赞美，那女方将会更容易放松，有助于提高她的自信和参与感。二是性爱的气氛。女人是感性动物，任何带给感官的浪漫感受都会成为她所在乎的事。高质量的性生活不是开始在床上，而是上床前共同度过的时光。比如吃一顿浪漫的晚餐，一次周年的惊喜，一件特殊的礼物。三是关注她的感受。性爱是一个互动的过程，再默契的情侣，也有交流的误区，唯一的办法就是关注她的感受，时刻保持沟通。四是与她身心交融。很少女人会只为了欲望而爱，她们在这种过程中，想要获得的是身体和精神的双重满足。女人把性生活当成身心合一的过程。所以，当吵架后，男人往往希望用性爱来和解，但女人却无法在这种心情下做爱。

（七）五种爱的语言

1. 肯定的语言

（1）做个卡片写上"言语是重要的！"来提醒自己；保留一个记录，写下你每天对配偶说的肯定的语言。持续一个星期，然后和对方看记录。

（2）定一个目标，连续一个月每天说不同的赞赏话。赞美的话要让对方听后感觉舒服。有些赞美的话，对不同的对象和具体情况会有不同。例如：丈夫身材比较瘦小，你就不能赞美他身材魁梧。

（3）平时留意并积累肯定的语言，并记在本子上，每用一句就标上日期。这个本子你可以用心记录相关的资料，当看电视、看书、看电脑时，听到或者看到相关信息立刻记录在本子上，即使有一天对方看到也会受到感动。

（4）写一封情书或爱的短文，或是一句爱语给对方；含情脉脉地或热情地读给他（她）听。有的夫妻感觉肉麻或者不好意思，但夫妻双方的确需要这些爱的情书或话语，经常这样做，一定有不一样的感受。

（5）在对方父母或朋友面前请给予对方称赞，这一点尤为重要。谁都想在自己父母或亲朋好友面前有面子，但往往对方不仅不给这个面子，还经常在这里丢面子，导致一些矛盾和不愉快。如果妻子在婆婆或者丈夫朋友面前经常表扬、欣赏、赞赏，丈夫一定不会视而不见、听而不闻。试试看，一定会有不同的效果。

（6）寻找对方的优点并说出你欣赏他（她）。现代家庭中，不是对方没有优点，而是缺少发现的眼光，懒得去说。抓住对方做出的一点努力，甚至就是说了一句好听的话，作为丈夫或妻子，及时地给予反馈或者感谢，并及时表扬，有利于这种爱的行动继续下去。

（7）告诉你的孩子，他的父亲多么好，无论人前还是背后。但在很多家庭中，夫妻在孩子面前往往争夺孩子对父母的认可。如果妻子经常在孩子面前说父亲的好话，一能树立丈夫的权威，让孩子更听话，二能增强夫妻之间感情，让丈夫更爱你。

（8）写一首诗或卡片，描述你对她的感情。有时微不足道的行动，就是一段感情的升华。一首小诗，凝聚了你的爱，一段话语，寄托了你对对方的感情。学会利用这些方法对爱情进行升华和发展，在平淡的婚姻中增添爱的色彩。

（9）鼓励的话语。夫妻中很多话是指责、教育、抱怨、批评，为什么不用一些鼓励的话代替以上负性语言？即使你的本意是好的，但说别人不愿意听的话，效果完全不一样。人的本性是愿意听好话，好话一句三冬暖，大家都懂得这个道理，都会对外人说好话，但到了最亲近的人这里话语就尖酸、直接、毫无遮拦，尽管是为了对方好。

（10）仁慈谦和的话语。有的话说出来，大家都爱听，有的话说出来，大家都不高兴。实际上，语言是有能量的，仁慈谦和的话语给人正能量，让人听到感觉快乐舒服，经常说仁慈谦和的话语对自身也会受益。

以上这些过程，虽然我们大家都知道，但真正做到的还是很少。希望大家经常练习，一定会收到意想不到的效果。

2. 服务的行动

学会真诚地为对方服务，并落实在行动上。这些行动看起来好像有点虚伪，但真正做到，却很不容易。

（1）学会根据他的需要制作行动清单。按照清单一项一项地完成。开始每周做一件，清单要求细化到做什么？怎样做？什么时候做？达到什么效果等。

（2）一个月内每天给他爱的短签。这在婚前可能很容易做到。但在结婚后，尤其是婚姻进入平淡期，而且在出现了矛盾冲突的情况下，每天做这样的短签就很难。只有坚持并做到持之以恒，才能会出现意想不到的效果。

（3）请他列出下月十样清单并标明顺序。真诚地了解他的需要，并根据先后顺序制作下月十样清单。

（4）定时问他：这个星期你需要我做什么？我需要做哪些改进？你还有什么要求？让他感到十分温馨体贴，实实在在地体验到幸福快乐的感觉。

3. 赠送礼物

（1）选择对方特别喜欢的礼物，在特别的时刻送给他。

（2）选择一个合适时间外出游玩，和他一起享受大自然的奥妙，体验那种内心与大自然融为一体的感觉。

（3）为他精心制作"手工原作"作品，选择合适的时间送给他，让他知道你的心意与心愿，展现你的心灵手巧及艺术价值。

（4）制作礼物点子笔记本。把你想到的点点滴滴记在本子上，包括突然出现的灵感。

（5）请他的亲友帮忙。他的亲友很重要，不要忽略他们，并经常联系，通过亲友这层关系拉近心灵距离，完成凤愿。

（6）买一本对方感兴趣的书送给他。如果你的伴侣爱读书，你要精心选择他喜爱的书送给他，给他读书的快乐。

（7）长存之爱的纪念品。把你珍藏的最有价值、最有纪念意义的纪念品送给他，让他知道你是最爱他、最珍惜他的人。

4. 精心准备的时刻

（1）经常一起散步郊游，谈论共同喜欢的话题，诉说对对方的爱慕，倾听彼此记忆中的往事，享受美好时光。

（2）选择合适时间共进午餐。精心选择午餐地点、午餐食品、午餐音乐等，在共进午餐中享受快乐。

（3）选择一项同样有乐趣的活动一起去做。体验自己的感受并一起分享。

5. 身体的接触

（1）经常手拉着手走路。下坡或有危险时注意对方的安全并用力拉住对方的手，让对方感觉到你无时无刻不在关心保护着他，体验到安全和温暖。

（2）经常拥抱和抚摸对方。爱是一份特殊的感觉，拥抱、抚摸是最好的表现爱的形式，爱人之间需要经常享受这种天伦之乐，有利于感情的升华。

（3）在对方劳累或工作之后主动给对方按摩肩膀、捶打后背。这是一种爱的表现，也是一种爱的行动。能够让对方在平凡中感受真挚的爱，细微之处见真情。

（4）夜晚睡觉要养成相拥而眠的习惯。清晨起床，要养成早起亲吻的习惯。每次离开要相互拥抱。每次电话要相互问好。相敬如宾体现在具体的行动上。

（八）五种道歉的语言

1. 表达歉意

"我现在才知道，已经深深地伤害了你，这让我感到无比痛苦。我为自己的行为真心地道歉。"

"我真的很难过，让你失望了。我本来应该更细心一些。很抱歉让你这么痛苦。我很抱歉辜负了你的信任，这给我们之间的关系蒙上了阴影。现在我想祛除它。我知道即使我道了歉，你可能也要花一段时间才能重新信任我。"

"我当时显然没有认真考虑你的感受。我从来没打算要伤害你，但是现在我知道我的话太过火了。很抱歉我当时那么不礼貌。"

2. 承认过错

"我知道我错了，毫无借口。说到底，我的做法很自私，我错了。"

"我犯了一个大错误。当时，我对自己的做法没有多想。但回头一想，问题就出在这。我真希望当时能三思而后行。我错了。"

"我那样对你讲话是不对的。我的话既刻薄也不符合事实，而且说话的方式既不友好也没有爱心。我在怒气之中说了那些话，一心只想着为自己辩解。希望你能够原谅我。"

"我又犯了一个我们以前讨论过的错误，把事情搞砸了。我知道这是我的错。"

3. 弥补过失

"我能做些什么来弥补我的所作所为呢？"

"我知道我深深地伤害了你，我愿意做点事情来补偿给你造成的伤害。你能给我一些建议吗？"

"我觉得光说'对不起'是不够的，我想为我的错误做法进行补偿。你觉得我怎么做比较合适呢？"

"我知道我给你造成了不便，我能做些什么来弥补此事呢？"

"我很后悔损害了你的声誉。我可以对此做一次（公开）更正吗？"

4. 真诚悔改

"我知道自己的行为给你带来痛苦，我再也不会那么做了，我会积极听取你关于我应该如何改变的任何想法。"

"我应该如何换一种说法，才会让你觉得我不是在批评你呢？"

"我知道我的做法于事无补，你觉得我怎么改变才会让你感觉好一些呢？"

"我真的很想改变，虽然我不会变得完美无缺，但是我真的想改变这种行为。"

"你愿意在我旧病复发的时候提醒我吗？我想一句'你又犯了'，会让我停下来并改变方向。"

5. 请求原谅

"我为自己对你说话的方式感到抱歉，我的声音很大，很刺耳，这样做很不对。你不该受到这样的对待。请你原谅我。"

"我知道我深深地伤害了你，你有理由不理我，但是我真的为自己的所作所为感到抱歉，希望你能够原谅我。"

五、婚姻家庭治疗个案分享

人们都有一个这样的经验，对未知或隐秘的事情特别感兴趣。婚姻家庭问题，是我们每一个人都必须经历也必须面对的问题。作为一个心理医生，深知人的基本需要和深层次需要，性、情、欲带给我们的影响是深远持久的，是每个人都迫切需要的。每次在这方面的课程或深度交流沟通时，尽管很多话难以启齿，但从大家期待的眼神中，我能感受到大家的那份渴望。以下是我做的一例婚姻家庭治疗的女主人公写的自述节选，拿出来和大家分享一下，希望对大家有帮助。

自述节选：

我和老公结婚已经 21 年，有一个正在读高中的女儿。本来以为日子就这么平静地过下去，谁知老天却给我开了一个天大的玩笑，老公出轨了。被我发现后，他说他错了，会与小三断绝联系，希望我能原谅他。我痛苦、彷徨、焦虑、狂躁，甚至杀了他的心都有。我也想一死了之，免得活在这个世界上生不如死。在我人生最黑暗的时候，朋友给我介绍了一位资深心理医生，希望我能够走出低谷，重获新生。

我从来就没有接触过心理医生，总是感觉心理医生很神秘，他们是给有心理疾病的人看病，自己这辈子不可能与心理医生打交道。没想到我竟落到这个地步。犹豫了几天，终于拨通了汤老师的电话。

第一次咨询，见到汤医生，他那善良的眼神、温和的话语，让我没有任何的紧张与尴尬。他身穿白大褂，和一般医生没有什么区别，简短的开场，很快就让我打开了话匣子，就像拉家常一样轻松地与我交流，诉说中我有时是情不自禁地哭泣，有时是深入地思考，有时候还是一段时间的沉默。沉默中并不是没有话说，是不知道用什么合适的语言回答医生提出的问题。当他了解了我的大体情况后，我们交流了很多，回家后汤医生问的这几个问题一直在脑海中出现：

"你就打算这样匆忙地走，没有什么需要交代的事情？"

"你说孩子那样可爱，你走后女儿怎么办？他已经有了意中人，后妈能如何对待你的女儿？"

"你是独生女，你走后父母如何安排？"

老实说，当时说了很多气话，但我想死的念头彻底没有了。叩问心灵，我还是爱这个我一点一滴亲手经营起来的家，我不能这样走。我要和背叛我的"陈世美"，还有那个"小三"战斗到底，誓死维护我的婚姻。

第一次咨询后，我的心情平静了很多，也不像以前那样冲动和狂躁不安，感觉一下子成熟了许多。按照汤医生告诉我的方法，回家后我认真细致地观察丈夫，我们表面上都表现得异常平静，但心中都是心潮澎湃。

被我发现出轨后，老公对我特别好，也没有再去见那个女人。但我的心情并没有好起来，走不出他出轨的阴影，只要给他打电话他不接就觉得他俩在一起，哪怕是忙碌的工作中也经常胡思乱想，每当我心绪不安的时候，我就会不断地诅咒他、发信息骂他。两个人在家的时候，我不是一言不发，就是大哭大闹，家庭处在一个崩溃的边缘，我不能忍受他对我的不忠，感情上没法接受这个现实。他信誓旦旦地说不再和她接触，向我道歉，希望我们和好如初。但我总是控制不住自己，总是为这件事吵闹不休、没完没了。

我知道这样很不好，但我就是无法相信他。以前我相信他，他却出轨了，如今要我怎么相信？我的确是气疯了，完全没有料到后来的生活会变成这样。我到底该怎么办？我不想再这样下去了，我还能怎么办？我知道自己控制不了自己的感情，再一次来到了医院找汤医生求助。

"你现在出现的这些愤怒、痛苦、恐惧、焦虑、敏感、多疑、失眠等症状，都是正常的，我能理解。"

"你们现在婚姻出现这种情况，面临着艰难的选择，你怎么想的？"

我特别矛盾和犹豫，那次咨询好像探讨了很多关于我和我丈夫的事情，分析了我的婚姻为什么会出现问题，最重要的是我自己的觉悟和反省。然后汤老师带领我到了一个叫"箱庭治疗"的房间，在他的指导下，我做了一个沙盘，就是在一个箱子里有一层沙子，他让我看了很多像儿童玩具一样的模型，让我随心所欲的摆一个图画。最后汤老师看着我摆的图画，给我进行了心理分析，我感觉特别准，那就是我当时的心情。临走时，医生给我布置了家庭作业。

经过我冷静的思考，我选择不离婚，保留这个完整的家。但我有时还是反反复复，在原谅丈夫、信任丈夫方面还是经常出现问题。

"你既然选择了原谅，面对他的过去，你应该如何做呢？"

"我接触过很多伴侣出轨的案例，被出轨的人很少能做到重新信任对方。因此，与其假装信任，以打闹的方式去获得安全感，倒不如向他坦承这一点，让他给你时间和安全感。"

汤老师的这些话经常在我心中出现，我心中久久不能解开的结开始松动。

第三次咨询，汤老师把我的丈夫约到心理门诊，和我丈夫进行了一次深入的沟通交流。丈夫回家后，就像变了一个人一样，脸上既有亏欠又有笑容，话语中让我感到亲切温暖，主动帮着我做家务。那时我才开始从心里真正原谅他。

第四次咨询，汤老师约我们夫妻两人到心理门诊，让我们夫妻共同创作了一个叫"房树人"的图画。然后针对我们的作品做了婚姻家庭咨询。他讲解着我们画中的每一个细节画面，让我们诉说着自己的过去。最后他让我们看着对方的眼睛，只说自己当下的感受，不去指责对方，尽量说自己做得不好的方面……我们两个说得很动情，眼泪止不住的流淌。不知道什么时候，汤老师把我们两个人的手放在了一起，那时感觉老公的手很温暖，两只手紧紧地握在一起。

经过四次心理咨询，我们夫妻学到了很多东西，成长了很多，也反思了彼此很多的不足和缺陷，老公出轨我们都有责任。

按照心理医生指导的方法，我们设立了家庭矛盾不过夜的约定；选择每周六晚上为我们夫妻"太空时间"，没有特别事情，我们两个会关掉手机，享受两个人的心对心的密切交流沟通；学会向对方诉说自己的感受，让对方感受自己的委屈、不安、痛苦和快乐……我们的感情逐渐恢复。我也最终对老公的出轨释怀了。

现在我们的感情比以前还好，晚饭后都会手拉手在小区道路上散步，聊聊彼此的生活感想与孩子的成长，谈谈彼此工作的情况，憧憬一下美好的未来，感觉生活幸福美满。感谢心理医生让我学会如何经营自己的婚姻家庭。感谢老天没有让我放弃这个温暖的家。

六、美满婚姻与幸福家庭

美满婚姻与幸福家庭必须建立在平等、友好、关爱、理解、信任、鼓励、支持等基础之上。

首先，应该具有健康家庭的特质。一是健康的家庭有一股浓烈"家"的感觉；二是健康的家庭有共同的目标；三是健康的家庭有家风、有传统；四是健康的家庭有齐聚一堂的时间；五是健康的家庭要求每个家人都能负责、互敬；六是健康的家庭有良好的沟通模式；七是健康的家庭充满互信的气氛；八是健康的家庭给予子女难忘的童年；九是健康的家庭能够面对问题克服困难；十是健康的家庭有强烈的凝聚力；十一是健康的家庭能够提供子女成长的机会。

其次，家庭成员必须以诚相待，特别是夫妻之间更需要充分的理解，遇到问题真诚沟通，用心聆听对方感受，用彼此欣赏的眼光去看待家庭生活中的每一个人。同时要给对方空间，让对方感受到安全和温暖。在家庭中要培养成员对家的认同感，学会在家庭中成长和提高。安排家庭成员共处时间。有矛盾及时沟通，站在对方角度考虑对方感受，求同存异、同舟共济、同心协力维护好家庭。

最后，要保持婚姻的美满与幸福需要建立一个学习型家庭的氛围。家庭成员要有一颗开放的心胸，建立平等对话的基础，彼此遵守规则，信守承诺。出现问题，要有一个共享时间及时解决，避免出现一些不必要的误会，尽快使问题婚姻得到及时治疗，让婚姻走上健康、幸福、美满之路。

参考文献

［1］唐登华.与烦恼相处——精神的主客观分析［M］.北京：民主与建设出版社，2000.

［2］裴玉晶，邹家峰.九型人格与职业生涯规划［M］.北京：北京大学出版社，2013.

［3］海伦·帕尔默.九型人格［M］.北京：华夏出版社，2010.

［4］海伦·帕尔默.职场和恋爱中的九型人格［M］.北京：华夏出版社，2006.

［5］许重义.身体的健康地图［M］.长春：吉林科学技术出版社，2004.

［6］王捍峰.健康顾问［M］.北京：经济日报出版社，2006.

［7］陈永亮.团队执行力［M］.北京：北京大学出版社，2009.

［8］约翰·辛德勒.病由心生［M］.北京：中国言实出版社，2007.

［9］刘婷.健康就在你的心态中［M］.北京：北京工业大学出版社：2009.

［10］李杰.快乐的人生［M］.哈尔滨：哈尔滨出版社，2003.

［11］姜乾金.压力（应激）系统模型［M］.杭州：浙江大学出版社，2011.

［12］江龙.成功学［M］.南昌：百花洲文艺出版社，2012.

［13］水中鱼.小故事大道理［M］.北京：新世界出版社，2011.

［14］牧之.心理健康枕边书［M］.北京：新世界出版社，2004.

［15］田鹏.人生幸福四大密码［M］.北京：朝华出版社，2010.

［16］爱弥儿·柯尔.心理暗示与自我暗示［M］.北京：中国青年出版社，2011.

［17］华业.心病还需心药治［M］.北京：中国长安出版社，2007.

［18］林昆辉.家庭心理学［M］.北京：电子工业出版社，2014.

［19］朱月龙.心理讲堂［M］.北京：海潮出版社，2007.

后 记

写《生活中的心理学》这本书，我用了两年三个月的时间。从构思、收集材料、写作及策划出版，到最后与读者见面，一路走来，得到了众多贵人、朋友及家人的帮助和支持。在此，我由衷地表示感谢！感谢所有为本书问世做出贡献的领导、同事和朋友。

首先，我要感谢我的父母：感谢他们对我的养育之恩；感谢他们时时刻刻对我的牵挂和无私的爱。我永远不能忘记父母在我从医之后的嘱托："好好给人家看病！做个好医生！"永远不能忘记父亲直直地看着我的眼神，从他的眼神里，我读懂了那份牵挂和期待；永远不能忘记上高中时母亲天不亮送我上学的情景，母亲手里的罩子灯，永远照亮我前行的路。他们现在已经是八十多岁高龄的老人，还在牵挂、期盼、关心、惦念着我……

在《生活中的心理学》写作过程中，遇到了很多的困难，几度想放弃。是我的家人给了我无微不至的关心，让我完成了夙愿，谢谢我的家人们，理解万岁！

《生活中的心理学》的写作过程，也是我人生路上重要的一个足迹。在此期间，我的身体和情绪出现了严重问题，几乎到了崩溃的边缘，山东省司法厅副厅长齐延安同志在精神和心理方面给予了我极大的支持和帮助，使我在人生路上"不忘初心、砥砺前行"，感谢您，齐厅长。

我要郑重感谢我的好朋友王昌义先生。昌义先生是我的良师益友，长期在政工、企业管理部门工作养成了他那种严肃、严谨、认真、负责、一丝不苟、兢兢业业的工作态度，他的性格属于本书第二章介绍的九型人格中一号"完美型人格"。写完初稿后，邀请昌义先生为本书进行建言献策、校对及修改，他愉快接受并逐字逐句通篇推敲斟酌修改与校对，提出了许多有益的意见建议。在此，表示衷心的感谢！

《生活中的心理学》的顺利出版，得到了淄博市绿茵堂中医医院姬领会院长的大力支持和帮助；中国医药科技出版社在出版方面给予了大力支持，才能够使本书顺利出版。中国医药科技出版社编辑团队也为本书编排、封面设计等做出了贡献，谢谢你们。在写作过程中，单位领导、同志们给予了很多的关心支持，在此一并致谢。

最后，感谢所有支持、关注以及阅读《生活中的心理学》这本书的朋友，你们的点滴收获将是对我最大的鼓励和鞭策，感谢你们，人生路上有你们相伴是我的最大的快乐和心愿。

汤洪源
2019 年 10 月 25 日